de peito aberto

de peito aberto

A autoestima da mulher com câncer de mama, uma experiência humanista

Vera Golik – Hugo Lenzi

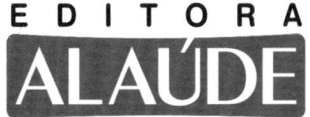

Copyright © 2010 Vera Golik / Hugo Lenzi

Edição de texto e reportagem **Vera Golik**

Fotos **Hugo Lenzi**

Produção geral **Fundo Infinito Comunicação e Responsabilidade Social**

Arte **Iusse José Filho**

Assistente de arte **Solange Inês Meira**

Revisão de textos **Marta Almeida de Sá**

Tratamento de imagem **Elo Digital e Iusse José Filho**

Laboratório fotográfico **Labtec**

Impressão **IPSIS Gráfica e Editora**

Colaboradores **Ana Holanda, André Szanto, Anna Heller Moraes Mendes, Bruno Rodrigues Lenzi, Carlos Veras, Isabella Rodrigues Lenzi, Koichi Osamura, Marcus Correa, Najla C. Kubrusly, Tomás Szanto.**

Foto da página 25 **Custódio Coimbra / Revista O Globo**

Capa **Dalva Sandes foi fotografada por Hugo Lenzi**

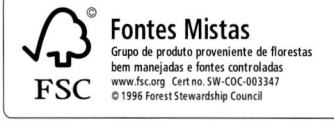

Produtos com FSC na descrição são impressos com papel de florestas bem manejadas e outras fontes controladas, garantindo o respeito ao meio ambiente e aos trabalhadores florestais.

Alaúde Editorial Ltda.
Rua Hildebrando Thomaz de Carvalho, 60 - CEP 04012-120 - São Paulo - SP - Brasil
Tel.: (11) 5572-9474 / 5579-6757 - www.alaude.com.br - alaude@alaude.com.br

Sumário

Introdução — 8

Na Pele — 10
A experiência pessoal que nos levou ao projeto

A Arte em Nome da Vida — 18
Como nasceu o projeto DE PEITO ABERTO

As Guerreiras — 28
Histórias de superação — mulheres que se transformaram em agentes da própria vida

A Exposição Fotográfica — 80
Retratos da Vida — imagens do enfrentamento e da superação

O Diálogo — 92
Base da humanização e da transformação

O Cuidar — 100
O humanismo na prática

Em Ondas — 122
A força da mensagem se multiplica

Sem Fim — 126

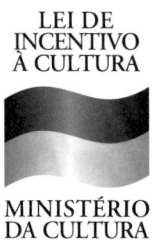

O essencial é a saúde é a assinatura que a Sanofi-aventis escolheu para tornar público o seu compromisso perante a sociedade.

Trata-se de uma convicção compartilhada por todos na organização, que nos inspira e nos estimula a inovar. Porque, em nossa atividade, não temos direito à irrelevância ou à ineficácia. Precisamos focar na necessidade do paciente e fazer diferença.

Todos os anos, enormes recursos financeiros são direcionados para que novas tecnologias e novos programas nos ajudem a encontrar soluções inovadoras que signifiquem avanço real e efetivo para os pacientes. Não é tarefa fácil, e quando se fala em pesquisa de câncer a urgência é ainda maior.

Ao mesmo tempo, compartilhamos com nossos 100 mil colaboradores outra certeza: não trabalhamos apenas para obter sucessos tecnológicos, trabalhamos também para preservar e melhorar o bem mais precioso do ser humano, que é a **saúde**.

Por uma questão de coerência com os valores de nossa empresa, todos os projetos institucionais apoiados pela Sanofi-aventis têm por vocação transcender ao mero patrocínio financeiro para compartilhar competências científicas, técnicas e, principalmente, uma visão mais humanista com as entidades parceiras.

Dessa forma, a Sanofi-aventis tem se associado a programas de prevenção e educação, de higiene e acesso a cuidados de saúde, de apoio a pessoas com incapacidades diversas, bem como tem cerrado fileiras na luta contra os maus tratos, a pobreza e a exclusão.

O projeto **DE PEITO ABERTO** é um bom exemplo dessa visão. Graças à sensibilidade de dois artistas, Vera e Hugo, o projeto conseguiu combinar a força da imagem com a emoção da prosa, com um objetivo único: transmitir beleza. A beleza da esperança. E mostrar como a arte pode proporcionar acolhimento e alívio, mesmo diante de um tema tão difícil.

Apoiar essa iniciativa foi também uma oportunidade para a Sanofi-aventis transmitir sua mensagem de solidariedade, que vai além da abordagem terapêutica. Para a Sanofi-aventis e seus colaboradores, **DE PEITO ABERTO** foi uma experiência marcante, que agora conclui seu ciclo com um amplo relato da experiência vivenciada por esse Brasil afora.

Muito além de uma síntese dessa intensa jornada, entendemos essa obra como um legado que os autores deixam para que outras iniciativas de acolhimento se multipliquem no país e ajudem mais mulheres a vencer a batalha contra o câncer.

Às mulheres que aceitaram participar do projeto, queremos agradecer pelo desprendimento e pela coragem de compartilhar momentos tão íntimos e reiterar nosso respeito pelo profundo senso de solidariedade que demonstraram. Elas são fontes de inspiração para todos nós.

Aos médicos e profissionais de saúde, agradecemos o apoio e o entusiasmo que manifestaram ao longo dessa história.

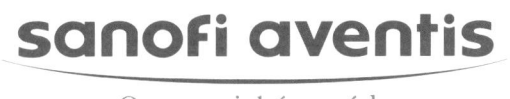

Agradecimentos

Desde o início do projeto, a partir do momento em que a ideia tomou forma e se materializou até seguirmos viagem pelo país, recebemos o apoio e o carinho de pessoas maravilhosas. A palavra que vem à mente ao nos lembrarmos de cada uma delas é "agradecer".

Em todos os lugares em que estivemos sempre fomos recebidos de peito aberto. Encontros que romperam os limites institucionais e se transformaram em verdadeiras amizades. Amigas e amigos que ajudaram o projeto a acontecer, viajar, ganhar força, crescer e se multiplicar. Muitas dessas pessoas estão citadas durante o livro, outras, nos bastidores, nos hospedaram, deram colo, divulgaram, contagiaram, compartilharam emoções, transformando **DE PEITO ABERTO** em um movimento de humanização sem fim.

A todas elas, o nosso infinito MUITO OBRIGADO!!!

Gratidão é um dos principais aprendizados da filosofia que adotamos. Por isso, expressamos esse profundo sentimento à organização não governamental Soka Gakkai Internacional – SGI, que trabalha pela paz mundial por meio da cultura e da educação e da qual fazemos parte como voluntários. Uma entidade que tem como líder e mentor o filósofo e poeta laureado Daisaku Ikeda. Temos plena consciência de que a teoria veio à prática e de que nossa arte, nossas aptidões e nosso trabalho adquiriram uma nova dimensão, graças a esses valores humanistas.

Agradecemos do fundo do coração às nossas famílias, que nos deram, além de seu carinho e suporte permanentes, o presente de suas histórias de vida. Às nossas guerreiras, que tanto nos emocionaram e nos fizeram crescer. Em especial, ao nosso patrocinador, **Sanofi-aventis**, que — comprovando uma de suas assinaturas, "a solidariedade faz parte de nosso DNA", e sua visão humanista da medicina — esteve sempre ao nosso lado. Em uma busca conjunta, compartilhamos emoções e ideias até encontrar um enfoque inédito e rico, que valorizasse as relações humanas, e chegar, de mãos dadas e de peito aberto, ao formato e à essência desse projeto único.

O nosso desejo é o de citar todos os nomes, um a um. Mas a lista imensa pode nos levar a cometer injustiças. Ao citar muitos desses parceiros e parceiras, queremos estender nossa gratidão a todos e todas que tanto nos apoiaram e apostaram conosco em um mundo melhor e mais humano.

Sanofi-aventis

Heraldo Marchezini, diretor-geral; Cristina Moscardi, diretora de comunicação; Hornby Tung, diretor da unidade de negócios Hospital, Oncologia e Governo (HOG); Elis Paulucci; Glória Quintilio; Juliane Zaché; Sergio Bialski; e toda a equipe de comunicação da **Sanofi-aventis**.

São Paulo – SP

Maria Aparecida de Laia, coordenadora da CONE, da Prefeitura de São Paulo; Benedita Aparecida Pinto; Carla Arbex; Claudia Marafeli; Daniel Dennis dos Santos; Elcio Mendes Paiva; Francisco De La Lastra; Julia Arantes; Laura Gold; Lisa Helling; Maria Estela Segatto Correa; Marise Rangel S. de Lemos; Melina Gubser; Michael Haradom; Miriam Damazio de Oliveira; Nise Yamagushi; Paula Selli; Silvio Brasil; Priscila Aloi; Valéria e Marcelo Thiollier; Valkiria Iaccoca.

Caixa Cultural São Paulo; Companhia do Metropolitano de São Paulo – Metrô; Condomínio Conjunto Nacional; Conselho Estadual da Condição Feminina de São Paulo (CECF); Consulado Geral dos Estados Unidos da América em São Paulo; Elas por Elas – Vozes e Ações das Mulheres; Hospital A. C. Camargo; Livraria Cultura; Museu da Imagem e do Som (MIS); Secretaria Municipal de Esporte de São Paulo; SESC Vila Mariana.

Salvador – BA

Vereadora Aladilce Souza; vereador Valdenor Cardoso; Ana Zalcbergas; Antonio Barreto; Durval Pires; Ivone Souza; Liége Rocha; Maria de Fátima Carneiro de Mendonça; Maria do Socorro Albuquerque Miranda; Mércia Moura; Omar Musto; Roque Andrade.

Caixa Cultural Salvador; Câmara Municipal de Salvador; Comissão de Defesa dos Direitos da Mulher da Câmara Municipal de Salvador; Hospital Santa Izabel – Santa Casa de Misericórdia da Bahia; Sindicato dos Bancários da Bahia.

Lauro de Freitas – BA

Prefeita Moema Gramacho; Luciana Maciel de Almeida Lopes; Rita Caldas.

Prefeitura Municipal de Lauro de Freitas; Departamento de Atenção à Saúde – Secretaria de Saúde de Lauro de Freitas.

Rio de Janeiro – RJ

Luiz Antonio Santini Rodrigues da Silva, diretor-geral do INCA; César Augusto Lasmar Pereira, diretor do Hospital do Câncer III / INCA; Carlos Frederico de Freitas Lima; Célia Regina de Andrade Costa; Deolinda dos Prazeres Sobral; Eduardo Pelosi Silva da Cruz; Lucia E. Brigagão Leal da Rocha e toda a equipe do HCIII / INCA; Angélica Nasser; Anna Maria Rattes; Carolina Sá Ferreira; Claudia M. Oliveira; Élida Oliveira; Izilda e Ralph Peres Penteado; Joana Coaracy; Leila Araújo; Maria de Fátima Gaui.

Caixa Cultural Rio de Janeiro / Teatro Nelson Rodrigues; Conselho Estadual dos Direitos da Mulher do Rio de Janeiro (CEDIM); Hospital do Câncer III / INCA; Instituto Nacional do Câncer (INCA).

Brasília – DF

Ministra Nilcéia Freire; deputado federal Luiz Couto; Maria Fernanda Ramos Coelho, presidente da Caixa Econômica Federal; Beatriz Sobel, embaixatriz dos Estados Unidos no Brasil; Ana Falú; Anelise Carvalho Pulschen; Anselmo Barbosa Moraes; Carlos Veras; Cid Luis de Souza Vale; Guto Pires; Junia Puglia e Orlando dos Santos Oliveira; Juvaldo Rigo; Leila Serpa; Luci Ishii; Márcio Marques de Araújo; Sonia Bello; Sônia Schuitek; Teresa Mello.

Associação Brasiliense de Apoio ao Paciente com Câncer (ABAC LUZ); Associação Médica de Brasília (AMBr); Brasil Soka Gakkai Internacional (BSGI); Caixa Cultural Brasília; Caixa Econômica Federal; Câmara dos Deputados; Comissão de Direitos Humanos e Minorias da Câmara dos Deputados; Fundo de Desenvolvimento das Nações Unidas para a Mulher (UNIFEM); Hospital de Apoio de Brasília; Secretaria Especial de Políticas para as Mulheres da Presidência da República (SPM).

Curitiba – PR

Rodrigo da Rocha Loures, presidente do Sistema FIEP; Anna Paula Zetola; Claudia Ferrari; Luiz Eduardo C. Junqueira Machado; Meire Abe; Neiane da Silva Azevedo Andreato.

Sistema FIEP / SESI PR.

Porto Alegre – RS

Ana Lúcia Gomes; Klaus Bohne; Lauren Caleffi; Lucy Bonazzi; Maira Caleffi; Regina Bof; Rosa Rutta; Suzy Kiriyama Forte.

Bourbon Shopping Country; Federação Brasileira de Instituições Filantrópicas de Apoio à Saúde da Mama (FEMAMA); Hospital Moinhos de Vento; Instituto da Mama (IMAMA); Livraria Cultura.

Belo Horizonte – MG

Márcia de Cássia Gomes, coordenadora do COMDIM; Rita Gusmão, diretora do Centro Cultural da UFMG; Virgilia Rosa, coordenadora do CEPAM; Afonso Borges; Cristiane Andrade; Cristina Brasil; Itália Fausta Machado de Grisolia.

Assembleia Legislativa de Minas Gerais; Centro Cultural da Universidade Federal de Minas Gerais (UFMG); Coordenadoria Especial de Políticas Públicas para Mulheres (CEPAM) – Governo de Minas Gerais; Secretaria de Estado de Saúde (SES/MG); Coordenadoria Municipal dos Direitos da Mulher de Belo Horizonte (COMDIM); Secretaria Municipal Adjunta de Direitos de Cidadania de Belo Horizonte; Prefeitura de Belo Horizonte.

Região Umbria – Itália

Alessandro Rossi, Anna Santilli, Gianmario Pisello, Lorena Pesaresi, Oriana Monarca White, Silvia Girolami, Valeria Ranocchia.

Assessore alle Politiche Energetiche e Ambientali, Pari Opportunità e Stato Civile; Comune di Perugia; Imprenditorialità Donna (APID).

Compartilhar, inspirar, emocionar e estimular o diálogo foram alguns dos frutos semeados e colhidos pelo projeto **DE PEITO ABERTO** — *A autoestima da mulher com câncer de mama, uma abordagem humanista*, ao longo de sua trajetória pelo Brasil. Com ele conhecemos pessoas maravilhosas, criamos vínculos, fortalecemos redes de amizade.

Depois de enfrentar vários casos de câncer em nossas famílias, nasceu a ideia do projeto. A experiência nos fez mesclar nossos papéis como profissionais — a jornalista e escritora, e o fotógrafo e sociólogo — com os de personagens diretamente envolvidos no tema. Um exercício de grande aprendizado!

O resultado se revelou em um projeto vivo, instigador, estimulante.

Uma ideia que reforçou o papel da humanização como base para transformar obstáculos em fonte de crescimento. Uma comprovação de que o tratamento mais humanizado tem resultados concretos e práticos na terapia e na cura não só do câncer de mama, mas de qualquer doença.

Em preto e branco

Durante essa bela jornada, o projeto vem sendo palco de mulheres guerreiras que desafiaram as mais ameaçadoras circunstâncias. Grandes vencedoras, que viveram experiências fortes e únicas. Mulheres entre 24 e 70 anos, de diversas origens, etnias e classes sociais, que enfrentaram ou ainda enfrentam o câncer de mama.

O delicado processo de realização das fotos, o registro dos depoimentos e os momentos das palestras interativas promoveram, juntos, um movimento de sensibilização em relação ao tema. Um diálogo franco entre pacientes, autores, médicos, familiares, amigos e o público em geral, trazendo à tona a dimensão humana que envolve o câncer de mama e compartilhando aspectos que, em geral, não aparecem para todos.

A arte como forma de quebrar paradigmas. Uma provocação, um desafio e também um apelo para que os profissionais de saúde não enxerguem na paciente apenas a doença, mas o ser humano completo, com uma história de vida ímpar; e para que a paciente torne-se agente do seu processo de recuperação. Uma chance para que a família e os amigos apoiem, cuidem e também se transformem.

Retratos preto e branco que mostram as nuances de uma realidade multifacetada. Em foco, a importância de uma abordagem humanista em cada fase que envolve o enfrentamento do câncer de mama — a descoberta, o processo, o apoio, até a superação. Um formato, à primeira vista, simples, mas de grande impacto.

Uma bela jornada

Desde que foi lançado, **DE PEITO ABERTO** foi sendo ampliado, gerando e atendendo a novas demandas. O projeto percorreu várias capitais do país e foi apresentado primeiro em São Paulo, em março de 2006. Depois, ao longo desse ano e em 2007, seguiu para o Rio de Janeiro, Porto Alegre, Belo Horizonte, Brasília e Salvador. A abordagem inovadora atraiu o interesse de diversas entidades e instituições, fazendo com que a iniciativa recebesse novos convites e retornasse a essas e outras cidades, acolhendo um público cada vez maior. Por meio de um cálculo aproximado, estima-se que mais de 500 mil pessoas tenham sido atingidas pelo projeto, seja visitando as exposições ou participando dos diálogos. Isso sem falar do alcance que a ampla cobertura da mídia proporcionou, multiplicando exponencialmente a divulgação e o conhecimento da experiência.

De mãos dadas

Tanto a viabilidade quanto a ampliação do projeto aconteceram graças aos encontros com importantes aliados em todas as suas etapas. Primeiro, a **Sanofi-aventis**, patrocinadora por intermédio da Lei Rouanet, do Ministério da Cultura, que, muito além de seu papel institucional, foi verdadeira e constante parceira. Uma cumplicidade que abriu caminhos, gerou ideias e compartilhou conosco as emoções, as dificuldades e as vitórias. Na prática, nos indicou profissionais humanistas em todo o país e nos ajudou a estruturar e divulgar cada evento. Um esforço conjunto que garantiu ainda mais corpo e alma ao projeto.

Depois, mais mãos acolheram e apoiaram o projeto, incluindo institutos, ministérios, governos estaduais, prefeituras, assembleias legislativas, câmaras de vereadores, secretarias municipais e estaduais. Entre eles se destacam o INCA (Instituto Nacional do Câncer); a Secretaria Especial de Políticas para as Mulheres, da Presidência da República; a Comissão de Direitos Humanos e Minorias, da Câmara dos Deputados; o UNIFEM — Fundo de Desenvolvimento das Nações Unidas para as Mulheres; e a Caixa Econômica Federal; além de organizações sociais e de saúde de norte a sul do país, que estiveram presentes em vários momentos, demonstrando que eram formadas e dirigidas por pessoas de extrema sensibilidade.

Um novo capítulo: consolidar, inspirar e multiplicar

Dessa rica experiência nasce agora o livro **DE PEITO ABERTO** — *A autoestima da mulher com câncer de mama, uma experiência humanista*. Mais do que um relato dos fatos que se passaram e que culminaram no sucesso do projeto **DE PEITO ABERTO**, este livro traz um novo desafio. Um convite para que possamos compartilhar aprendizados, incentivar outras formas de ver as coisas e gerar reflexões. A nossa vontade é de que a ideia se multiplique e de que se criem e recriem ações e pensamentos, num fluxo contínuo de experiências baseadas no humanismo e no cuidar, de si e do outro.

As histórias contundentes das mulheres guerreiras ao lado de suas imagens fortes e vencedoras, sem dúvida, tocam e emocionam. Mas o essencial é que, ao tomar contato com detalhes desses relatos, mais mulheres se entusiasmem a compartilhar suas trajetórias, levando esperança e coragem para um número ainda maior de pessoas.

Aqui, o cuidar humanizado está no centro das atenções. É o ponto forte que agrega os cuidadores — sejam eles médicos, profissionais de saúde, familiares, amigos ou os próprios pacientes dispostos a se cuidar. Em seus papéis particulares, ganham um olhar especial. Um capítulo à parte. Observar as diferenças entre o "cuidar criativo e produtivo" e uma ação meramente mecânica faz a grande diferença para quem nos acompanha nessa reflexão. Afinal, o projeto tem o humanismo como denominador comum em todos seus momentos. Busca formas de transformar situações e posturas doentes — que vão além da doença — em processos de crescimento, oportunidades de mudança e de dignificar a vida.

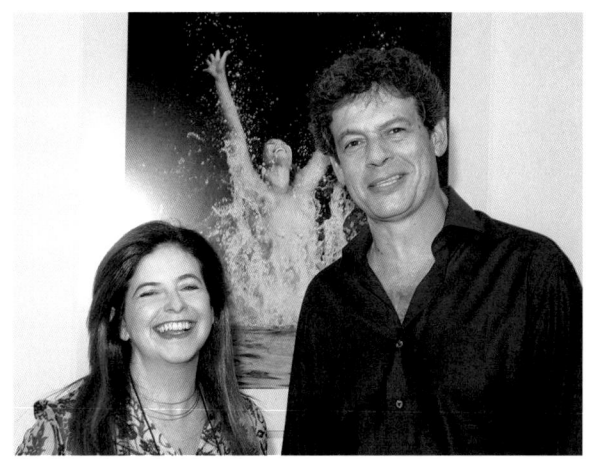

O ato de escrever é, por vezes, solitário como o de capturar imagens. Mas nesse projeto buscamos a cumplicidade para criar a quatro mãos e com uma só alma. Uma sinergia de olhares e sentimentos.

Esperamos que a partir da leitura desta obra possamos juntos espalhar as ondas do diálogo e transformar todas essas experiências em um movimento dinâmico e contínuo de trocas. Um exercício que nos permita abrir — com coragem e de peito aberto — mais portas que levem à cura dos medos, da inércia, do descaso. Uma ode ao cuidar.

Por isso e para isso idealizamos este livro, em textos e imagens, **DE PEITO ABERTO**. Para que você, leitor ou leitora, sinta-se parte disso e ajude a escrever os próximos capítulos dessa história. Que esse tipo de olhar carinhoso e atencioso seja realmente contagiante, que contamine quem folhear ou ler, levando a ações práticas e fundamentalmente úteis para que esse tema tão delicado seja fonte de aprendizado e crescimento. Como tem sido para nós. Que continue viva a busca pelo aprimoramento e pela revolução humana. Que possamos sempre encontrar pessoas dispostas a apostar na vida. Nós apostamos!

Vera Golik e Hugo Lenzi

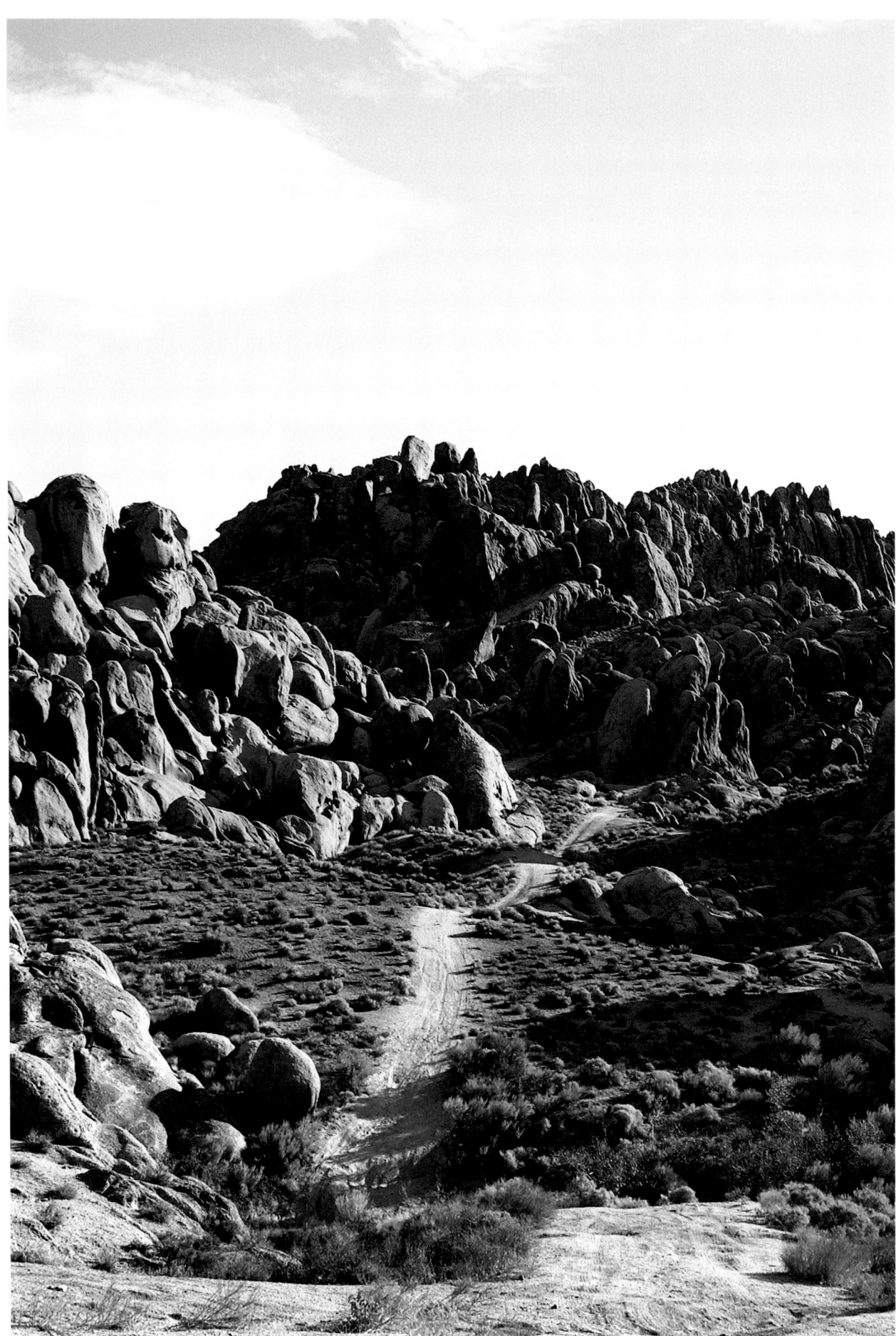

Na Pele

A experiência pessoal que nos levou ao projeto

Razões da vida

Eu e o Hugo Lenzi — que, além de autores do projeto DE PEITO ABERTO, somos parceiros de trabalho e companheiros de vida — tivemos muitos casos de câncer em nossas famílias. Foi daí que surgiu a inspiração para fazer da experiência um aprendizado, uma troca de emoções e de sentimentos capazes de despertar para a humanidade e o humanismo de todos os envolvidos no processo.

Assim como eu, Hugo conviveu de perto com o câncer na família (*conheça os detalhes no box* Em família), bem antes de estarmos juntos. Depois, ao meu lado — com sua benevolência, paciência, dedicação e seu infinito carinho e companheirismo —, acompanhou todo o processo e me apoiou minuto a minuto quando o câncer alcançou a minha família, que então era dele também.

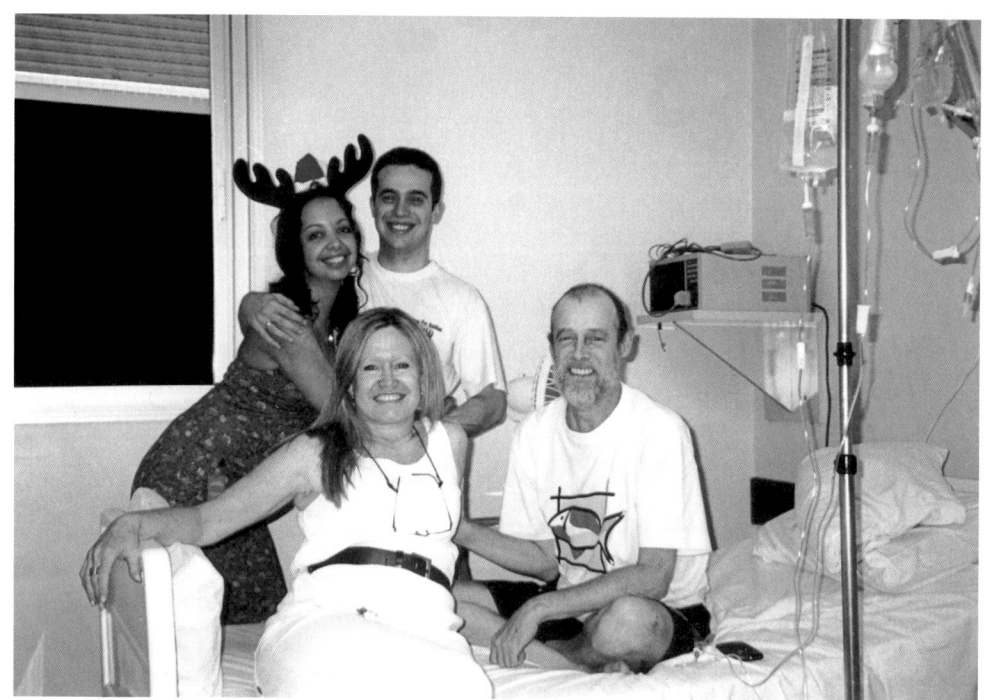
Peter recebe o carinho de nossa irmã, Andrea, do filho, Daniel, e da nora, Cássia

Meu irmão, minha irmã e minha mãe — todos de uma vez

Era março de 2000. De volta às redações, trabalhava como editora de beleza da revista *Elle*, na Editora Abril. Depois de passar alguns anos fora, escrevendo livros e realizando palestras contra os estereótipos que a mídia insiste em impor às mulheres, lá estava eu procurando maneiras de escrever matérias que contrariassem a lógica perversa que afirma que "para ser feliz, a mulher tem que ser jovem, alta, loira e, logicamente, magra". Não necessariamente nessa ordem. Tinha acabado de lançar, junto com Hugo Lenzi, o livro *Corpo de mulher — O prazer de conhecer*, que tratava justamente desse assunto. O livro era o nosso primeiro filho.

Ainda mergulhada nas emoções de seu nascimento, recebi, numa mesma semana, as notícias que viraram meu mundo de cabeça para baixo: meus dois irmãos estavam com câncer. Peter, então com 48 anos, teve o diagnóstico de um linfoma, e Andrea, com 49, câncer de mama. Foi um choque, uma sensação de desespero, de impotência, um desejo de trocar a minha vida pela deles. A doença me invadiu, embora não fosse eu quem a estivesse vivendo na pele.

Peter enfrentou o câncer por três anos. Foi uma jornada sem fim de quimioterapias, radioterapias, internações, consultas e esperas. Esperas e mais esperas. Principalmente a espera por um resultado positivo, que desse algum sentido a todo aquele sofrimento. Um dia, no meio do segundo ano dessa odisseia, ele me chamou em sua casa e me contou: "Não deu certo". Gelei. "Como assim?", perguntei, sem acreditar. As quimioterapias e todo o tratamento não tinham sido suficientes para acabar com o câncer. Busquei forças e tentei animá-lo: "A gente não pode desistir". O médico tinha dado ainda uma pequena esperança — a de fazer um transplante de medula óssea.

Enquanto isso, Andrea, que mora nos Estados Unidos, já estava bem, totalmente curada, depois de ter diagnosticado o nódulo na mama ainda pequeno, ter removido o tumor por meio de uma pequena cirurgia e feito as sessões de radioterapia. De longe, ela acompanhava a luta de nosso irmão, telefonando constantemente, falando com ele, incentivando a todos nós.

Desistir jamais

Quando soubemos que as opções do Peter estavam chegando ao fim, a família se uniu e buscou força na sabedoria budista, que nos ensina a desafiar as circunstâncias e não desistir de lutar. Sabemos que a vida é passageira, mas que também é preciosa e deve ser valorizada ao máximo. "Enquanto há vida, há esperança." Eu fazia as orações para que ele se curasse e, ao mesmo tempo, queria me preparar, caso isso não acontecesse. Consumida por um grande conflito, palavras sábias abriram meus horizontes. Estávamos todos na casa do meu irmão quando um amigo e veterano na prática budista nos visitou. Ele olhou fundo nos olhos do nosso irmão e disse: "Peter, obrigado por estar vivendo tudo isso por nós!". Na hora, não entendi bem o significado daquilo, mas com o tempo a frase foi ficando clara. Na verdade, quando alguém fica doente na família, a gente tem a chance de mudar algo dentro de nós. Ele estava dedicando a vida dele, mesmo sem ter essa consciência, para nos levar a essa mudança.

As orações mudaram de foco. Não esperava um milagre, querendo "salvar a vida dele a qualquer custo", mas, sim, elevar a minha condição de vida para mudar meu sentimento de desespero. Concentrar a minha energia vital para que eu pudesse ser uma companhia que lhe inspirasse alegria e esperança. Que fizesse ele acreditar na vida, sem importar quanto tempo durasse. Aí, sim, se ele conseguisse prolongar sua existência, eu também teria contribuído para criar um ambiente favorável a isso. Eu e o Hugo reforçamos nossas orações nesse sentido. Minha cunhada e meus sobrinhos também. E até o Peter, que sempre foi mais fatalista e bastante cético em relação a nossa prática, começou a mudar seu jeito de ver e experimentar cada momento vivido.

"Sabemos que a vida é passageira, mas que também é preciosa e deve ser valorizada ao máximo. Eu fazia minhas orações para que ele se curasse."

Os exames clínicos apontaram que a doadora compatível de medula era justamente a minha irmã. Na mesma hora, ela pediu licença no emprego, tomou um avião e veio nos encontrar. Foi o próprio Peter, mesmo debilitado, magrinho, mas cheio de garra e esperança, que foi buscá-la no aeroporto para de lá irem direto ao hospital. Mas, ao ver o estado do meu irmão, o médico disse para a Andrea: "Acho melhor você nem desfazer as malas e voltar para os Estados Unidos. Ele está muito fraco para suportar o tratamento. Não vai ser possível realizar o transplante. Infelizmente, agora, não há mais o que fazer, é só esperar." Minha irmã olhou bem no fundo dos olhos do médico e metralhou a resposta que brotou do fundo de sua vida: "Se você vai desistir dele assim, nós não vamos. Vamos lutar até o fim!".

Meu irmão voltou para casa arrasado, mas orgulhoso da irmã forte e corajosa que "peitou" (com seu peito refeito) o médico todo-poderoso. Ela nos contou o que tinha acontecido, e nós reforçamos ainda mais nossa convicção, nossa fé, que nos dizia que não era hora de entregar os pontos, assim, tão fácil. Sem prazos concretos para os próximos passos, Andrea teve de voltar aos Estados Unidos, mas tínhamos certeza de que algo iria acontecer. E aconteceu. De repente, dois meses depois, meu irmão começou a engordar, ficou forte de novo. O médico ficou espantado e pediu para minha irmã voltar o mais rápido possível para o Brasil. Ele não sabia explicar o que estava acontecendo, mas Peter reconquistou as condições para receber o transplante de medula. Imediatamente, ela voltou. Largou tudo de novo. Dessa vez, até perdeu o emprego. Era preciso. Foi assim que doou as células para a recuperação do Peter. E ele venceu — eliminou o câncer. Todos nós vencemos, mesmo com a plena consciência da fragilidade da vida.

Um novo desafio... Novas esperas...

Nosso processo de transformação por meio do enfrentamento do câncer não tinha parado por aí. Na passagem do ano de 2002 para 2003, antes mesmo do transplante do Peter, descobrimos que nossa mãe também estava com câncer. No útero, nos ovários e em uma parte do intestino. Naquele momento, eu, como filha, precisava encarar uma luta particular. Minha cunhada Rosana era quem tinha vivido o duro dia a dia do hospital, dos médicos, das esperas e mais esperas, cuidando do Peter. A nós coube aprender a lidar com as emoções e nos revezarmos nas visitas — permitidas pela enfermaria do SUS — ao Peter, nos dias em que ele ficava internado. Já com a nossa mãe, eu, a filha caçula, é que estaria à frente da maratona dos cuidados. Assim como meu irmão, ela não tinha plano de saúde, e foi o Peter, em pleno tratamento, que depois viu que não havíamos conseguido hora para ela nem para marcar as primeiras tomografias em vários hospitais públicos e que insistiu para que tentássemos uma vaga no mesmo centro de referência de tratamento de câncer em que ele se tratava. Assim fizemos. Ficávamos horas e horas nas salas de espera, aguardando as consultas, os exames, os novos exames. Eu, o Hugo e a Rosana nos revezávamos para levar meu irmão e minha mãe ao hospital. Finalmente, minha mãe fez uma enorme cirurgia e retirou ovário, útero, baço e parte do intestino. Nesse dia, o Peter também estava internado e precisou ser submetido a uma cirurgia por causa de um problema com o cateter. O universo queria que eles estivessem juntos. Mãe e filho ficaram no mesmo centro cirúrgico, durante o mesmo tempo. Aprendemos muito naquele hospital, principalmente a lidar com as oscilações de humor — nossas, dos médicos, dos enfermeiros, das atendentes, dos outros pacientes e dos familiares.

Um fim, um novo começo

Depois de mais alguns meses nessa peregrinação, minha mãe havia se recuperado da cirurgia e iria começar o tratamento dela. Mas meu irmão começou a apresentar sintomas provocados pelo transplante que o debilitaram muito. Até que, em 12 de maio de 2003, com o organismo "castigado", Peter não resistiu aos efeitos de uma reorganização completa que a substituição da medula óssea provoca nas células do corpo. Faleceu nos deixando a lição de que vale a pena lutar. Sempre. Principalmente para vencer a nós mesmos e encorajar outras pessoas a buscar valores mais profundos nessa existência, em que não se tem controle sobre o "prazo de validade".

No dia em que meu irmão se foi, eu e meu marido tivemos a árdua tarefa de dar a notícia para minha mãe, que havia acabado de fazer sua primeira sessão de quimioterapia. Em prantos, ela nos perguntou: "Por que ele, que tem apenas 51 anos, com uma vida pela frente, que não viu os filhos terem filhos, e não eu, com meus 80, e que já vivi bastante?". Era uma pergunta de mãe, para a qual nós, com um nó na garganta e lágrimas nos olhos, não tínhamos resposta. A força adquirida no decorrer do processo nos deu sabedoria para abraçá-la e dizer que, apesar de não saber responder, devíamos continuar em frente e fazer o que ele nos ensinou — não desistir, jamais. Aí, com certeza, cada um de nós encontraria as próprias razões de toda essa jornada.

Ela chorou tudo o que tinha para chorar e nós também. Depois, levantou a cabeça e seguiu firme. Fez todo o tratamento: as oito quimioterapias durante quase um ano. Ficou carequinha, mais magra do que nunca, mas ia ao hospital com seus lenços de seda, colares, brincos e batom nos lábios. Sem perder o charme e o bom humor. Voltamos às salas de espera, mas ela não esperava, apenas. Animava a todos que sentavam ao lado dela. A energia vital dessa guerreira se expandiu tanto que os "olhinhos azuis que reluziam como diamantes" (como dizia uma amiga nossa) faiscavam. A ponto de um jovem médico que a atendia se surpreender, apaixonado. A linguagem do olhar e dos gestos demonstravam que ele estava caidinho por ela. Até que sacudiu a cabeça como se estivesse pensando: "Como eu posso ter me apaixonado por uma senhorinha careca, de 80 e muitos anos?". Refeito (mas não muito), disse: "Dona Dagmar, na próxima existência, com certeza, vou me casar com a senhora". E a gente riu! Um riso gostoso de quem sabe que a vida não tem idade, nem doença, nem fim. Não tem tempos de cólera, mas, sim, a energia que emana e contagia quando se acredita nela.

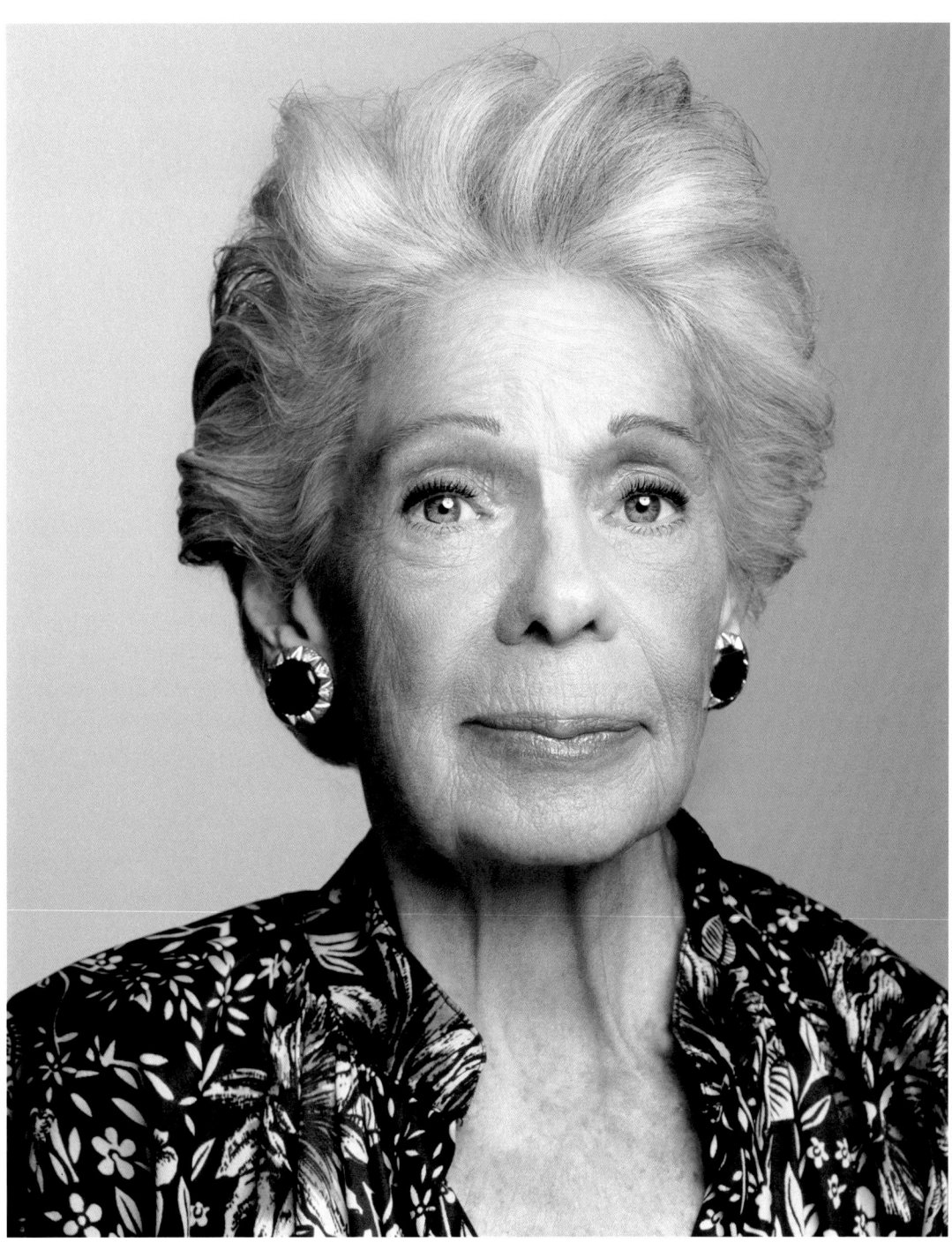

Uma homenagem à vida

    Um ano depois, já totalmente curada, minha mãe teve uma oportunidade única: relatou para mais de mil pessoas em uma reunião budista tudo o que se passou com ela, entusiasmando a todos com sua experiência. Com certa dificuldade e a ajuda de amigos, ela subiu ao palco para ler sua história. Poucas linhas que ela mesma havia digitado em seu computador — um aparelho estranho com que há pouco tempo havia aprendido a lidar. Sorrindo para a plateia, no meio do texto, ela disse: "Esse corpinho não dá mais pra muita coisa, mas a cabeça ainda funciona". As palavras saíram simples, cheias de bom humor e vitalidade, e por isso arrancaram risos, lágrimas e tantos aplausos. O discurso foi interrompido três vezes pelo auditório, que aplaudia em pé. As pessoas a seguiram até o estacionamento para pedir autógrafos e dizer que quando chegassem à idade dela queriam estar assim, com esse pique e alto-astral.

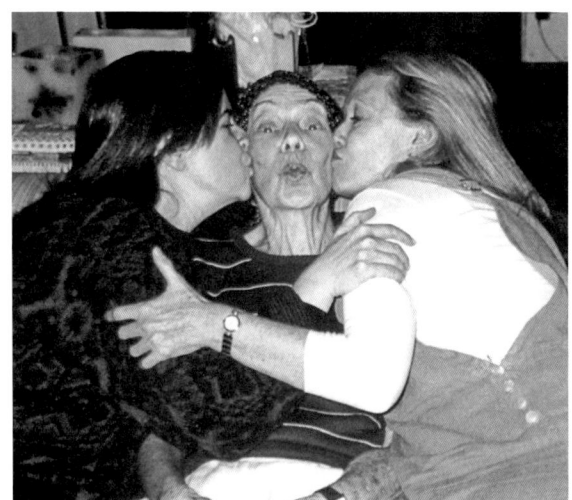

Nossa rainha, em pleno tratamento, recebe os beijos das filhas

Eu estava viajando a trabalho, e, à noite, quando nos falamos por telefone, ela me contou emocionada: "Vera, hoje eu entendi. Hoje eu percebi por que eu tinha que ficar mais um pouco e passar por tudo isso!". Na verdade, minha mãe levou uma vida sofrida. Sua autoestima não era das melhores, era bem ruinzinha, aliás. Por isso, sempre a acompanhou a certeza de que as pessoas não gostavam dela. Naquele dia, ela se sentiu querida, amada, admirada. Mais que isso, ela percebeu que tinha fechado um ciclo. Alguns meses depois, com os cabelos crescidos, ela irradiava uma beleza tão grande que foi até convidada para participar como modelo do livro do maquiador Marcos Costa (*foto da página 15*). Eu a acompanhei ao estúdio do amigo e fotógrafo Paschoal Rodrigues e pude testemunhar que, mesmo com o corpo frágil e desgastado, ela se sentia uma rainha. E era mesmo.

Após três meses, minha rainha se foi. Mas não devido ao câncer. Com a vida bem vivida, com sua missão cumprida. Era dia 16 de março. Quatro dias antes de abrirmos nossa exposição **DE PEITO ABERTO**, no MIS (Museu da Imagem e do Som), em São Paulo. Hugo recebeu a ligação do hospital e me deu a notícia da partida da nossa rainha Dag. Chorando junto comigo, ele me perguntou: "Devemos cancelar o lançamento do projeto? Se você quiser, a gente adia." Depois de um longo abraço, nos olhamos e concluímos: "Não. Esse projeto é justamente a síntese de tudo isso que vivemos. De tudo que aprendemos com nossa experiência pessoal e a de tantas guerreiras que entrevistamos e fotografamos e das que, com certeza, ainda vamos encontrar. Enfim, essa será uma bela homenagem para encerrar a jornada da nossa amada Dag."

Assim foi. No grande dia, minha irmã, Andrea, que veio ao Brasil para participar da cerimônia em memória de nossa mãe, pôde estar conosco no lançamento do projeto, subindo ao palco como uma das inspiradoras do movimento **DE PEITO ABERTO**. O Hugo fez uma linda placa reverenciando a vida de nossa mãe, sua sogra, e a incluiu na exposição. No auditório lotado, sentimos a presença dela, do nosso irmão, e inauguramos o projeto. Da melhor maneira que poderíamos: comemorando a eternidade da vida.

Dagmar Golik
abril 1923 — março 2006
homenagem especial

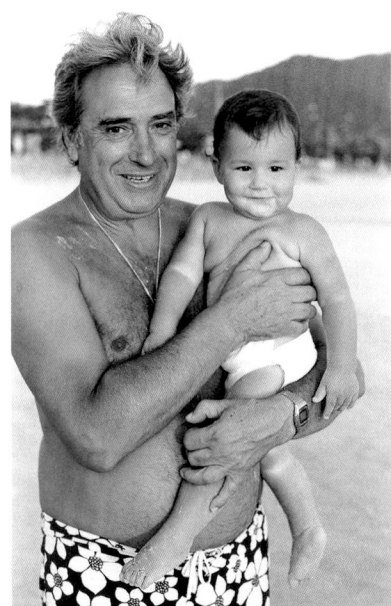
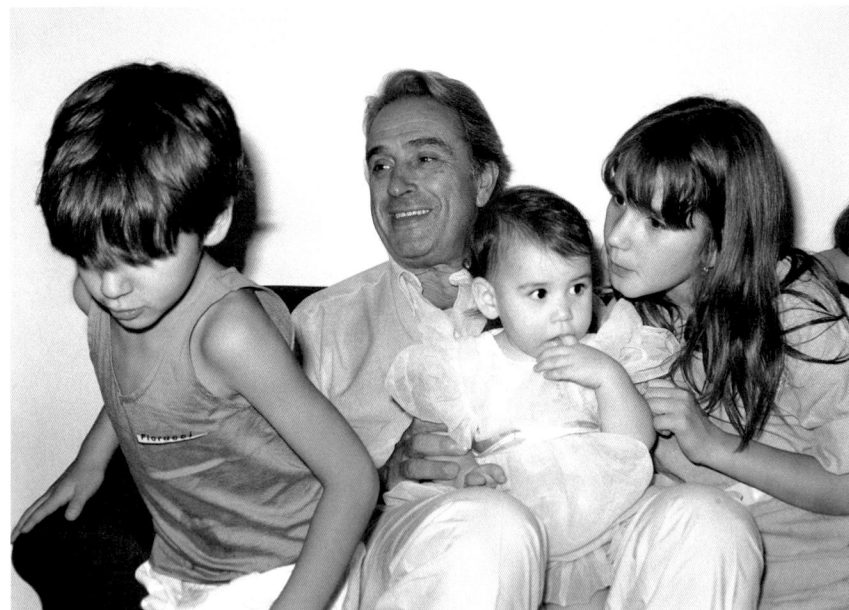

Dino, pai do Hugo, sempre rodeado pelo amor e carinho dos netos

Em família
— por Hugo Lenzi

"Meu tio e meu avô morreram de câncer nos anos 1970, quando o diagnóstico já era quase sempre uma sentença de morte. Vivemos na família o sofrimento e a impotência que essa doença causa a todos — as vítimas diretas, os familiares e amigos. No mês em que completei 33 anos, meu pai morreu, aos 63 anos, vítima de um câncer de fígado que se espalhou rapidamente. O processo foi fulminante, devastador — física, psicológica e emocionalmente —, tanto para ele quanto para todos nós. Depois de vários diagnósticos equivocados, quando finalmente foi constatado o câncer, em menos de um mês havia se instalado a metástase, e em poucos meses ele faleceu. A morte tão repentina de um homem jovem, bonito, saudável e cheio de vida foi um choque para nós, familiares, e para tantos amigos.

Durante esse processo, minha experiência com os médicos, infelizmente, nem sempre foi das melhores. No mesmo dia em que meu pai faleceu, para ser exato, quinze minutos depois de deixarmos a UTI, a equipe toda passou por nós sem dizer palavra. Apenas um dos assistentes se dirigiu a mim e perguntou: 'Quando vocês vão nos dar o último cheque?'.

É claro que ao longo da vida — e principalmente durante esse projeto — encontrei muitos médicos com outro tipo de comportamento e caráter, sem dúvida porque esses são seus valores pessoais, e não em função do que aprenderam na escola e na prática médica. As experiências que vivemos despertaram em mim a necessidade de contribuir para humanizar a medicina. Hoje, depois dessa nossa jornada pelo país e após conhecer médicos que são grandes humanistas, mudei minha visão, principalmente cuidando para não generalizar o comportamento médico. Em vez de denunciar posturas, a meu ver erradas, esse processo me incentivou a ampliar essa discussão e dar voz a esses exemplos positivos, para que mais e mais profissionais de saúde aprendam, inclusive nas escolas de medicina, que é possível, sim, se relacionar com o ser humano — e não com um 'paciente' ou apenas com um órgão doente do corpo. Para mim, assim como para tantos médicos que participaram do projeto, o desafio é tratar a pessoa, e não apenas lidar com a doença."

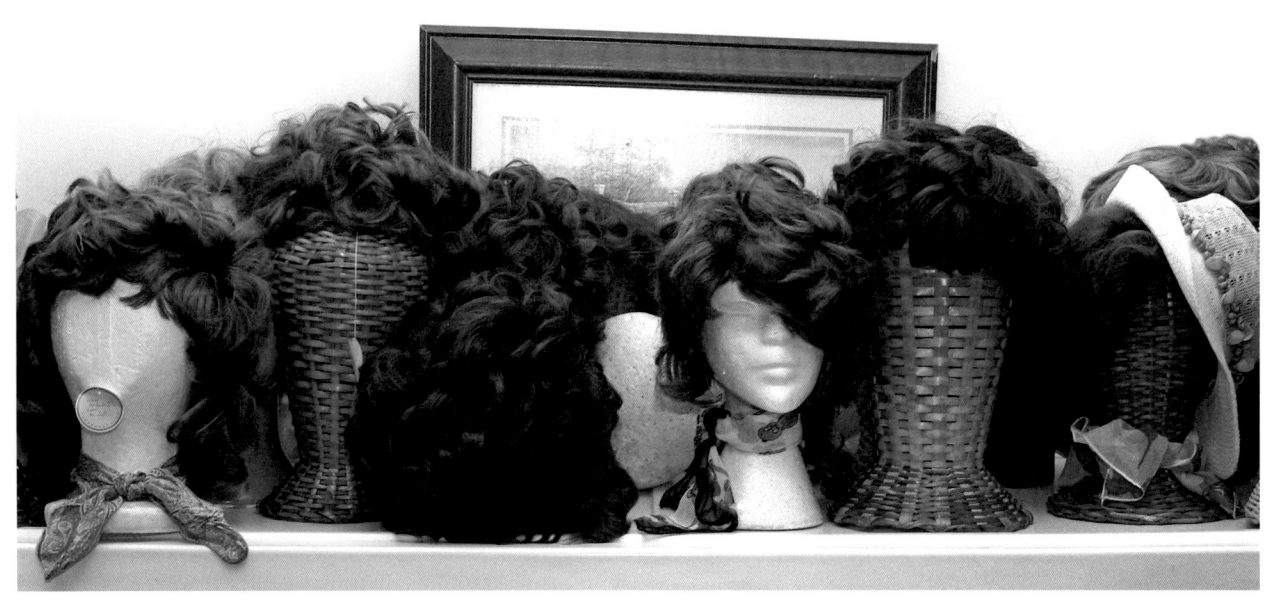

A Arte em Nome da Vida

Como nasceu o projeto DE PEITO ABERTO

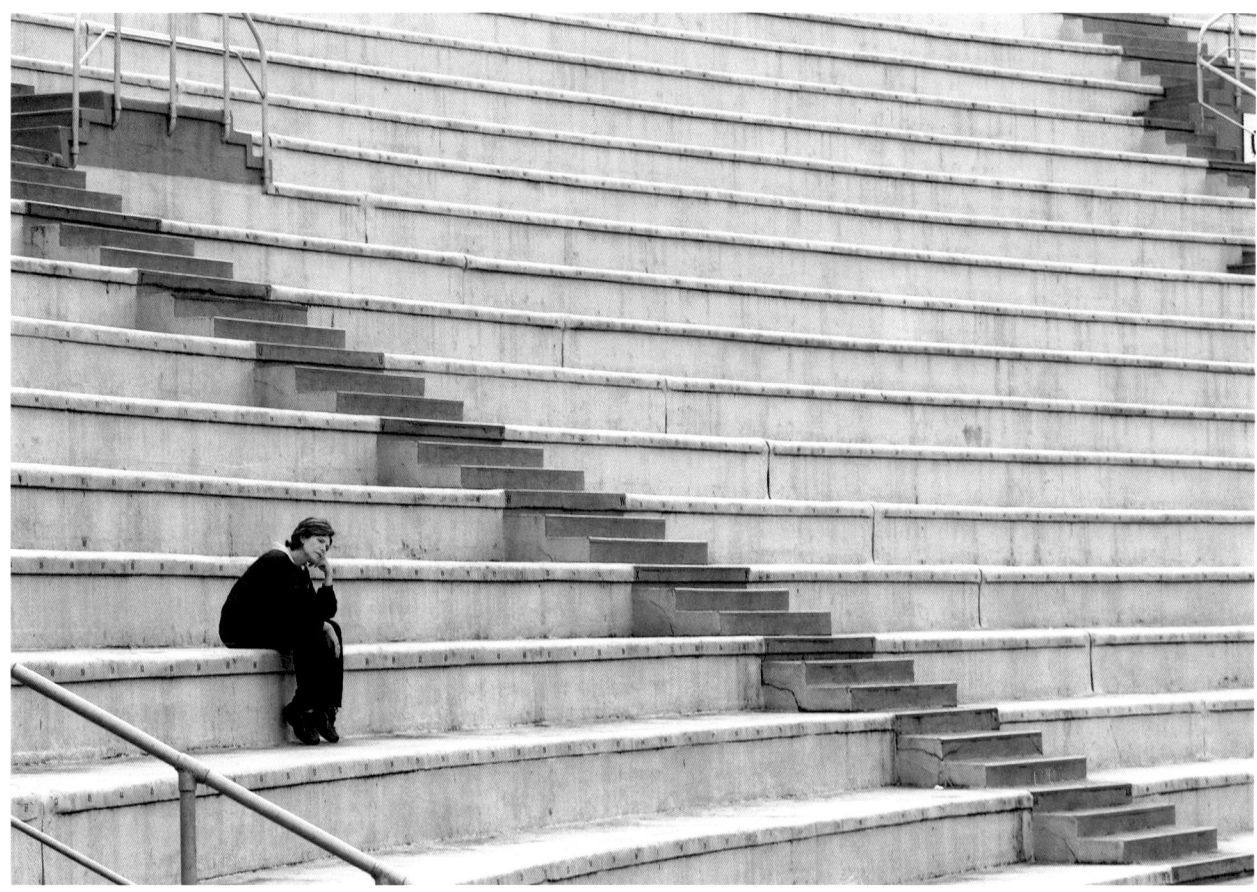

No fim de um ciclo intenso, após viver na pele uma história tão forte, surgiu a oportunidade de transformar toda aquela experiência em algo ativo, produtivo. Queríamos não apenas retratar nossa vivência e a de tantas pessoas que lutam contra a doença, mas principalmente encontrar uma forma de utilizar nossa arte e criatividade para sensibilizar e ajudar a transformar a dor em matéria-prima para a construção de uma nova etapa, um recomeçar, uma mudança na maneira de ver o mundo.

Sentimos que a nossa tarefa de demolir estereótipos e registrar o universo feminino sob uma perspectiva mais humana e sensível mostrava um novo aspecto a ser trabalhado. Uma provocação, um desafio, um apelo para que os profissionais de saúde passassem a enxergar no paciente não apenas a doença, mas o ser humano completo, com uma história de vida ímpar; e para que o paciente se tornasse agente do seu processo de recuperação. Uma chance para que a família e os amigos pudessem apoiar, cuidar e também se transformar.

O processo que culminou no projeto **DE PEITO ABERTO** foi sendo construído passo a passo, até se tornar uma experiência ímpar. Ao relatar algumas das etapas a seguir, mais do que descrever a formatação de um projeto de sucesso, nosso propósito é o de compartilhar emoções e inspirar a criação de novas iniciativas, que tenham o ser humano como o foco central.

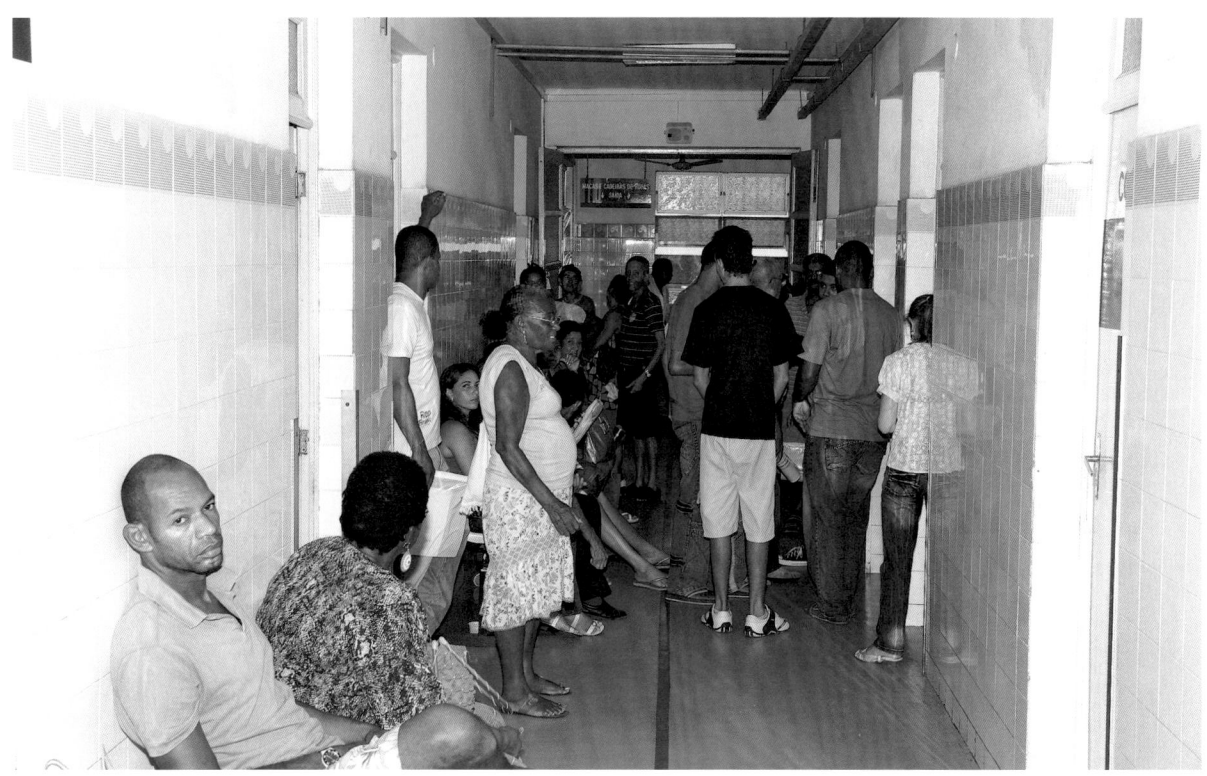

A primeira questão — humanizar a medicina

Envolvidos em um furacão de emoções, com minha mãe ainda em recuperação, a ideia era retratar um pouco da nossa relação – de pacientes e familiares – com médicos e todo um sistema de saúde complexo e, muitas vezes, frio ou precário. Era importante ressaltar a via sacra pelos hospitais e o relacionamento com os profissionais de saúde que cuidam (ou, muitas vezes, apenas atendem) dos pacientes e das famílias. Uma relação que, em nosso caso, certamente nos fez passar por momentos bons, mas também por muitas situações terríveis e desgastantes.

Nossa experiência nos dizia: "Temos que focar a humanização da medicina". Sim, é verdade que em nossa jornada encontramos profissionais de saúde fantásticos, que priorizam seu lado humano, mas justamente por não ser a regra causaram impacto. Alguns seres humanos especiais que exerciam o cuidar e se entregavam a essa prática – no mais profundo senso da palavra – não porque haviam aprendido na escola, mas muito mais porque seguiam uma vocação, um dom natural. Contrariavam a rota da desumanização que, infelizmente, é o que ainda mais se vê e se sente.

Nosso desejo era valorizar quem tinha uma atitude diferenciada, colocar luz nas inúmeras possibilidades que a abordagem humanizada provoca e, ao mesmo tempo, ser a voz que gritava pelos que não eram tratados com dignidade. Sem cair em julgamentos superficiais, era preciso colocar em discussão e questionar a atitude de muitos profissionais de saúde que se escondiam atrás do ego ou de justificativas variadas para o não envolvimento com a dimensão humana da doença. As pessoas estavam ali, vivas, e, por acaso, estavam doentes! Era preciso enxergá-las e tratar cada ser único com seu "pacote completo", e não apenas se distanciar e se proteger sob o manto técnico-científico de quem sabe como lidar com e, eventualmente, tratar de determinadas enfermidades. Essa distância e essa frieza, na verdade, são as doenças mais graves, terminais, que precisavam urgentemente de tratamento. Um assunto complexo e por isso mesmo merecedor de uma reflexão mais profunda. Uma abordagem que faremos, com a ajuda de profissionais competentes, ainda neste livro, no *Capítulo 6 – O Cuidar*.

De toda forma, estávamos muito envolvidos como familiares de pacientes que (nem sempre) pacientemente se mantinham na posição passiva de receber o cuidado devido (ou possível). Para que nosso grito fosse ouvido foi necessário ouvir vários lados, buscar as várias visões dos inúmeros atores e, principalmente, encontrar um foco.

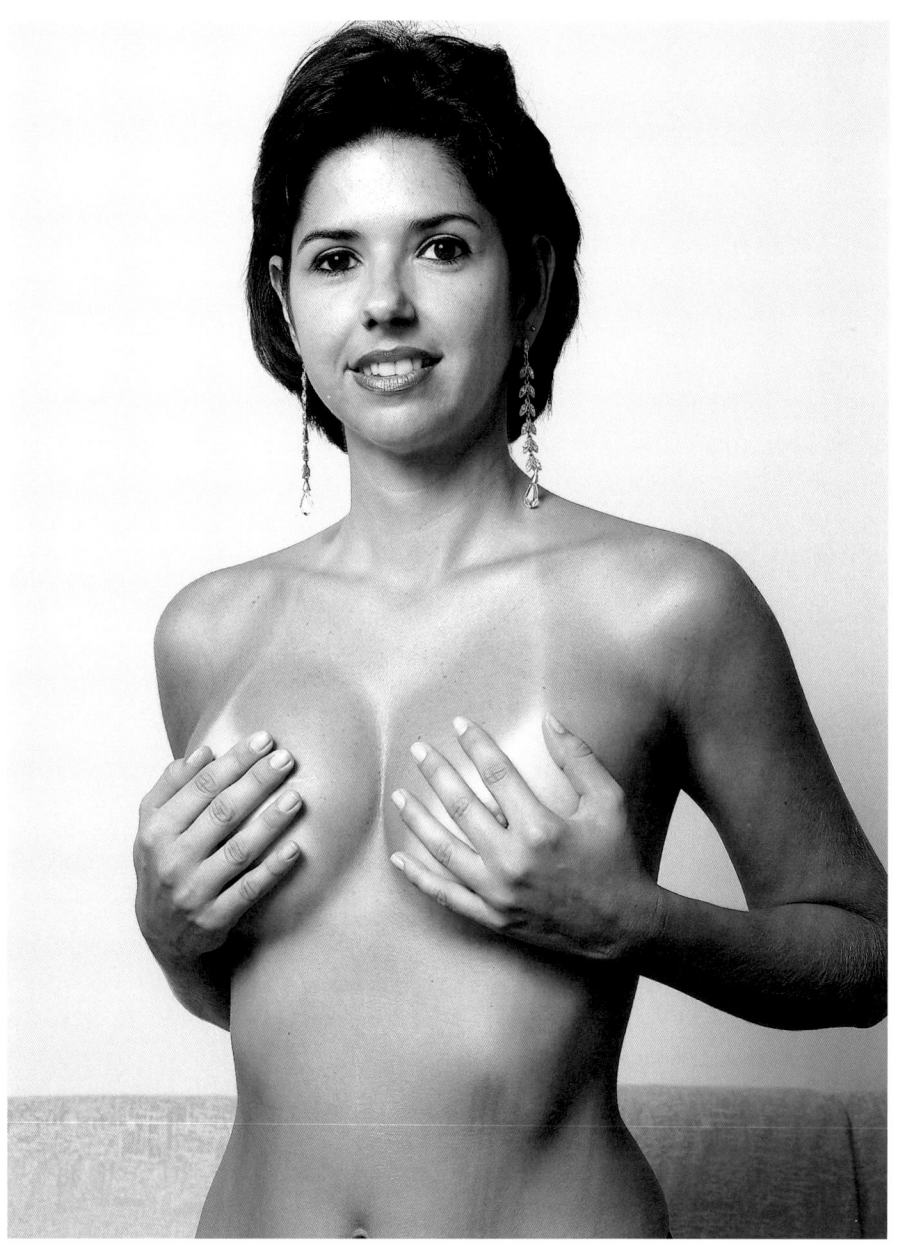

O foco — por que câncer de mama?

Nossa vivência incluiu vários tipos de câncer na família, e isso até nos encaminhava a construir um projeto que tratasse desse tipo de doença de forma geral. Mas ter um foco faria com que a questão que nós queríamos abordar — a importância da humanização e a possibilidade de transformar o veneno em remédio — fosse bem-entendida e não se dispersasse.

Vários fatores nos levaram a optar pelo câncer de mama. Desde o longo trabalho com a questão da autoestima da mulher, passando pela vivência dos processos e das emoções da doença, pelo aumento da incidência desse tipo de câncer no país e, principalmente, pelo fato de o **câncer de mama colocar em xeque todos os símbolos femininos. É o tipo de doença que afeta tudo que identifica a mulher: os seios, os cabelos, a fertilidade, a maternidade e a libido.**

Era hora de um mergulho mais profundo na alma feminina. Uma oportunidade para quebrar paradigmas. Isso ficou claro tanto nos depoimentos quanto nas imagens. Desde o momento do diagnóstico, passando por todas as etapas da doença, era evidente o quanto a autoestima das mulheres ficava abalada. Enfim, havia a lacuna para transmitir a mensagem maior de esperança e coragem, retratando aquelas que lidaram de forma construtiva e positiva com todo o processo e que conseguiram voltar a se relacionar mais amorosamente com seus corpos, que puderam retomar o amor-próprio e dar um novo sentido à vida. Exemplos que mesmo centrados no câncer de mama abrangiam um universo bem mais amplo de como lidar com os grandes desafios e obstáculos da vida.

O desafio — deixar visíveis as emoções

Ao definir o tema, ainda havia o desafio de criar um projeto novo, forte e diferenciado. O panorama geral que cerca o câncer de mama estimula a realização de muitos projetos e muitas ações. A desinformação, a falta de atendimento adequado, as políticas públicas insuficientes e a soma de outros inúmeros fatores resultam em tratamentos tardios e um número ainda alto de mortalidade em função dessa doença que poderia ser evitado. Essa realidade tem gerado parcerias entre a sociedade civil, o meio empresarial e os órgãos de saúde públicos e privados, para tentar reverter o quadro. Campanhas educacionais e de mobilização pela detecção precoce e por melhorias no atendimento às mulheres têm surgido em todo o país. Iniciativas de imensa relevância, já que, como comprovam os estudos, as chances de cura se elevam em até 95% quando o câncer de mama é diagnosticado na fase inicial. Enfim, existem no país muitas ações valiosas com esses propósitos. Algumas delas, inclusive, tivemos a chance de conhecer mais de perto, de sermos parceiros e apoiar.

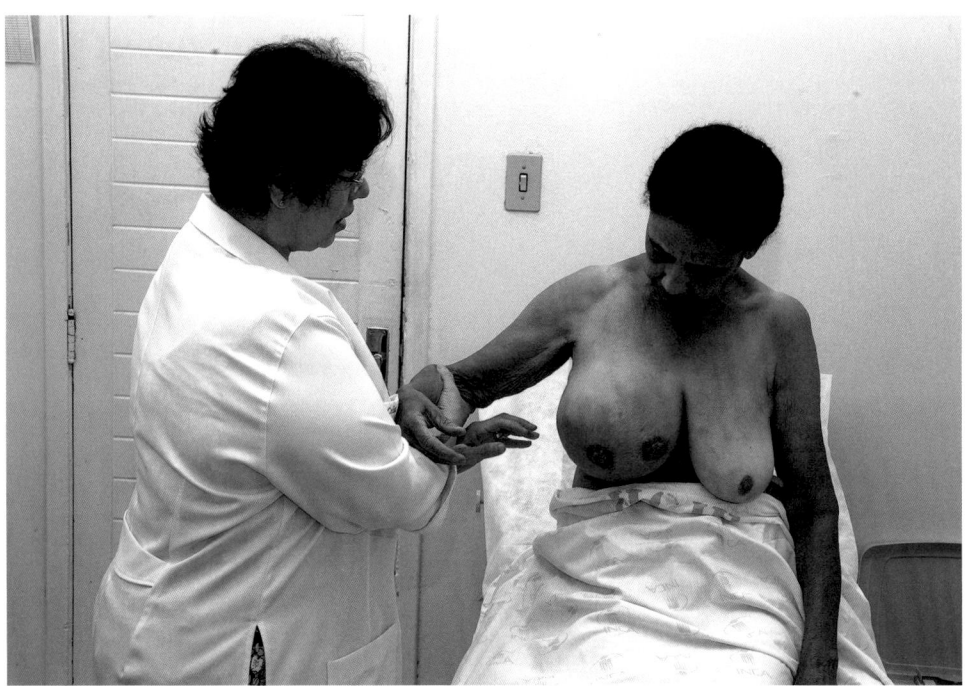

Um dos principais motivos para o câncer de mama chegar a estágios avançados é a falta de detecção precoce.

O nosso objetivo, porém, era o de contribuir ainda mais. Havia o desejo de trazer à tona o assunto e tratar de aspectos muitas vezes invisíveis, processos doloridos, longos e sofridos. Era preciso discutir pontos vitais e sem grande visibilidade, como: O que fazer quando a pessoa descobre que tem câncer? Como ela se sente ao receber o diagnóstico? E depois, o que a mulher vive durante o processo de tratamento, quando perde os símbolos femininos? Que tipo de apoio ou assistência – física e emocional – ela e seus familiares recebem ou deixam de receber? Ainda restava a questão de quanto a valorização da abordagem humanista serviria efetiva e concretamente como base para ultrapassar circunstâncias tão difíceis. Por fim, compartilhando nossa vivência e dando voz aos muitos envolvidos no tema, surgiram espaços para que cada um mostrasse a forma como usou aquela situação difícil e a transformou em uma oportunidade de crescimento e de superação.

Foi assim que enfatizamos as etapas da **descoberta**, do **processo**, do **apoio** e da **superação** para nos guiar durante todo o projeto e nos ajudar a colocar em foco a autoestima da mulher com câncer de mama.

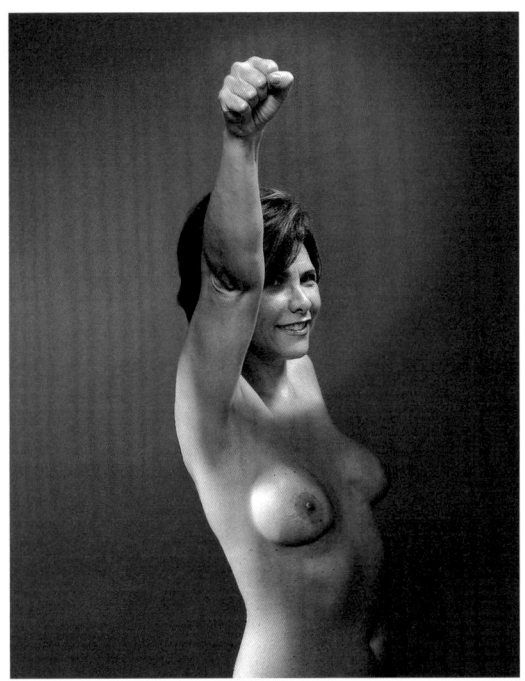

Em ação — da ideia nasce a realização

Novos desafios surgiram à medida que fomos colocando a ideia em prática. Desde o impacto de encarar, rever e reviver todo o processo pelo qual passamos em nossas vidas até a forma de abordar as pessoas que fariam parte do projeto.

Em uma primeira fase, seguimos uma investigação jornalística, buscando quem teve ou estava passando pelo câncer de mama. Eram pessoas desconhecidas, que vivenciavam um momento dramático. Sabíamos que seria necessária toda a delicadeza para ouvi-las, sem invadir suas vidas de uma forma agressiva, nem deixar de procurar o que de mais relevante e impactante havia acontecido com cada uma. Só assim elas poderiam compartilhar suas experiências de maneira que cada história se tornasse fonte de esperança e força para tantas outras pessoas. Apesar de nossos receios iniciais, para nossa surpresa, as pessoas que encontramos se mostraram ávidas – na verdade, precisavam – desse espaço para se abrir. Assim, novas integrantes surgiram de forma espontânea, como reação ao vácuo que o silêncio e a solidão provocam. Com suas dores, suas mágoas e seus sofrimentos, foram revelando, em voz e imagem, a necessidade de desabafar, abraçando a oportunidade para expurgar, passar adiante e seguir em frente.

As entrevistas se transformaram em depoimentos fortes e sempre surpreendentes. Com todas as surpresas que a vida humana encerra. Por isso, mesmo que estivéssemos tratando de um único tipo de enfermidade, a forma de encarar cada instante era absolutamente única, diversa, inédita, impactante.

Apenas os primeiros relatos foram feitos antes das fotos. Mas, ao percebermos o poder que as sessões fotográficas exercem, passamos a unir os dois processos. Depoimentos e imagens se complementavam em momentos de tensão, emoção e libertação que Hugo Lenzi, como fotógrafo e também autor do projeto, relata com detalhes a seguir.

Foram vivências que nos fizeram mudar e aprender ao longo do caminho. Uma metodologia sem receitas. Um encontro de vidas, um abrir de corações, uma abordagem verdadeiramente humana, em que nos emocionamos com cada história. Uma empatia que nos deu o presente da amizade e da ligação profunda com muitas de nossas entrevistadas e fotografadas. Afinal, nos descobrimos tão personagens e atores desse drama quanto cada uma delas.

A ideia foi se materializando e sendo moldada no dia a dia, no convívio com as pessoas, nas trocas de experiências, gerando um material rico e poderoso, pronto para ser compartilhado sempre e cada vez mais.

Em março de 2006 nascia o projeto **DE PEITO ABERTO** — *A autoestima da mulher com câncer de mama — Uma abordagem humanista.* Uma exposição fotográfica com depoimentos e palestras interativas, abraçando além das pacientes, mas também seus familiares, amigos e os profissionais de saúde. Sensibilizando todas as pessoas que tiveram a oportunidade de conhecer suas histórias.

As imagens — o impacto e as mil formas da exposição fotográfica

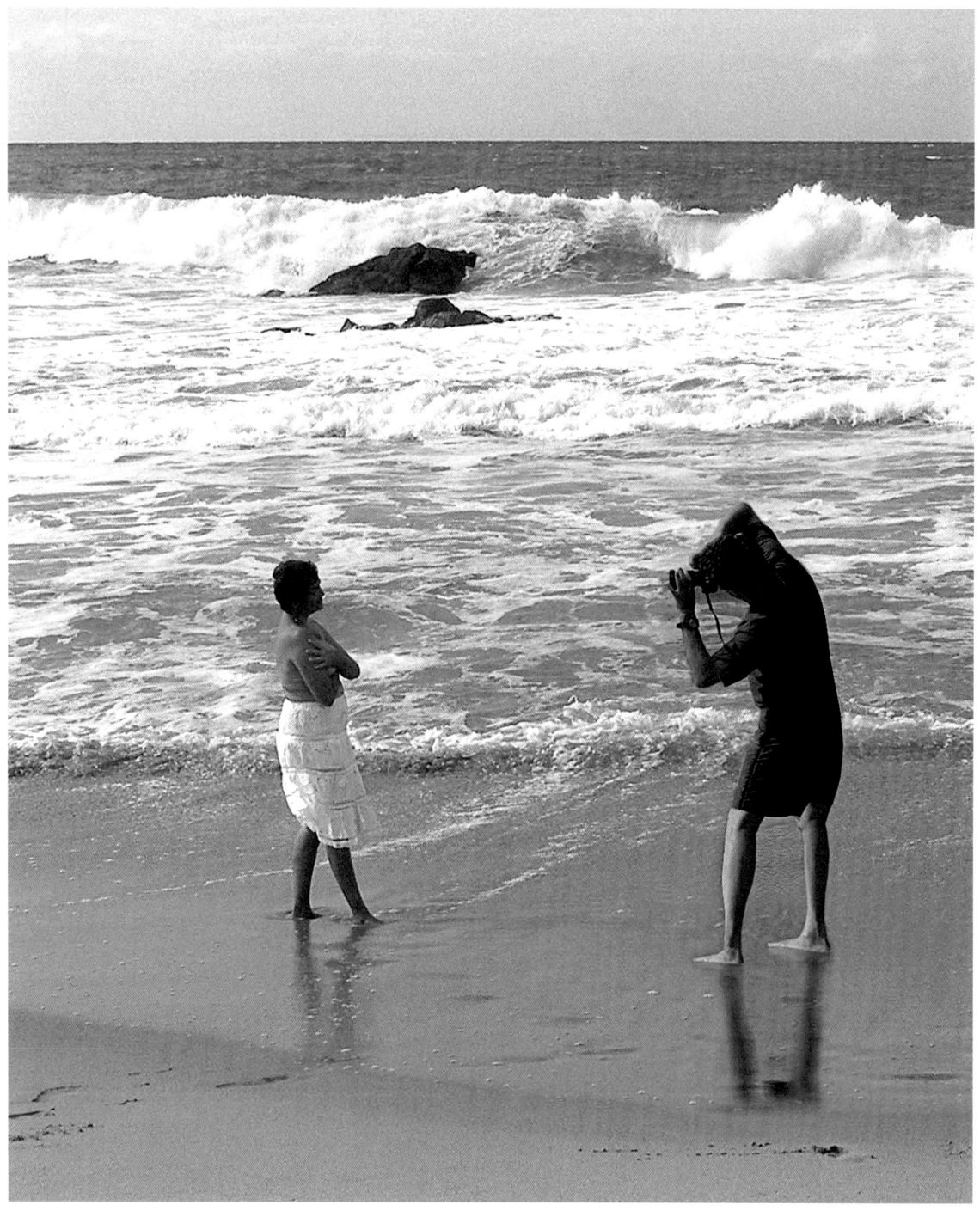

Toda essa dinâmica teve como ponto alto as imagens das guerreiras reunidas em uma forte exposição fotográfica.

O impacto da realidade retratada em preto e branco provoca reações diversas – para quem vê e, antes de tudo, para quem se dispõe a ficar diante das câmeras. "Durante os ensaios, elas expuseram sem pudor o corpo e suas angústias, pelo simples desejo de ajudar outras mulheres a enfrentar a doença", lembra Hugo Lenzi, que relata aqui como foi essa experiência, que também pode ser descrita como uma verdadeira catarse.

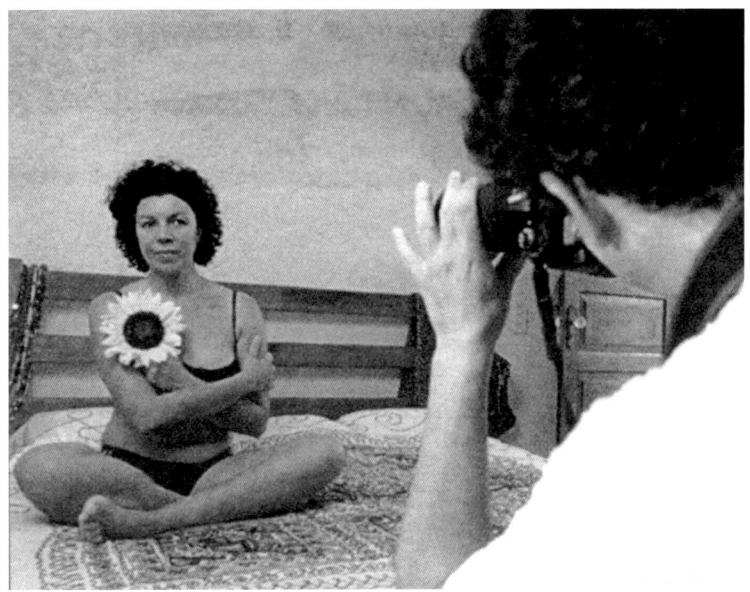

"Uma ideia linda, um tema difícil e delicado. Confesso que antes de começar estava preocupado: como fotografar mulheres que receberam um diagnóstico terrível ou a possível sentença de morte, que viveram uma batalha cruel, com cicatrizes reais, sem criar cenas chocantes? Como mostrar força e esperança sem fugir da realidade nem me limitar a um retrato 3 x 4 ou cair na pieguice? Nunca sei exatamente o que vou retratar num trabalho com pessoas reais sem antes conhecer quem são, quais os seus sentimentos, para daí criar, na hora, juntos, uma ideia, um movimento, uma expressão.

A dúvida sumiu logo no primeiro ensaio. A vontade dessas mulheres de mostrar suas histórias é tanta que elas ficam imediatamente iluminadas. O objetivo vai além de qualquer preocupação estética, e elas se revelam por inteiro, mais bonitas a cada clique.

Atrás das lentes, dentro da alma
— por Hugo Lenzi

A sensação é a mesma em cada sessão de fotos: uma tensão inicial muito forte, que para mim se converte em produção, e para elas, em revelação. Na hora, criamos uma ligação que aos poucos as tira do racional, elimina qualquer medo ou pudor. A exposição explícita não é excesso, é o desejo de revelar fisicamente tudo o que elas viveram e que agora querem compartilhar. Durante os ensaios, elas se lembram de detalhes íntimos e contundentes que, muitas vezes, não tinham contado a ninguém. Durante as fotos, o que mais ouvi foi: 'Eu devo estar louca! Nem meu marido nem meu médico sabem de tudo isso' ou 'Eu nunca fiquei assim tão nua, nem na frente do meu marido'. *Tão nua*, de corpo e alma, ultrapassando inclusive as limitações físicas. 'Não conseguia levantar o braço, e hoje pulei, me abri', me disse uma vencedora. Muitas, depois da operação, não podiam ampliar os movimentos e agora estavam ali, com os braços para cima e de peito aberto, numa explosão de alegria.

São retratos da coragem de lutar, crescer e vencer."

A jornada — a inclusão de experiências de cada local

Depois do lançamento, percebemos que a iniciativa mostrava a necessidade de criar asas. Era preciso ampliar, ir a outros lugares, ouvir e dar voz para mais e mais pessoas.

Ao viajar com o projeto, conhecemos mais médicos com posturas mais humanas e uma prática diferenciada da arte do "cuidar". Depois se tornaram, eles mesmos, divulgadores e apoiadores do projeto. Muitos indicaram pacientes e ex-pacientes, que convidamos para participar. As mulheres se lembraram de outras mulheres. Felizes encontros. Assim, a cada cidade, novas histórias e imagens foram incluídas, ampliando a mostra fotográfica e o arsenal de relatos, num processo de crescimento contínuo. Transformando o projeto em um "projeto vivo".

Um trabalho de mobilização em cada localidade nos levou a conhecer organizações de mulheres, secretarias públicas e entidades da sociedade civil envolvidas com o tema. Criou-se, assim, uma rede de novos parceiros e amigos que se identificaram com a abordagem proposta. Novas ações surgiram, sempre com o cuidado de incluir pessoas, movimentos, experiências e iniciativas de cada local.

A dinâmica — espaços abertos para todos

Durante o processo de definição dos locais onde aconteceriam as exposições e palestras, surgiu uma dinâmica interessante. Com a preocupação de ampliar e difundir a reflexão sobre o tema, nós procuramos levar o projeto a locais de acesso amplo, fácil e gratuito, como museus, centros culturais, corredores de shoppings, universidades, entre outros.

> Passando pelos corredores apressados, de repente, deputados e deputadas se despem dos cargos para se entregarem a sua dimensão humana. Várias vezes, nós consolamos algumas autoridades, que ali só eram pais, filhos, irmãos ou amigos que precisavam desabafar.
> (Exposição DE PEITO ABERTO, em Brasília, Distrito Federal, no Espaço Cultural Zumbi dos Palmares da Câmara dos Deputados)

Em todos os espaços, **DE PEITO ABERTO** atingiu não apenas quem estava diretamente envolvido com o tema, mas milhares de pessoas que puderam perceber que o câncer ou qualquer outra dificuldade que enfrentamos não é "um problema do outro". Não é "uma fatalidade que, porventura, infelizmente, acontece com alguém". Mas, sim, que somos tão afetados, tão personagens quanto quem vivencia a doença, apenas cada um está atuando em uma posição diferente, como as peças de um jogo, todas indispensáveis naquele determinado momento da vida.

Essa dinâmica fez com que o projeto proporcionasse uma experiência especial, original, inesperada e enriquecedora a cada apresentação. Foi essa a sensação relatada tanto pelas pessoas que deliberadamente visitaram a exposição e estiveram presentes nos diálogos, respondendo a um convite ou sendo atraídas pela mídia, quanto por aquelas que foram pegas de surpresa. As reações fortes de quem não esperava ser envolvido pela força do tema foram observadas em vários locais, como o Espaço Cultural da Câmara dos Deputados, em Brasília, onde as pessoas passavam pela mostra para ir ao restaurante. Como as mais de 3 mil pessoas que diariamente frequentavam o restaurante popular da Prefeitura de Lauro de Freitas, na Bahia, e almoçavam sentadas de frente para os quadros. Ou, ainda, nos corredores de acesso aos cinemas no Shopping Center Bourbon, em Porto Alegre. Muitas vezes ficávamos um pouco distantes para ver como elas reagiriam, sem ter recebido nenhum estímulo. No shopping, por exemplo, de repente, alguém passava apressado, com destino certo, e parava. Voltava, reduzia o passo e ficava muito tempo olhando cada imagem, cada legenda, refletindo, se deixando levar por pensamentos e emoções. Uma vivência única que muitos deixaram registrada nos livros de assinaturas. E, certamente, em nossas vidas.

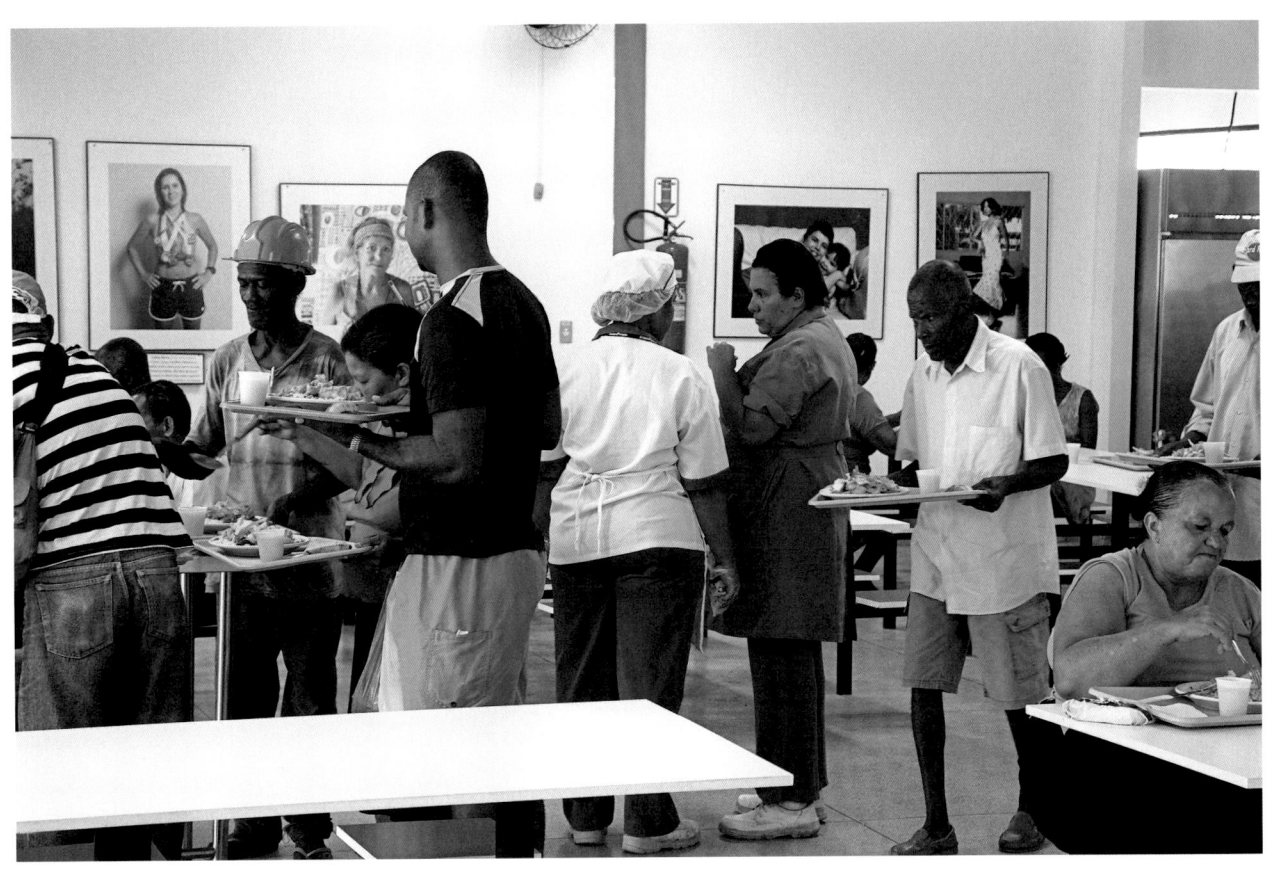

Em outra bela experiência, as mais de 3 mil pessoas que diariamente frequentavam o restaurante popular se viam almoçando de frente para as imagens das guerreiras, envolvidas por suas histórias.
(Exposição DE PEITO ABERTO, no restaurante popular da Prefeitura de Lauro de Freitas, Bahia).

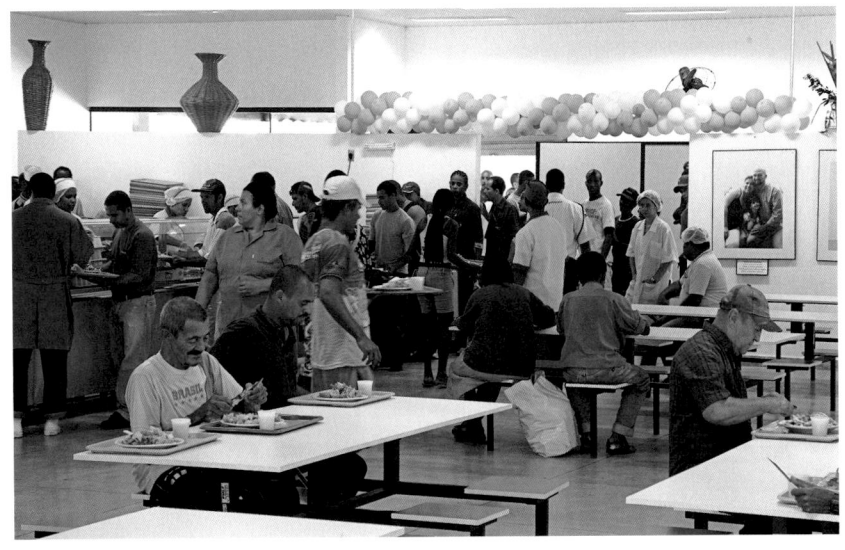

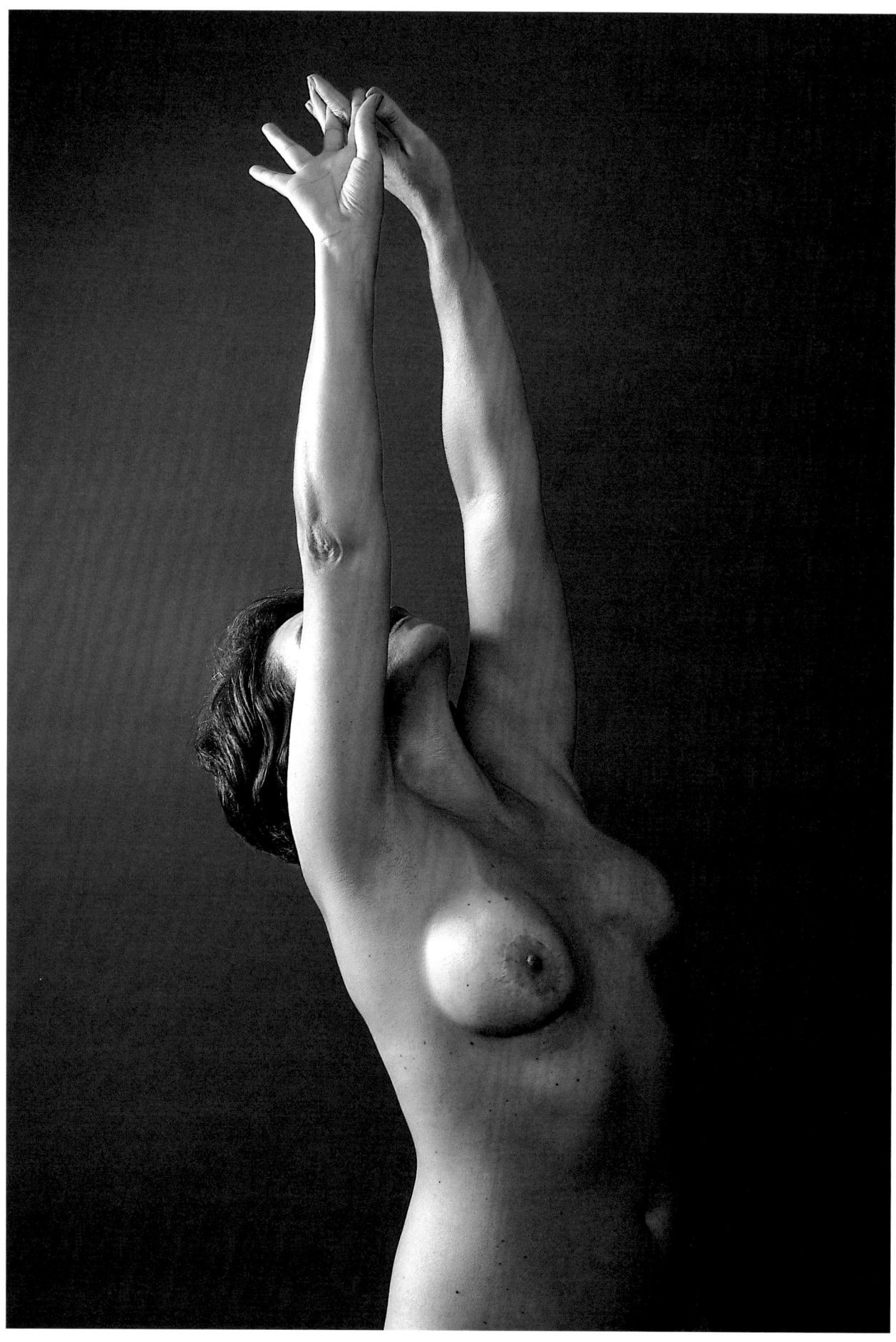

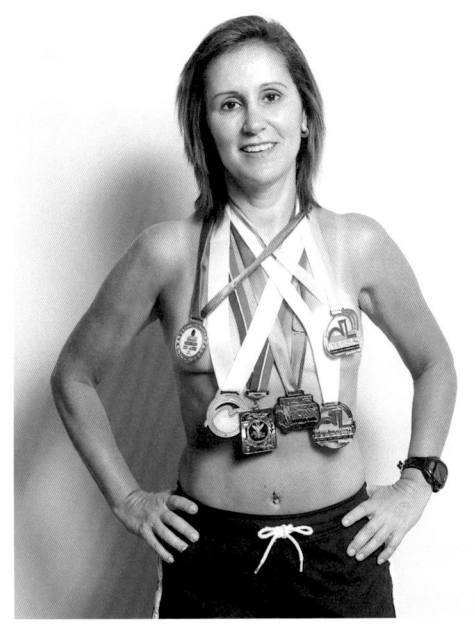

As
Guerreiras

Histórias de superação — mulheres que se transformaram em agentes da própria vida

Elas viveram ou vivem o câncer de mama e revelam aqui sua trajetória de lutas e vitórias em depoimentos emocionantes, contundentes e cheios de lições de vida. Ao compartilhar os momentos marcantes que viveram durante as diversas fases da doença — desde a descoberta, passando pelo processo de tratamento, relembrando o apoio (ou a falta dele) que receberam até chegarem à superação — fizeram uma verdadeira viagem interior, se revelaram, desafiaram limites, deixaram exemplos. Ao conhecê-las, criamos vínculos e belas relações de amizade e admiração. Mergulhamos com elas nesse mar de emoções. Com certeza, o projeto tem luz própria graças a essas guerreiras — e, agora, amigas de todo o Brasil — que, de peito aberto, corpo e alma, nos inspiram a seguir em frente e transformar os obstáculos em oportunidades de crescimento.

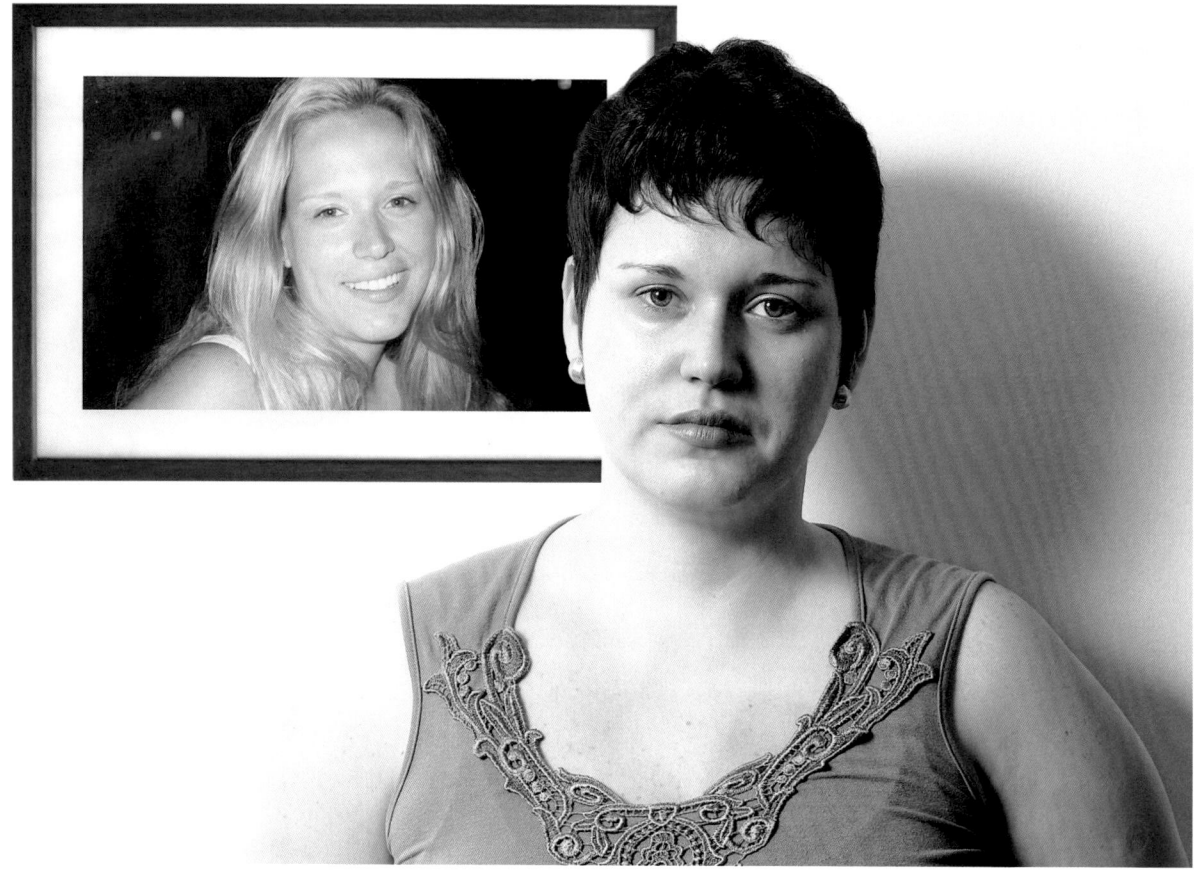

No retrato, a essência
— por Hugo Lenzi

"Esta frase — no retrato, a essência — resume o que senti com Juliana, a primeira fotografada do projeto. Tinha lido o resumo da entrevista inicial: 'Juliana, 27 anos, ainda fazendo a "quimio". Estava noiva e congelou os óvulos para garantir a maternidade...' Muito pouco para saber como retratá-la. Encontrei uma moça morena, com os cabelos curtos, negros e encaracolados. Um olhar triste, uma atitude defendida. Pedi que me contasse mais, e enquanto conversávamos ela me mostrou uma foto dela recente. Difícil acreditar que aquela moça magra, loira, de cabelos lisos e longos e de olhos verdes era quem estava na minha frente. Sorrindo ao ver meu espanto, ela disse: 'Sim, sou eu. Ou melhor, *era* eu, 15 dias antes de começar a quimioterapia. Fiquei inchada da cortisona e os cabelos nasceram escuros e encaracolados. Mudou até a cor dos meus olhos, ficaram castanhos. Eu me olho no espelho e não me reconheço. Meu medo maior não foi da cirurgia, mas da "quimio" e desses efeitos. No fim, fui resolvendo as coisas. Descobri até uma prótese capilar sueca, feita sob medida, que ficou perfeita. No começo, continuei trabalhando, fui às audiências e ninguém percebeu que eu estava doente.'

Nessa fase ela só podia trabalhar em casa, a imunidade estava baixa. Tinha muita fraqueza e enjoos constantes. Preferiu adiar um pouco mais o casamento. Estava triste e quase sem esperança, além de revoltada com a atitude de muitos médicos. Naquela hora, vi o quanto nosso trabalho poderia ajudar a resgatar a identidade e a autoestima da mulher que perdia suas referências com a doença. A conversa se estendeu, o gelo foi quebrado. Durante as fotos, passamos a buscar, juntos, a essência da Juliana. E ela se revelou: forte, linda, uma verdadeira vencedora."

Uma causa para viver

Juliana Fincatti Moreira, advogada, 27 anos. Ela soube que estava com câncer aos 25, às vésperas do casamento. Não parou de trabalhar, apesar dos momentos difíceis que viveu. Passou a advogar pelas causas de portadores de doenças como a que ela enfrentou, utilizando sua experiência para ajudar outras pessoas. Para não abrir mão do sonho de ser mãe, ela conseguiu congelar os óvulos.

"Foram vários momentos complicados e outros de grande aprendizado, desde o diagnóstico. Passei por vários médicos. Alguns deles foram exemplos do que não se deve fazer nem dizer — nem como médico e muito menos como pessoa. Um deles só pensava em dinheiro. Outro, considerado 'papa' no assunto, não teve a menor sensibilidade ao lidar comigo. Quando perguntei sobre as chances de eu ficar estéril, ele ficou irritado. Eu pesquisei muito e sabia que era possível congelar os óvulos, mas isso teria de ser feito antes da quimioterapia. Ao comentar sobre essa possibilidade, ele fez pouco caso. Disse que eu não tinha tempo para pensar em filhos. Saí do consultório com a sensação de que eu teria de escolher entre ser mãe e viver. Eu amo criança e pensava: para que viver se não posso ser mãe? Estava chocada. Era muita perda para uma mulher jovem. Além do risco de morrer, da mutilação, ainda podia esquecer o sonho de ser mãe.

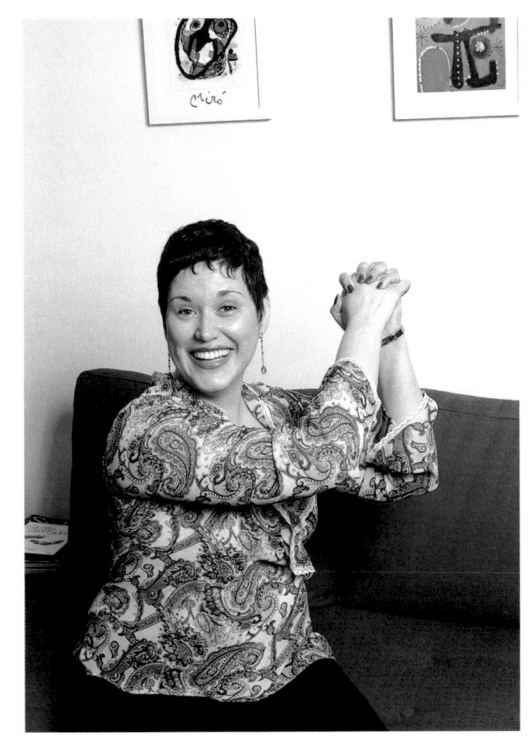

Minha família foi fundamental e dizia para eu não desistir. Acabei no Hospital do Câncer A. C. Camargo, onde encontrei um médico maravilhoso, o doutor Mario Mourão, com uma postura oposta à dos anteriores. Ele me incentivou a congelar os óvulos e ainda usou meu exemplo para ajudar outras mulheres. Considerava que além de sobreviver era importante eu ser feliz, plena, inteira e não só um pedaço de mim.

Às vezes, pensava que tudo aquilo era um filme, uma fantasia. Era duro admitir que logo eu que não sou do grupo de risco, sempre fui saudável e sonhava em ficar velhinha, antes dos 30 anos, estava com meu corpo falhando, vivendo esse pesadelo.

Mas, na maior parte do tempo, eu tentava ficar pra cima, como durante a quimioterapia, quando eu dava força para todo mundo. Como sou humana, teve um momento em que desabei. Estava debilitada, com a imunidade baixa, já tinha passado o ano-novo, a páscoa, o aniversário, tudo no hospital. Meus pais sempre estiveram comigo, só que meu pai não conseguia ficar ao meu lado enquanto eu estava na sessão de quimioterapia. Era demais para ele. Um dia, eu estava mais sensível, senti muito a falta dele e desatei a chorar. É verdade, o paciente enfrenta não só os próprios medos. Tem também de segurar a barra dos familiares que ficam desesperados, apavorados com a ideia de que a gente vai morrer. Naquele dia, eu não estava aguentando o tranco.

A enfermeira-chefe, que depois virou minha amiga, me animou: 'Você já passou por tanta coisa... Agora, já desabafou, então, pronto, segue em frente, menina!'. As palavras certas na hora certa me ajudaram muito.

Outro ponto positivo é o reforço dos laços com as pessoas que se importam com você. Meu noivo, Luciano, hoje meu marido, foi incrível. Sem saber do diagnóstico definitivo, me pediu em casamento: 'Com câncer ou sem câncer, eu te amo e quero casar com você. E, se você estiver mesmo doente, aí, sim, vai precisar de mim ao seu lado'. Foi lindo.

Um cliente meu com leucemia me lembrou que havia a possibilidade de adoção de crianças. Ele não pensou na condição dele e se propôs a me ajudar a encontrar saídas para que eu pudesse ter filhos. Sei que sobrevivi por causa dessas demonstrações de amor verdadeiro. Sempre tinha alguém me dando uma força — por e-mail, por telefone, por sinal de fumaça... Tinha e tenho sempre alguém perto de mim. Aprendi que o importante é aproveitar a doença como uma oportunidade de crescimento e não de destruição.

Por causa dessa vivência, hoje posso atuar na área da saúde, da justiça, da cidadania, auxiliando quem tem câncer e é usuário do SUS. A experiência só me deu mais vontade de trabalhar e de viver."

Virando o jogo

Em Belo Horizonte, Minas Gerais, conhecemos a agente comunitária e funcionária pública **Osvaldina de Souza e Silva, 59 anos**. Dina, como é conhecida pelos amigos, nos falou da importância de descobrir uma missão na vida. Em 2002, ela, que atua na área social há muitos anos, havia iniciado um projeto de assistência à saúde da mulher, especialmente às portadoras do vírus HIV e às mulheres que tinham perdido a mama em função do câncer. Como ela nos disse: "A vida estava me preparando para essa luta." Além de compartilhar sua experiência, ela nos ajudou a divulgar o projeto. Assim é a Dina. Uma mulher que não tem tempo para lamentações e prefere se dedicar aos outros.

"Descobri que tinha câncer de mama em 2004, quando estava envolvida com um projeto para mulheres mastectomizadas. Isso me ajudou a compreender e aceitar melhor todas as etapas do tratamento. Enfrentei momentos difíceis, como a demora do atendimento, uma realidade que a maioria da população vive. Passou-se quase um ano entre o diagnóstico e a cirurgia. Nesse tempo, a doença evoluiu. Depois da retirada total da mama e colocação da prótese, veio o tratamento. Fiquei fragilizada e deprimida. Os oito meses de quimioterapia e as 36 sessões de radioterapia mudaram toda minha rotina diária. Durante a 'quimio', eu passava uma semana inteira de sofrimento, não comia e, às vezes, nem levantava da cama. Aquilo afetou minha expectativa de vida, transformou meus sonhos e projetos. Houve momentos em que eu achei que tudo tinha acabado. Queria só ficar quietinha num canto.

Mas quando passou esse momento inicial de desespero nunca mais pensei assim. Não duvidei mais que não fosse vencer essa parada. Tinha certeza de que tudo ia dar certo e ninguém ia me impedir. Foi por isso que, mesmo passando mal, estudei e me dediquei às causas às quais sempre estive ligada. Não desisti.

No caminho, ainda tive que lidar com a reação da minha família. Sou a segunda de 11 irmãos. Alguns deles achavam que eu não ia passar da cirurgia. Uma irmã e um irmão chegaram a ficar plantados em frente ao bloco cirúrgico para impedir que eu fizesse a cirurgia. Pedi para avisar que essa era uma opção minha, que eu iria até o fim. Minha mãe ficou desesperada e não se conformava, até porque não tinha nenhum caso na família. Perguntei a ela por que eu não podia ser a primeira. Tentei mostrar para ela que nós não éramos os únicos passando por aquilo. Havia muitas outras famílias e mais gente no mundo vivendo a mesma dor. Enfim, a reação deles era de tanto desespero que eu nem queria que me acompanhassem nos dias de 'quimio'.

Meu filho, de 29 anos, também ficou abalado. Numa ocasião, viajando a trabalho, ligou de um lugar distante no Brasil. Quando a enfermeira disse que eu estava passando mal, ele largou tudo para vir me ver. Eu disse a ele que não podia ser assim, que eu ia ficar bem e que ele tinha que tocar a vida dele. Agora, ele me vê bem e está mais firme.

Moro sozinha, o que poderia dificultar as coisas, mas sempre recebi o apoio e o encorajamento dos amigos. Por ser atuante na comunidade, sou bastante conhecida. Vi como os verdadeiros amigos aparecem nessas horas. Lembro-me, quando estava sem forças, de que nem vontade de cozinhar eu tinha, as vizinhas me faziam surpresas. Um dia, duas chegaram ao mesmo tempo, trazendo um almoço cada. Ri e disse: 'Pronto, agora a janta está garantida!'. Duas amigas enfermeiras também maravilhosas se revezaram para cuidar de mim. Muitas vezes, depois de uma noite inteira de plantão, iam passar o dia comigo.

Além das companheiras do budismo, filosofia que sigo, pessoas das mais diversas religiões apareceram para me apoiar, para oferecer suas orações. Eram muitas correntes positivas para mim. Sou muito grata a todos os amigos que estiveram sempre ao meu lado e não me deixaram desanimar.

Por tudo isso, era preciso reagir, não me entregar. No hospital, durante a 'quimio', conversava com outras mulheres que não aceitavam a doença. Muitas ficam sem esperança, revoltadas. Às vezes, eu ficava lá mais tempo só para bater papo com elas. Desse contato, formamos um grupo de apoio, com pacientes e familiares de vários hospitais. Hoje, sinto que tenho mesmo essa missão. Estou forte, com garra e até mais capacitada para ajudar outras mulheres que passam pelo câncer de mama. De volta à ativa na luta pelas mulheres, percebo que tudo que passei me deu a oportunidade de transmitir a mensagem de que, mesmo sendo a segunda maior causa de mortalidade feminina no Brasil, o câncer de mama tem cura, por isso estou aqui. É preciso ajudar as mulheres a (*aprender a*) se tocar e se prevenir. É importante vencer desafios, como a falta de informação e o preconceito, para evitar que a doença seja diagnosticada em fase avançada. Vale a pena buscar alegria e valorizar as pessoas, sempre. Essa é minha luta."

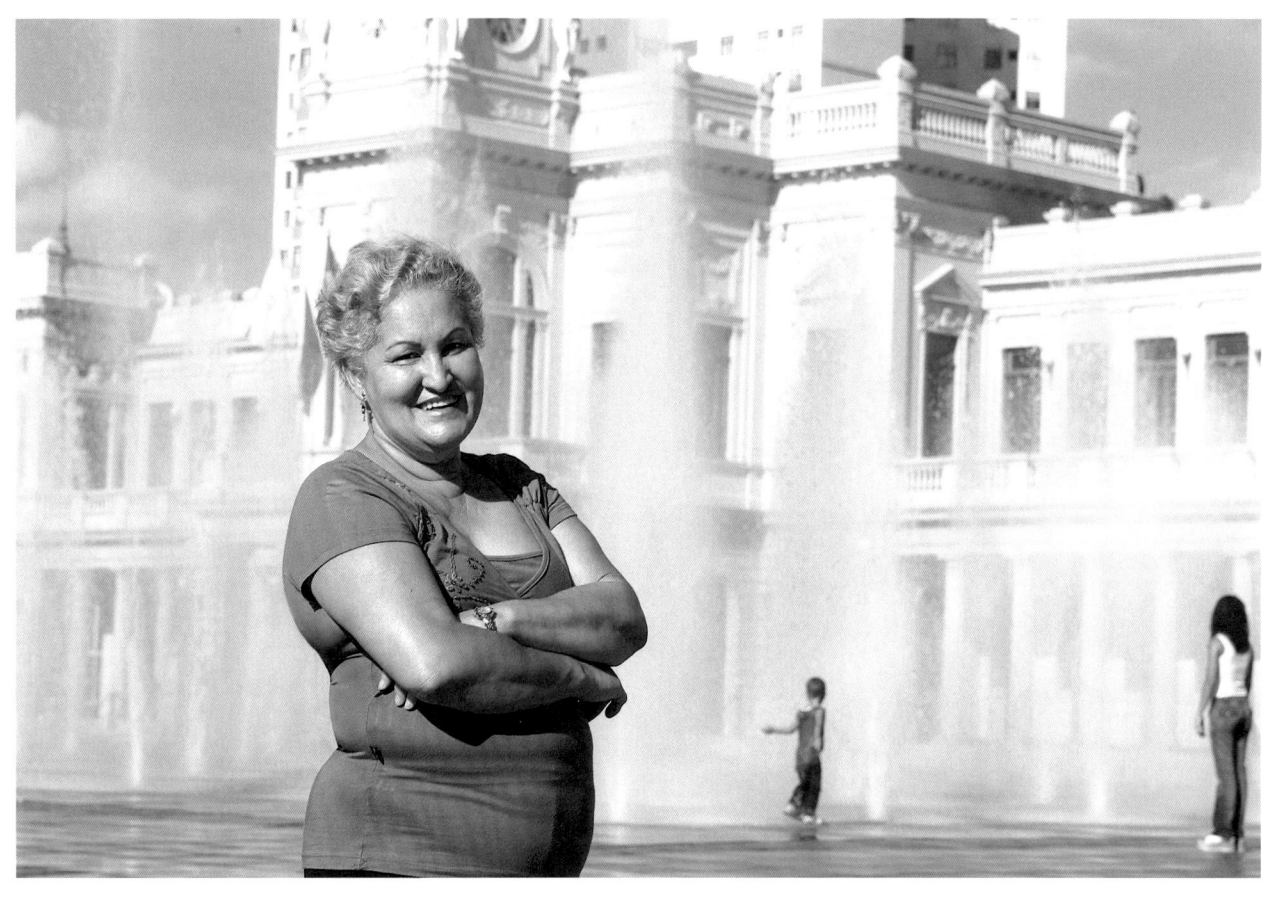

"No início, fiquei deprimida e frágil.
O tratamento abalou meus sonhos e projetos. Achei que tudo tinha acabado.
Mas, com a prática budista, renovei as forças, me levantei e virei o jogo."
Osvaldina trabalhava com a autoestima da mulher
mastectomizada quando descobriu o câncer. Isso a ajudou a enfrentar
o tratamento e a criar grupos de apoio.

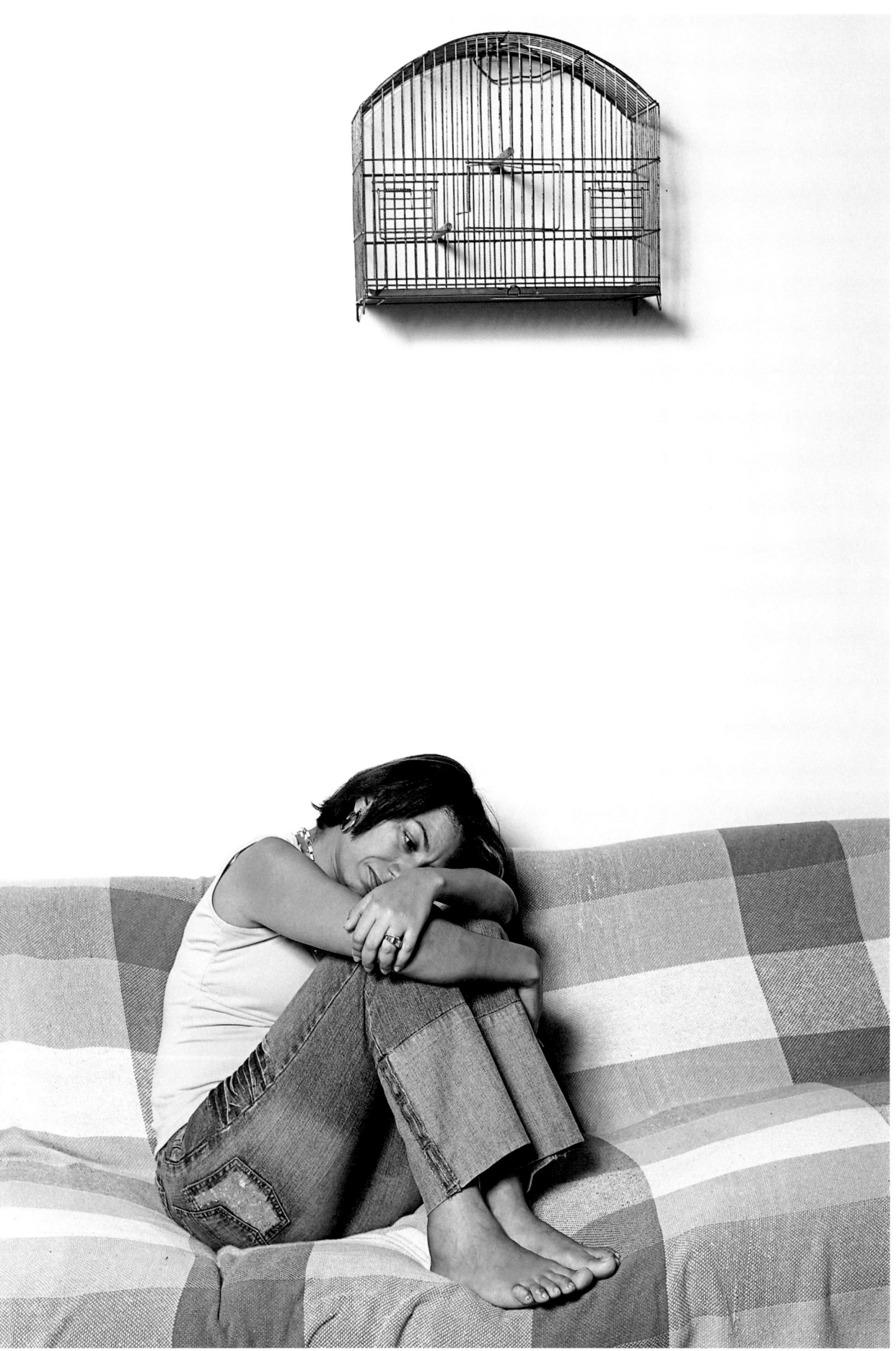

Do veneno nasce o remédio

Cláudia Luna, 35 anos, advogada, também é uma grande ativista na causa das mulheres. Cláudia conta que descobriu os primeiros nódulos com 18 anos. Muito nova, tinha inseguranças em relação ao seu corpo que pioraram com o processo. Agora, depois de tudo que passou, incentiva outras pessoas que passaram por isso a transformar o veneno em remédio.

"Os nódulos se multiplicavam rapidamente, eram duros, doíam muito e se espalharam pelos dois seios. Tinha vergonha de namorar, de me olhar no espelho. Não falava disso com ninguém, nem com a minha mãe. Fiz várias cirurgias e acabei passando pelo sofrido processo da descoberta do diagnóstico sozinha. Não queria preocupar meus pais, porque eu iria mudar para outra cidade. Só quando estava com 23 anos procurei um médico e com 25 removi um quadrante da mama, mas depois foi preciso fazer mais cirurgias. Não entendia nada do que estava acontecendo comigo. Ninguém me explicava direito. Por isso, pensava: 'Só pode ser câncer'. Não era. Ainda. A displasia mamária acentuada aumentava muito as chances de vir a ser.

Depois da cirurgia, demorei um mês para ter coragem de ver como tinha ficado. Já tinha dificuldade para me aceitar antes, agora seria pior — com as idas e vindas dos nódulos e as cirurgias, o tecido mamário não aguentou, e a mama ficou feia. A questão estética também foi um desafio. Passei a ouvir coisas que me magoaram muito, como: 'Tão jovem e com essa doença!', 'Como é que você acha que vai namorar faltando um pedaço do seu peito?'. Para quem tinha a autoestima baixa como eu, ficar com a mama deformada era um problema. Meu marido, na época, era crítico e falava coisas terríveis. Dizia que meu seio mutilado era horroroso. Se eu já não me sentia bem com o meu corpo, fui ficando ainda pior.

Depois de cinco anos, me separei e com muita luta percebi, por meio da terapia, de uma dieta e de mudanças no meu comportamento, que gostava de mim. Os nódulos foram regredindo e passei a fazer exames periódicos de controle, levando o processo a sério.

Hoje, dei a volta por cima, me casei novamente, e meu marido acha meu corpo bárbaro. Eu também aprendi a achar que, mesmo com todas as marcas, ele é maravilhoso. Aprendi a me achar bonita. Passar por tudo isso me ajudou a resgatar a autoestima, me ensinou a gostar do meu corpo e a gostar de mim como mulher e como ser humano. Foi o grande ganho dessa história.

Entre as coisas boas que ouvi, lembro-me de pessoas que garantiram que depois eu ia ter uma nova postura diante da vida e valorizar cada momento. E também do que meu médico disse: 'Essa pode ser uma oportunidade muito grande para você mudar a sua vida para melhor e ainda ajudar outras pessoas'. Foram palavras que me animaram e ficaram guardadas. Apesar de, naquele momento, eu nem entendê-las muito bem. Até achei que ele era meio louco em dizer aquilo. Agora, sei que é a pura verdade. Sempre que posso faço o meu relato, conto a minha história. Ao participar do projeto **DE PEITO ABERTO**, vejo que minha história incentiva outras pessoas a seguir em frente. Isso é muito gratificante."

Casada novamente, com um filho, Cláudia recuperou a autoestima, está feliz e de bem com a vida.

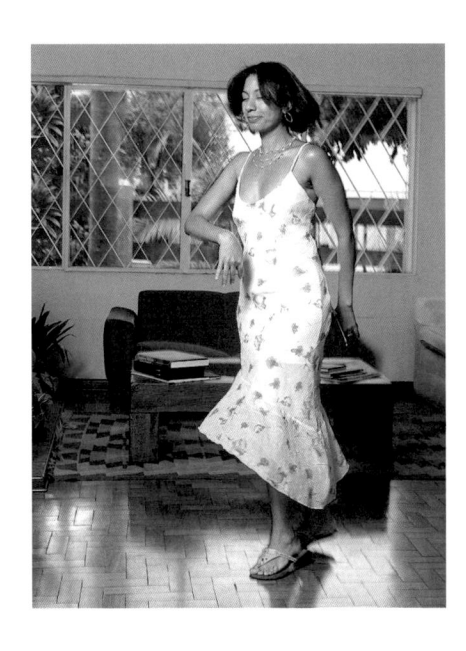

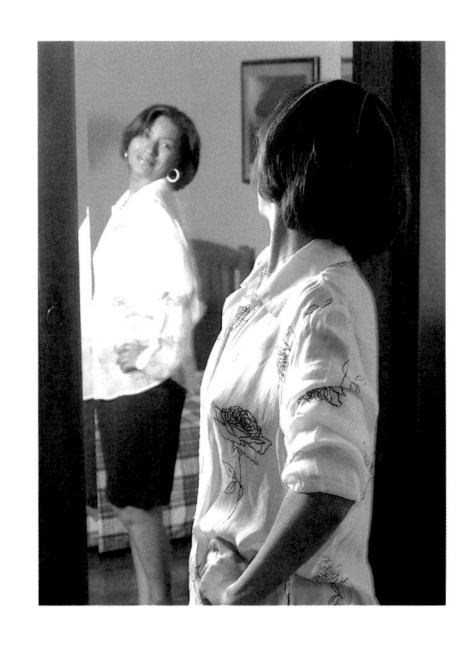

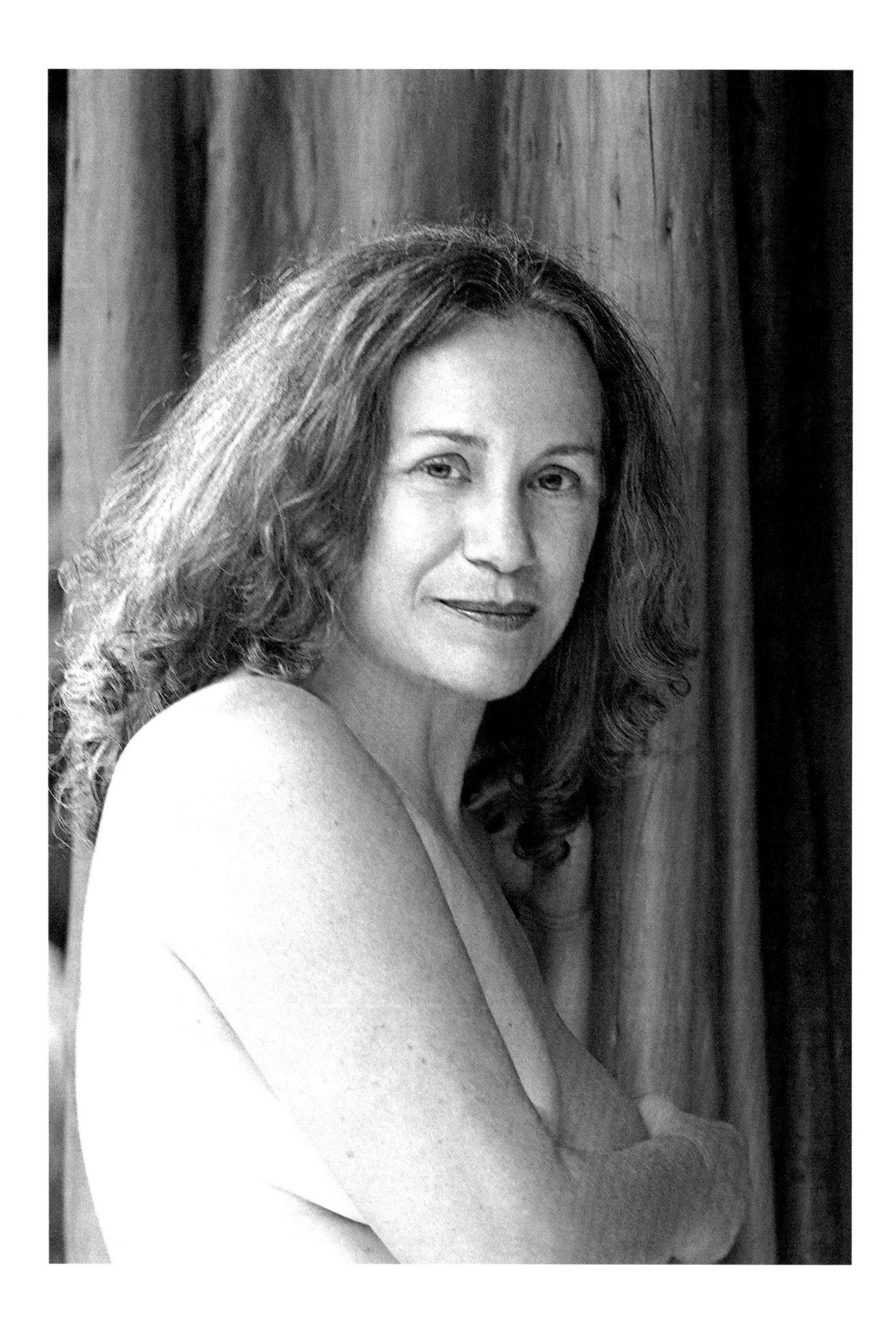

Aprender a confiar

Mônica Galvão, 47 anos, psicóloga clínica, é um bom exemplo de que aprender a pedir ajuda pode ser a própria ajuda. Mônica e suas duas filhas moram em Brasília. Com sua doçura, revelou os passos de sua história.

"Descobri o câncer em 2004, durante um exame de rotina. Ao receber o diagnóstico, chorei demais, entrei em desespero. O mundo desabou, mas fui perceber que, de certa forma, ele já tinha desabado antes. Muita coisa estava acontecendo ao mesmo tempo. Havia me separado em 2001, e a vida estava de cabeça para baixo. Além da questão de vida ou morte que a doença traz, havia a parte prática. Como profissional liberal, o meu sustento vinha do trabalho. Não podia parar. Isso me apavorou. Com a doença, minha clientela despencou. Durante a quimioterapia, passei muito mal, fiquei careca, e a maioria das pessoas não dava conta de ver a terapeuta se fragilizando. Alguns pacientes nem apareceram, deram tchau por telefone. Tive que trabalhar o abandono do cliente. Só ficou uma meia dúzia que também passava por profundas transformações. Até hoje estou me reestruturando e emocionalmente também não sou mais a mesma.

O tratamento foi uma batalha. Depois das sessões de 'quimio' e radioterapia, começaram a pipocar nódulos: no fígado, no ovário, no útero. Aí pensei: 'Agora tô lascada, vou morrer mesmo'. Fiz muitos exames, tive diagnósticos contraditórios, uma confusão. Até que um dos resultados apontou metástase no fígado. Um susto. Depois a médica ligou dizendo que tinha se equivocado. Era um nódulo benigno. Procurei um especialista famoso, e essa foi a semana mais sofrida. Não julgo sua capacidade técnica, mas sua abordagem foi de doer. Ele me disse: 'Esquece a emoção, a energia, nada disso adianta agora. Não vai ajudar a curar o câncer.' Ele queria tirar os meus ovários para poder apalpar o fígado e ver se tinha algo lá. Eu estava muito fragilizada, desesperada. Tinham-se passado apenas dois meses que eu havia terminado a 'radio'. E eu não estava aguentando aquilo. Não era simples jogar fora um pedaço de mim. Foi um *stress* muito grande.

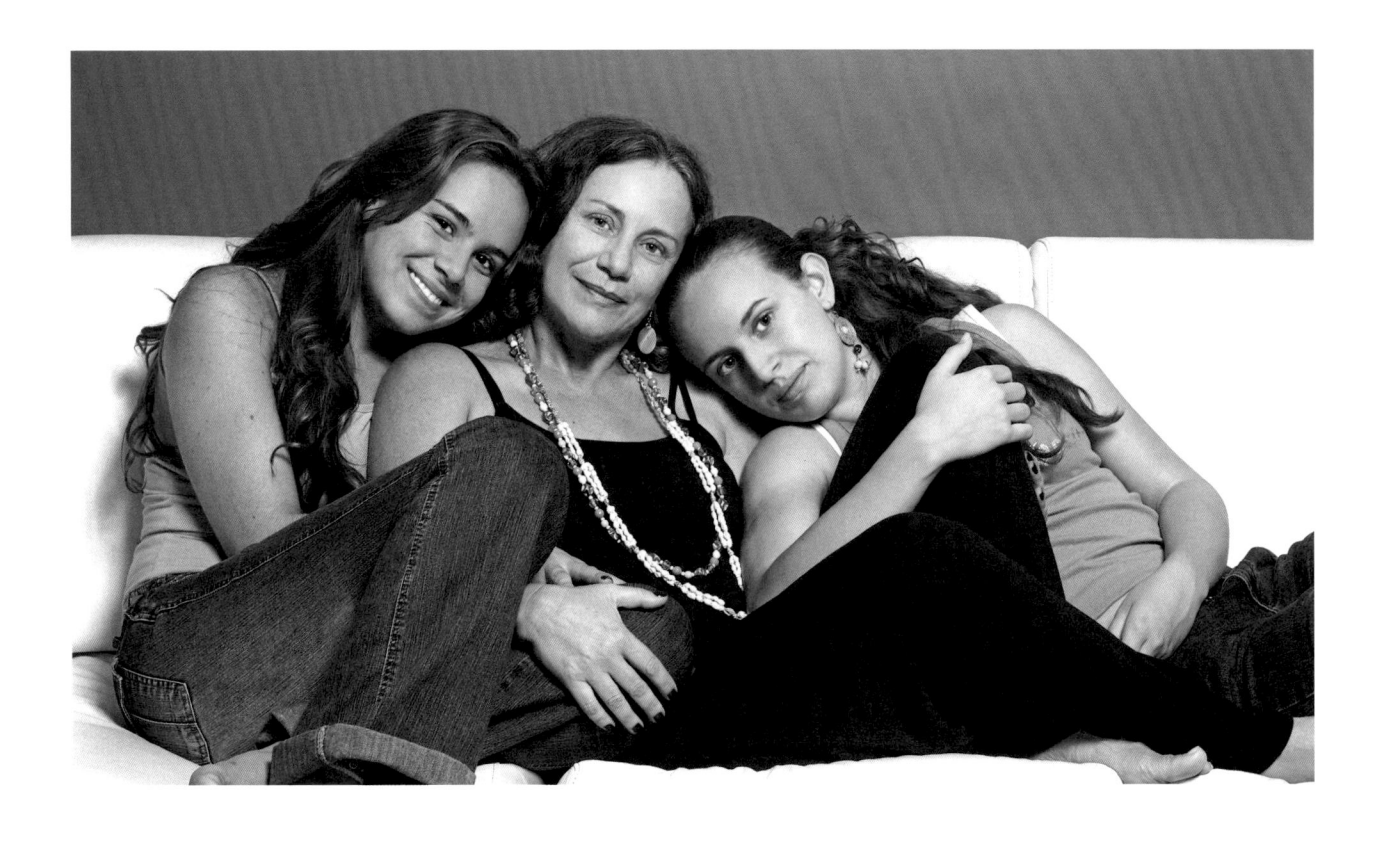

O carinho e o apoio total das filhas Nathália e Sophia, então com 18 e 16 anos, ajudaram Mônica a superar os momentos mais difíceis do processo. Sobre a mãe, as filhas dizem: "Ela ficou mais bonita, se valorizou e transmitiu confiança. Nos fez perder o medo."

Recebi apoio do meu mastologista e do radiologista. Foram humanos, deram outras opções. Acabei fazendo diversas cirurgias e constatei que não tinha mais nada. Fiquei com sequelas — hepatite medicamentosa, pré-cirrose, taxas de colesterol elevadas — e engordei. Estou em tratamento com um hepatologista e volto lá a cada dois meses. Mas estou mais forte, mais confiante. A terapia me ajudou muito. Pude elaborar o significado de todo esse processo para mim. Porém, até respirar aliviada, vivi uma grande pressão.

Em relação ao corpo, passei por vários momentos. Quando perdi o cabelo, experimentei perucas, mas me achei ridícula. Resolvi assumir o novo visual. Até como um símbolo de luta pessoal. Gostava de manter a pele bronzeada , mas, de repente, me vi no espelho branquela, com 10 quilos a mais e cara de quem tem mais do que os meus 47 anos. Rindo, pensei: 'É, bichinha, é o começo do fim.' Com a ajuda de uma pessoa especial, meu namorado na época, fiz a cirurgia plástica do seio. Foi fantástico! Não gostava dos meus seios grandes, que estavam flácidos após amamentar, e achei que ficaram ótimos. Quando vi o resultado, disse: 'Que gracinha!'. Hoje, depois da radioterapia, meu seio esquerdo aumentou. Mas não ligo. Virou troféu. Estou tranquila com meu corpo. Adoro me arrumar para sair, boto meu biquíni para tomar sol, me cuido sem ter 'neura' com a aparência.

Durante o furacão, muita gente me falou para eu me tratar em São Paulo, mas resolvi ficar em Brasília, perto dos amigos e das minhas filhas. Acertei. O apoio deles me ajudou a vencer. Na época da cirurgia, minha mãe, que mora no interior de São Paulo, veio ficar comigo. Meus irmãos, mesmo com a vida pra cuidar, ficaram muito mobilizados. Ligavam várias vezes por dia. Foi um tal de rezar de tudo quanto é lado. Deram todo o amor e o apoio que puderam.

As milhas filhas foram fantásticas. Nathália estava com 17 anos, e Sophia, com 15. Diziam que confiavam muito em que eu iria me curar, que não iam me perder e que eu tinha passado para elas a vontade de viver. É claro que elas devem ter sentido medo da morte, mas foram fortes e positivas e enfrentaram bravamente a doença junto comigo. Meu namorado também foi um grande companheiro, resolvendo questões práticas, me dando carinho e apoio emocional. Sinto muita gratidão por todos meus amigos. Sabia que podia contar com eles, mas não imaginava o quanto. Foi uma linda descoberta! Uma amiga ficou ao meu lado em todas as quimioterapias e me fazia rir. Um dia, apareceu fantasiada de palhaça, em outro, de bruxa. Fazia farra com todo mundo. Mudava a energia do espaço não só para mim. Até hoje, passo pela clínica e o pessoal me pergunta sobre ela. Outra amiga, sabendo da minha situação financeira difícil, ofereceu sua aposentadoria: 'Se você precisar, ela é sua.' Chorei muito quando ela falou isso. Um amigo tirou um maço de dinheiro do bolso e me deu. Fez isso mais de uma vez. Pensei: 'Nossa... estou vivendo a abundância'.

Sabia que a dor psíquica ia passar, afinal, eu trabalho com isso. Mas a dor e o desenvolvimento físico da doença ou os médicos ou Deus tinham que dar um jeito. Refleti e senti profundamente o meu próprio poder de cura, percebi que temos mesmo um curador interno e se não o acessamos ficamos à deriva. Isso me fortaleceu.

A grande lição da doença foi aprender a confiar... Nas pessoas e na vida."

O sorriso acima da dor

Dulcinéia dos Santos, 42 anos, cabeleireira. Vítima de violência doméstica, vem enfrentando o dolorido processo do câncer sempre sorrindo, com o apoio da mãe e das filhas. Conhecemos Dulcinéia no hospital público Aristides Maltez, em Salvador, sendo atendida por sua oncologista, a doutora Virginia Freitas de Sá Oliveira. Muito simpática e sorridente, Dulcinéia quis aparecer nas fotos e dar seu depoimento.

Vendo aquele jeito doce e alegre, era difícil imaginar que ela vivesse uma realidade tão dura. Mais do que imaginávamos. Dulcinéia nos acompanhou pelos corredores sombrios do hospital lotado de gente que esperava por cuidado ou atenção. Ela nos deu seu telefone e pediu que ligássemos mais tarde para combinar o horário da entrevista e da sessão de fotos que faríamos em sua casa. Tentamos ligar várias vezes. Já era noite quando conseguimos falar com ela por telefone. Primeiro, pensamos que ela tivesse desistido. Mas Dulcinéia não desiste fácil. Aliás, vimos que ela não desiste de nada na vida. Ela nos impressionou com a forma com que encara as situações tão difíceis de seu dia a dia. Decifrando a voz ofegante no celular, entendemos que ela estava desde a manhã peregrinando pelas farmácias de Salvador, subindo e descendo ladeiras, por horas e horas, mesmo enfrentando a metástase que afetava os pulmões, à procura do remédio que o hospital não fornecera. Era justamente um medicamento à base de morfina, que deveria ser usado para amenizar as fortes dores que sentia. Apesar de tudo, nos atendeu com bom humor e, meio envergonhada, avisou que era melhor a gente se encontrar na casa da mãe. No dia seguinte, enquanto esperávamos por Dulcinéia, a mãe, dona Elizabeth, nos contou como, mesmo sem condições,

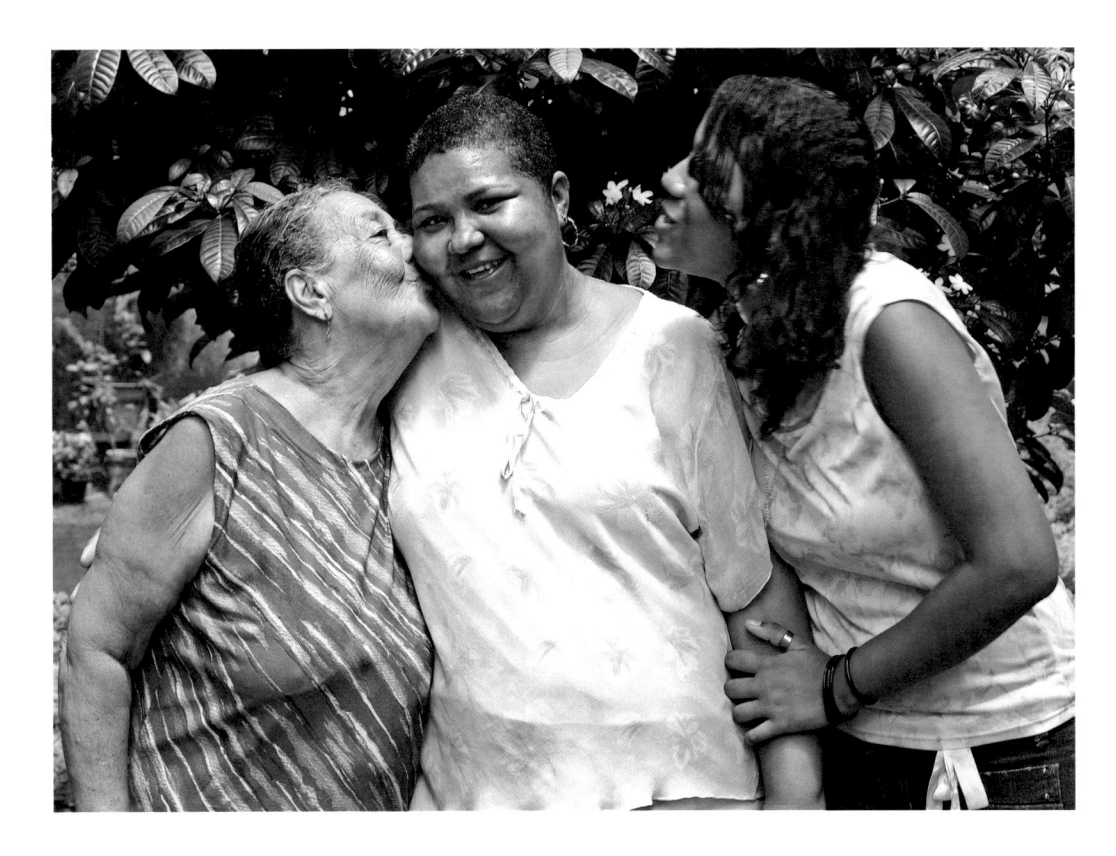

Vítima de violência doméstica, Dulcinéia enfrenta o dolorido processo sempre sorrindo, com o apoio da mãe e das filhas.

pegou a menina para criar e como agora ajudava também as netas. Em seguida, Dulcinéia chegou e nos falou sobre o que se passou:

"Descobri o nódulo em 2006 e fui ao hospital público fazer os exames. Eles viram que o caso era grave e eu precisava de tratamento urgente. Em um mês, já tinha feito até a cirurgia. Quando soube que era câncer, chorei, sim. Mas logo passou. Pelo menos, eu estava sendo cuidada e tive a sorte de encontrar uma médica como a doutora Virginia, que me deu atenção e que sempre se preocupa comigo.

Eu me lembro que quando minha filha entrou no quarto e me viu sem mama ela desatou a chorar. Eu olhei para ela e ri. Pedi que tivesse calma... e agradecesse. Puxa... eu estava viva! Depois, passei por um tratamento forte, a quimioterapia, e perdi todo o cabelo. Não pude mais trabalhar. Fiquei inchada, com dificuldade para mexer os braços. Ainda bem que tenho minha mãezona aqui para me ajudar e dar força para minhas filhas. Agora estou sentindo um pouco de dor, e está meio difícil respirar por causa da doença, que, pelo que me falaram os médicos, chegou aos pulmões."

Até aí, mesmo falando das dores, Dulcinéia estava com o mesmo pique de quando a conhecemos. Mas, quando perguntamos por que não queria que a fotografássemos em sua casa, ela mudou de expressão. Ficou triste, séria. Tentou explicar que lá era uma área perigosa para levar amigos. Mas foi o que ela nos falou a seguir que fez as lágrimas começarem a correr: "Na verdade, tem meu marido... O que mais me dói não é a doença, é chegar em casa e ainda ter que escapar dele. Ele diz que vou morrer logo e ainda me bate. Começou a me bater desde o dia que voltei do hospital. Tinha acabado de operar. Ele não quer ficar comigo, mas também não sai da nossa casa, que construímos no terreno da mãe dele. Minha sogra ainda defende o filho, dizendo que 'ser mulher é assim mesmo', que 'ele tem razão.'"

"É duro, me sinto fraca, injustiçada, afinal, trabalhei muito para levantar aquelas paredes e agora nem posso ir pra lá. Por isso, achei melhor fazer as fotos aqui, com a minha mãe de coração, que apesar de também passar por dificuldades é quem me apoia e ajuda minhas filhas, que estão estudando."

Mudamos de assunto e passamos para as fotos. As lágrimas sumiram rapidamente, e o sorriso aberto voltou ao rosto daquela moça que enfrenta tudo com coragem, que se dedica às filhas e à mãe que a adotou. Dulcinéia nos dá uma lição de força e superação: "Não reclamo. Acho que a vida é boa. Continuo batalhando para ficar bem, o melhor possível, e passar esperança para minhas filhas."

Nunca desistir

Andrea Lynch, corretora de imóveis, 48 anos. Minha irmã, Andrea, foi uma das principais inspiradoras desse projeto. Sua fé foi a base para mudar sua forma de sentir e lidar com a doença, como ela conta.

"Moro em Nova York, nos Estados Unidos, desde 1970, longe da família. Minha filha nasceu e vive aqui, mas já tem sua vida independente. Mesmo assim, só tem a mim como apoio. Receber o diagnóstico, num primeiro momento, foi bem difícil. Estava fazendo meus exames de rotina quando uma das especialistas desconfiou de alguma coisa e me pediu mais testes, inclusive cortar um pedacinho do meu seio para ter certeza. Não permiti. Não queria cicatrizes apenas pelo fato de eles não saberem o que eu tinha. Fui atrás de outras opiniões até que, em um ultrassom, detectaram um minúsculo nódulo ao lado do mamilo esquerdo. Era câncer.

O que mais me assustou, na verdade, foi a expressão no rosto dos médicos. Eles olhavam os resultados e cochichavam com cara de dó, como se estivessem falando: 'Xiii... ela vai morrer'. Essa cena me deixou chocada. Comecei a chorar. Mas apenas por alguns segundos me senti sozinha e perdida, cheia de perguntas: 'E agora? Por quê? O que eu vou fazer?'. No instante seguinte, tudo mudou. Sou budista, e essa filosofia de vida me levou a tomar imediatamente uma forte decisão: 'Não vou ser derrotada!'. Naquele momento começou a minha luta, a mais incrível que tinha passado em toda minha vida. Em vez de me sentir vítima, uma força enorme brotou de dentro de mim, e eu não me sentia mais sozinha nem com medo. Ficou claro que se eu deixasse mesmo uma ponta de dúvida ou o medo me alcançar poderia perder a luta. Era como se, por instinto, eu soubesse que era hora de me cuidar, de ser forte, de fazer tudo que devia ser feito.

Em um primeiro momento, resolvi não contar para as pessoas. Não por vergonha, mas porque não queria que tivessem pena de mim. Não podia deixar a guarda baixar. Qualquer sentimento que me enfraquecesse não seria bom. Ainda assim, mesmo sem esperar ajuda, tive amigas fantásticas que tomaram conta de mim, que não me deixaram sozinha em momento algum.

Estava cheia de energia boa. Por isso, me dediquei intensamente às atividades pessoais, profissionais e espirituais. Ainda ajudava outras pessoas. Estava muito, muito feliz! Nunca tinha sentido felicidade como essa em toda minha vida. Nem fazia muito sentido. Como podia estar passando por tudo aquilo e ter essa sensação?! Difícil de acreditar, mas era real. Estava lutando pela vida e sabia que seria vitoriosa. Isso me deixava feliz e segura.

Um amigo, preocupado comigo, me disse uma vez: 'Você deve estar pensando "Por que eu? Por que isso foi acontecer comigo?". Respondi na hora: 'Por que não eu?! Afinal, se pelas estatísticas pelo menos três em cada dez mulheres vão passar por isso, então, por que não eu?! A diferença é que eu tenho fé e nada vai me derrotar!'. Ele e sua mulher, que me acompanhavam, ficaram quietos, impressionados!

Fui à luta. Acionei as forças do universo, que também estão em mim, pois essa é a essência da prática budista, e minha fé foi comprovada, passo a passo. Fiz a energia de minha fé transbordar por todas as células do meu corpo. Agradeci por ter detectado cedo, quando o nódulo era pequeno e havia ótimas chances de cura. Determinei-me em encontrar o melhor tratamento, o melhor médico, e tudo aconteceu. Procurei muitas opiniões para tentar preservar minha mama, até encontrar um médico maravilhoso, que fez a cirurgia da forma menos invasiva possível. Recebi uma dose mínima de radioterapia, sem ter que passar pela 'quimio'.

Essa força me acompanhou no meu processo de cura, que já aconteceu há mais de dez anos. Mas depois, durante o tratamento do meu irmão, Peter, não foi assim. Ao ver a saúde dele precária, eu me preocupei. A sensação era de que podia lutar por mim, mas não por outra pessoa. Quando soube que o tratamento dele não estava dando certo, então, fiquei realmente abalada. Tinha uma relação de irmã mais velha, aquela que cuida do irmão menor, mais frágil, e senti que estava falhando. Isso mexeu muito comigo. Não dava para aceitar. As providências práticas não me assustaram, inclusive a decisão de doar a medula para ele. O que me fragilizava era meu lado emocional. Lutei até o último minuto, fui além das minhas forças. Foi muito difícil ultrapassar a dor da perda do meu irmão.

Agora, estou bem e feliz novamente. Sei que todos nós tivemos uma missão. Minha mãe, minha irmã — que por meio do sofrimento pôde desenvolver esse projeto maravilhoso — e também meu irmão. E eu, mais do que curar a doença, ganhei uma 'Andrea' fortalecida e convicta. Acredito que, mesmo com os altos e baixos da vida, tenho força para superar qualquer adversidade ou obstáculo."

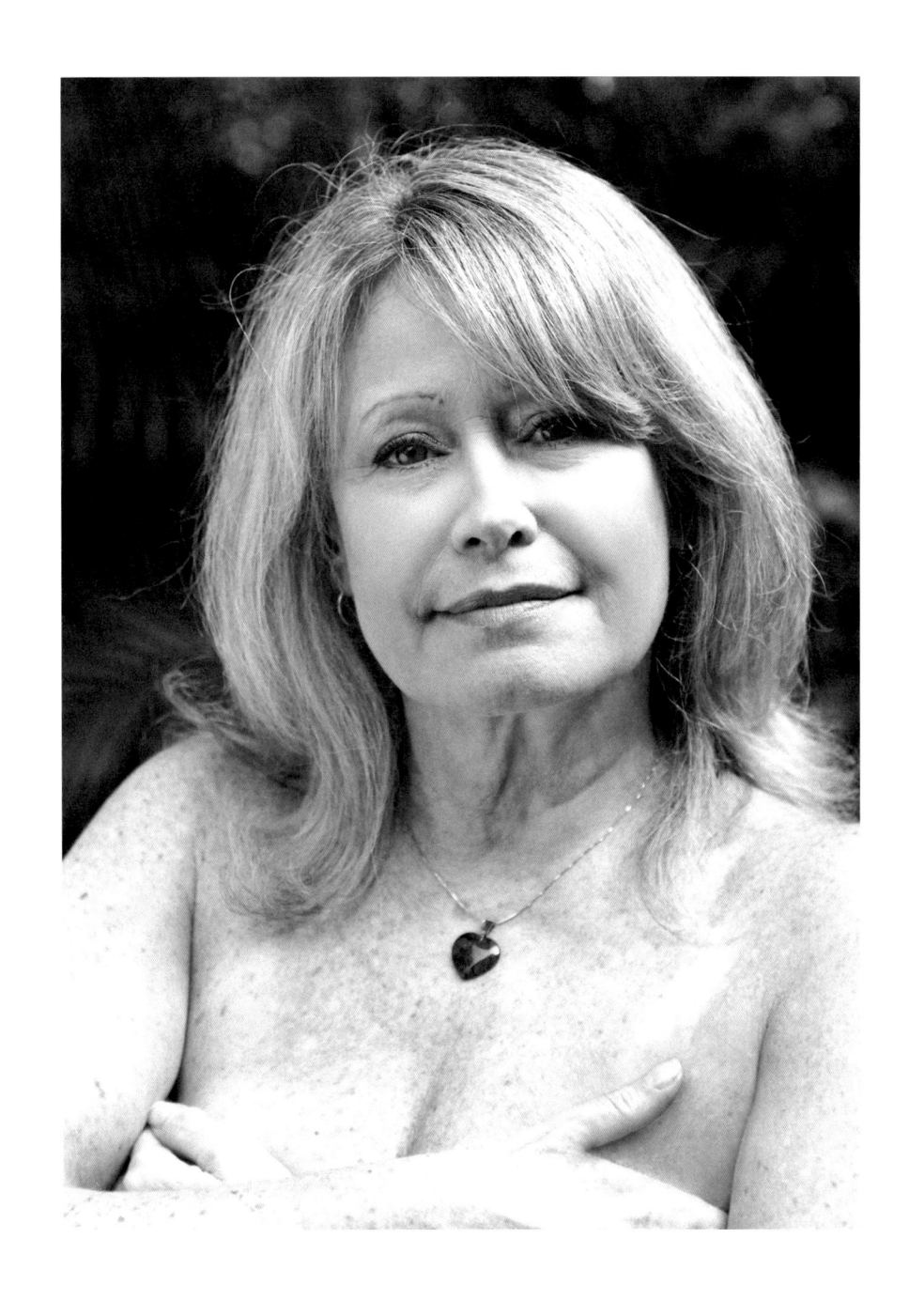

Na hora, ela refletiu: "Por que não eu?".
Com a força da fé, Andrea foi à luta e fez a cura brotar em
todas as células de seu corpo. Incansável, pesquisou até encontrar o médico e o tratamento certo.
Sofreu com a perda do irmão, mas hoje vive com orgulho de ser mulher.
Seu otimismo e sua energia vital são contagiantes.

A arte e a fé vencendo os medos

Edith Neves, 67 anos, artista plástica, lutou e ultrapassou o medo. Ela não conseguia nem passar perto da palavra câncer para não correr o risco de "pegar" a doença. Em 2007, nos contou como tudo aconteceu.

"Era 1996. Lembro-me como se fosse hoje. Estava no sofá vendo TV. Quando levantei, senti algo estranho no meu seio e comentei isso com a minha filha. Assustada, ela pediu que eu fosse ao médico. De cara, disse a ela que não doía, mas depois me lembrei de que, às vezes, sentia pontadas. Aí comecei a ficar com medo. Achei que fosse algo no coração. Minha mãe morreu devido a problemas cardíacos, e meu pai, de derrame. As pontadas ficaram mais frequentes, como se estivessem fincando uma agulha no meu peito.

Os dois primeiros médicos que eu procurei me apavoraram, queriam me operar logo. Disseram que, se eu não fizesse a cirurgia imediatamente, mais tarde poderia não adiantar mais. Foi um choque!

Era pleno Carnaval. Mesmo meio anestesiada com aquele emaranhado de informações, fui para o Sambódromo, em São Paulo, e assisti aos desfiles a noite inteira como se nada estivesse acontecendo. No dia seguinte, caí na real. Orei e me determinei a encontrar o médico certo, alguém em quem eu confiasse e que me dissesse o que eu tinha. Meu marido me falou para procurar o Hospital do Câncer de São Paulo, o A. C. Camargo, que era um centro de referência. Eu tinha pavor desse hospital, não queria nem ouvir ou ler a palavra 'câncer', até mudava de calçada quando passava por lá. Mas senti que ele tinha razão. Respirei fundo, venci o medo e atravessei a rua para minha primeira consulta. Estava claro que seria bem-cuidada. Foi a melhor coisa. Encontrei um médico maravilhoso, o mastologista Hirofumi Iyeyasu, que me deu todo o apoio e as opções para lidar com minhas angústias."

"Montei um grupo de arteterapia para ajudar outros pacientes." Edith fez de sua arte uma forma de superação e de luta pela vida.

Edith contou com o calor humano e a sabedoria do médico. "Ele me tratou com carinho, foi compreensivo e prestativo. Falei que faltavam apenas 15 dias para eu terminar uma pós-graduação em arte, e ele permitiu que eu finalizasse o curso antes de operar. Ao mesmo tempo, falou que seria bom que na última consulta, antes da cirurgia, eu estivesse com meu marido para assinarmos um documento. Perguntei por quê. Muito sábio, ele me respondeu que, dependendo do resultado da biópsia, talvez ele tivesse que pedir meu consentimento para algum procedimento e, como eu estaria anestesiada, não poderíamos nos comunicar. Assim, ele teria autonomia para fazer o que fosse necessário. Naquela hora, eu gelei. Mesmo sem me dizer, estava me avisando que poderia precisar amputar o meu seio. Ele sabia o quanto sou vaidosa, que tinha muito medo e que ficaria arrasada se isso tivesse de acontecer. Achou melhor falar dessa forma. Entendi e o admirei ainda mais. Fui para a cirurgia com a maior confiança.

Fiquei aliviada, pois não precisei tirar o seio todo, apenas um quadrante. Quando já estava bem, ele me incentivou a fazer uma plástica, para que um seio ficasse igual ao outro: 'A senhora é vaidosa, eu sei. Pode fazer. Não tem perigo, não.' Ainda me indicou um cirurgião do próprio hospital, com quem eu fiz a reconstrução, que ficou muito boa. Tanto ele quanto o plástico são meus amigos até hoje."

Edith contou que o marido, Eliomar, reagiu com um discurso precavido: "Quando soube da gravidade do caso, ele me disse 'essas coisas acontecem, não se desespere' e mais isso e aquilo, como se estivesse me preparando para o pior. Na verdade, ele estava tentando se acalmar. E eu respondi: 'Ei! Se você acha que eu vou morrer, esquece, porque eu não vou, não!'. Estava determinada a vencer.

Chegou a hora da quimioterapia e da radioterapia. Um novo desafio. Não perdi o cabelo, mas passei

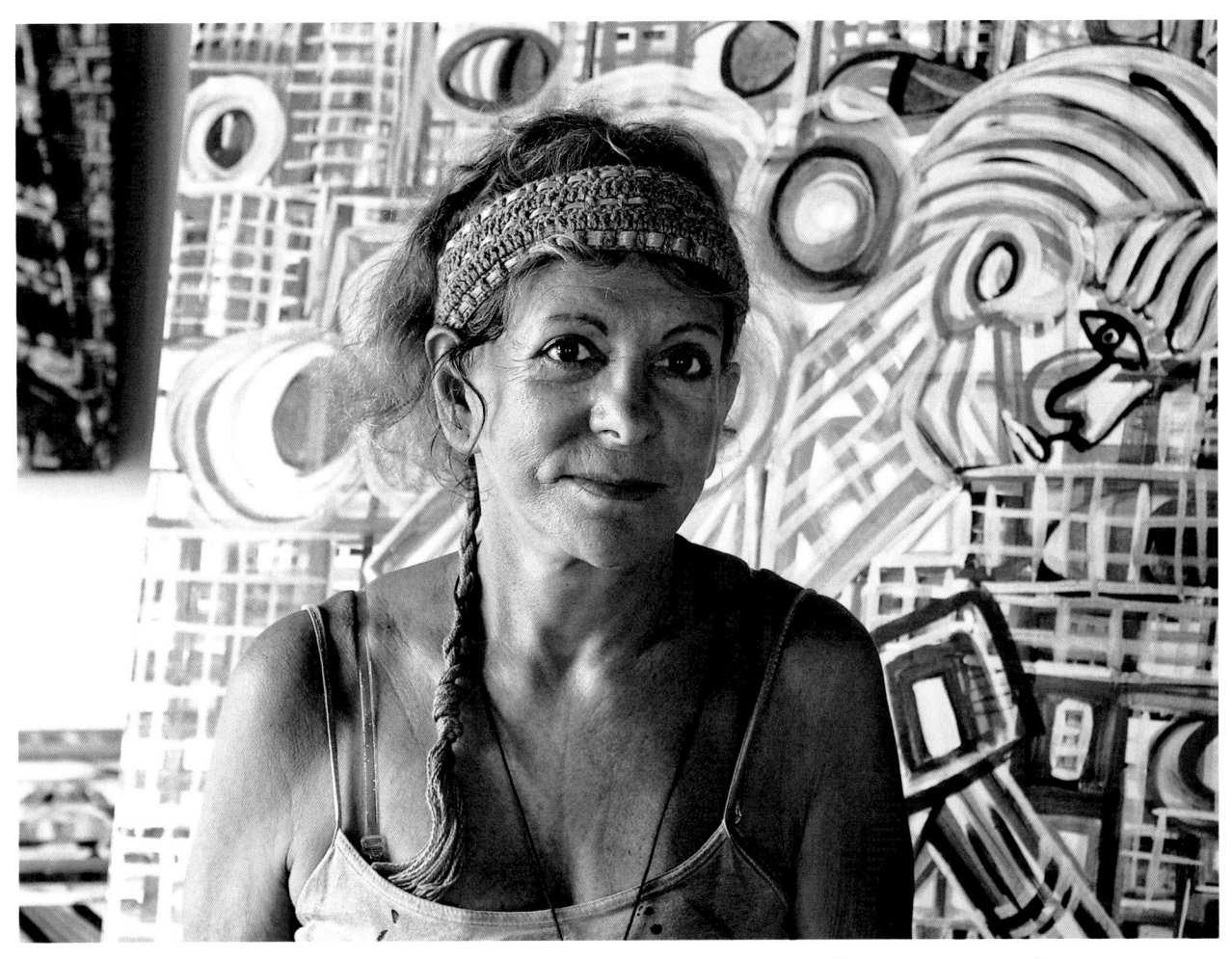

Em seu ateliê, Edith se cerca de suas pinturas coloridas e vibrantes. Retratos de sua alegria de viver.

muito mal. Foi horrível! Da radioterapia, me lembro do medo que sentia. Sozinha, na sala gelada, eu entrava naquela máquina e tinha de ficar imóvel. Minha cabeça não parava de girar. A enfermeira saía, e eu pensava: 'Ela vai me esquecer aqui... e se a máquina não desligar?'. Ela precisou me convencer de que não ia a lugar algum, que não teria perigo e que estaria lá o tempo todo de olho em mim.

Impressionado com a minha determinação para enfrentar a doença, o doutor Hirofumi disse que eu era um exemplo de vida e que poderia ajudar outras pessoas. Já tinha me recuperado da cirurgia quando ele pediu para que eu usasse minhas habilidades artísticas para entusiasmar outras pacientes. Comecei então a dar aulas de arteterapia no Hospital do Câncer. Com a arte, as pacientes se sentem melhor. Muitas chegavam tristes, e eu as convidava para pintar um quadro. Mesmo a quem me dizia 'não sei pintar' eu respondia dizendo que não precisava saber. Era só experimentar. Elas pegavam gosto pela arte e saíam sorrindo. Pintura é arte terapêutica. Você sai do foco da tristeza e vai para a criação. Elas gostavam do meu estilo cheio de cores. No fim, diziam: 'Nossa... Eu consegui! Quero fazer mais um assim, bem alegre!'.

Continuo trabalhando com minha arte. A equipe que treinei é superativa e dá aulas não apenas para mulheres, mas também para homens e crianças no Hospital do Câncer."

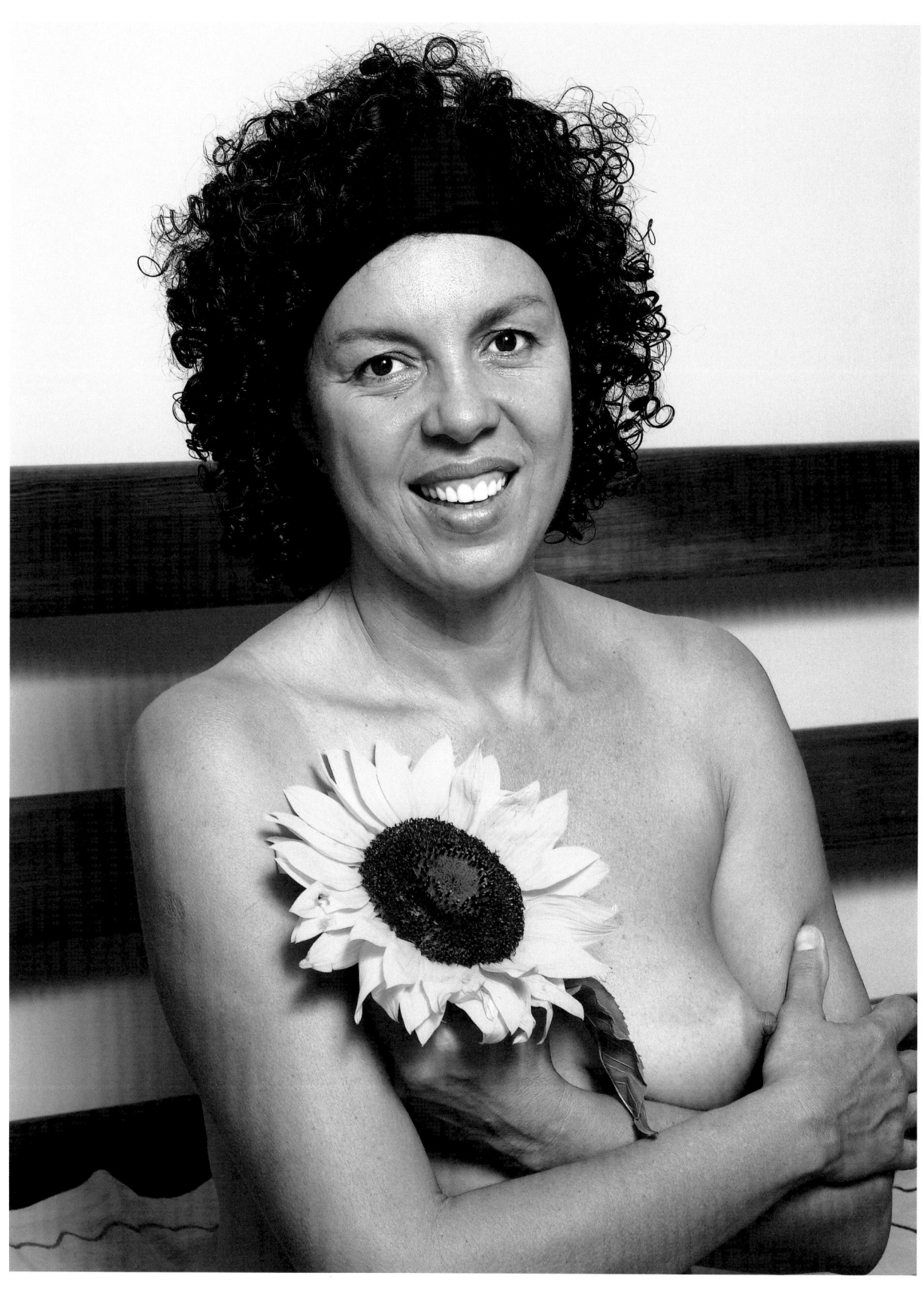

"Precisa de muita coragem e vontade para encarar cada etapa.
Não é nada fácil. Mas, se você quiser muito, transforma a situação.
Eu queria muito. E ainda quero."

Coragem e sensibilidade

A banqueteira carioca Sueli Cabral Duarte, 45 anos, e o marido, Ronald, artista plástico, formam um casal muito especial, sensível e talentoso. O dia da entrevista e da sessão de fotos foi emocionante e inesquecível para nós. Na casa deles, enquanto Sueli abria o coração e contava tudo o que viveu, Ronald ficou o tempo todo ao lado dela, abraçado, deixando as lágrimas correrem. Chorei com eles. Os pequenos filhos, Thomás e Lys, brincavam ao nosso redor.

Como paciente de câncer de mama, Sueli foge às estatísticas: "Não tinha casos da doença na família, tenho uma vida saudável, cuido muito da qualidade da minha alimentação e amamentei meus filhos por muito tempo. Além disso, não passei por nenhum trauma, estou superfeliz com minha profissão e com meu casamento. Por isso foi difícil acreditar que o nódulo que notei era câncer. Mesmo meu médico, que é meu ginecologista há 23 anos e também meu amigo, estranhou muito no início. Ele me fez repetir várias vezes os exames. Primeiro, eu me assustei com a reação dele. Achei que foi 'humana demais'. Ele ficou revoltado e me disse, chorando: 'Não pode ser, não pode ser...'. Eu me espantei com aquilo. Na verdade, naquela hora, queria apoio profissional. Pensei até em mudar de médico. Precisava de alguém que me desse segurança, e não do amigo indignado, que chorava comigo."

Sueli chegou a procurar outro profissional, mas, depois de um tempo, mais consciente do que precisava fazer com aquele novo fato em sua vida, voltou ao médico e amigo de tantos anos e agradeceu todo o carinho e cuidado que ele teve com ela. Sueli se trata com ele até hoje.

"A gente fica numa montanha-russa emocional, sem saber o que querer das pessoas. Mesmo no meu casamento, tive de lidar com as emoções do meu marido." Ronald, o marido carinhoso, sofreu com as dificuldades que surgiram na intimidade do casal por causa da medicação que ela teve de tomar por cinco anos. "Mesmo assim, ele foi e é um supercompanheiro, tem tido toda a paciência e está sempre ao meu lado", declarou Sueli.

O casal Sueli e Ronald e os filhos — Lys e Thomás — se tornaram referência para nós. Uma das histórias que Sueli nos contou é até hoje um marco em nossas palestras e em nossos diálogos do projeto por todo o Brasil. Quando ela soube da doença, Lys tinha 3 anos e meio e ainda mamava. Sim, ela nos mostrou uma foto tirada antes de tudo acontecer, com a pequena Lys mamando em pé, pendurada em seu peito. Ao saber da doença, chegou a difícil hora de reunir os filhos para contar o que estava acontecendo e o que viria pela frente. Com todo cuidado e toda sabedoria, Sueli disse: "A mamãe está doente, mas não é para vocês ficarem preocupados. É verdade, eu vou ter que tirar o peitinho...". Nessa hora, eles ficaram quietos e olharam assustados, mas ela continuou: "Não se assustem, depois vou ficar boa e colocar outro, tá?". Com a rapidez e a pureza que só as crianças têm, Lys franziu a testa e respondeu, sem pensar: "Então, mamãe, será que o novo pode vir com chocolate?".

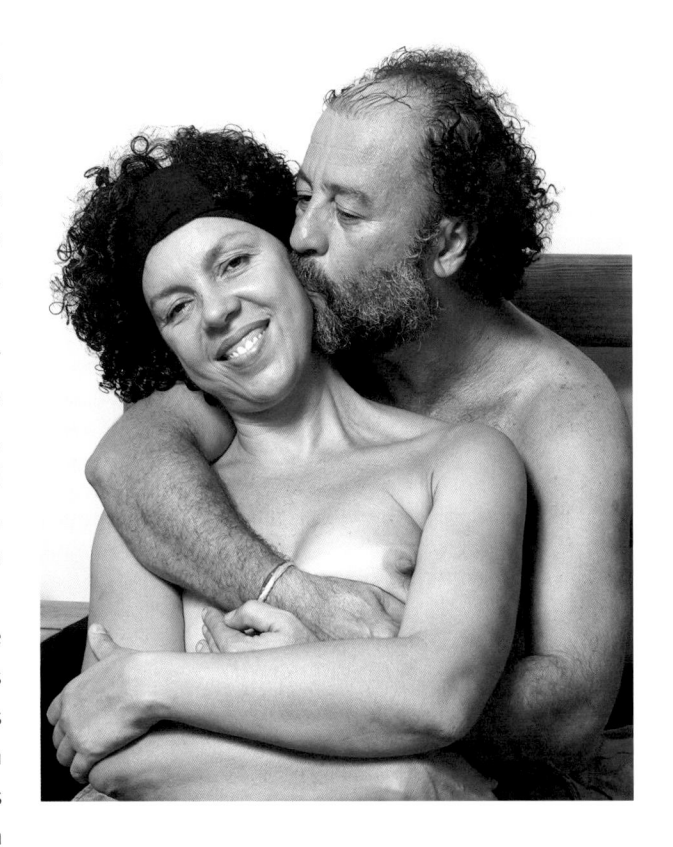

Um momento doce que a amiga Sueli compartilhou conosco e que traduz o espírito alegre e emocionado que queremos deixar com todas essas experiências. Pedimos a autorização de mãe e filha para contar essa história linda no diálogo que acompanhou o lançamento da exposição no Rio de Janeiro. Suely e Lys estavam conosco no palco. Ronald e Thomás aplaudiam e se emocionavam. Toda vez que repetimos a história, os risos e as lágrimas são inevitáveis. E reconfortantes!

Outra vitória de Sueli foi recuperar a autoestima. Quando nos conhecemos, ela estava decidida a não fazer a reconstrução do seio. Não queria passar por mais uma operação. Depois de participar do projeto, mudou de ideia e resolveu fazer a plástica. Ela nos surpreendeu quando surgiu em Brasília, na abertura da exposição, para participar do diálogo e nos mostrar o resultado. Mais um encontro inesquecível.

Enfrentar a batalha

Na luta pela vida, **Graça Gomes, 49 anos, bancária**, teve que aprender a lidar com as perdas e negociou com o próprio corpo. O processo não tem sido fácil. Ao receber a notícia, Graça correu pelas areias da praia de Itapuã, perto de onde mora, em Salvador, sem saber se ia ou não sobreviver. Sofreu com a negligência médica e ainda lida com os sintomas físicos e com a montanha-russa emocional. Ela vem descobrindo forças que nem imaginava que tinha para enfrentar a batalha.

"Em novembro de 2005, ao me apalpar, encontrei um pequeno caroço do tamanho de um grão de feijão. Como era fim de ano, deixei para consultar um médico em janeiro. Fui a uma médica que, apesar de se dizer ginecologista e mastologista, na realidade não era. O diagnóstico demorou, só veio em março. Aí, o tal caroço já estava bem maior. Era câncer de mama. Uma amiga que é médica ginecologista, a doutora Lúcia Fuezi, me encaminhou imediatamente para outro grupo de mastologistas. Minha cabeça girava. Não sabia se ia ou não viver. Corria na praia, procurando na natureza as respostas, me questionava e ao mesmo tempo queria fugir.

Para conviver com as perdas, primeiro comecei a conversar com a mama que iria ser mastectomizada. Olhava para ela no espelho e dizia: 'Você vai sair do meu corpo porque não está bem'. Conversei com minhas células, repetindo que ficaria curada. Cortei logo os cabelos, já me preparando para a quimioterapia.

A cirurgia foi bem-sucedida, mas os sintomas da quimioterapia são os piores que existem. Precisei ter muita determinação, fé e força para suportar tudo. Após 15 dias da primeira 'quimio', os cabelos começaram a cair. Foi horrível. Mas encarei como uma renovação, vida nova. Teve um momento crítico em que fiquei internada por oito dias. Aconteceu depois da quinta sessão, quando minha imunidade baixou a zero. Cheguei ao hospital com a temperatura corporal de 34 graus, pressão 6 por 4. Não conseguia respirar. Eu orava e pedia: 'Não quero morrer'.

Os parentes e amigos me ajudaram muito. Minha filha teve uma postura incrível, que me marcou. Desde o início, disse para eu ficar calma, me deu tranquilidade. Os meus filhos também me apoiaram. Depois da cirurgia, Lauro, que estuda fisioterapia, fazia drenagem linfática para eliminar o inchaço do meu braço. Com minha mãe foi mais complicado. Ela sempre foi muito ligada a mim por ser a única filha mulher. E apesar de, hoje, estar mais tranquila, eu ainda sinto que em alguns momentos ela fica aflita e preocupada. Uma grande mágoa ocorreu pela falta de carinho e ausência de meu marido. Vivi uma situação péssima, tanto material quanto emocionalmente. Mas dei a volta por cima, já estou separada e tenho trabalhado minha autoestima.

O apoio dos médicos tem sido superimportante. Recebi muito carinho de toda a equipe da oncologia. Sinto-me confortada por contar com médicos tão 'humanos' como o doutor Roque Andrade e o doutor João Cláudio Neiva. O doutor João, que me acompanha mais diretamente, é um doce de pessoa e, como profissional, me informa sobre os mínimos detalhes, tira as dúvidas e me coloca sempre para cima."

Quando nos encontramos, Graça ainda não sabia quando nem como faria a reconstrução. Agora, na fase final da restauração, ela diz: "Me esforço para estar sempre bem, me arrumo mais, procuro dar risada, viver com alegria, e penso que minha vida será melhor, mesmo sabendo que só estarei liberada após cinco anos. Não me esqueço de quem vive a mesma situação ou enfrenta uma doença crônica. Insisto para que tenham fé, força, coragem e determinação. Gosto de dizer: 'Seja mais você e tenha mais cuidado com seu corpo', 'Procure médicos confiáveis e com referências', 'Abra o seu coração, compartilhe!'.

Por isso, conto minha história para quem quiser ouvir. Participar do projeto **DE PEITO ABERTO** me ajudou a ampliar essa vontade de ajudar outras pessoas. Também está nos meus planos escrever um livro e ser voluntária da Casa de Apoio à Criança com Câncer.

Hoje, valorizo a vida mais do que tudo e vejo as coisas de forma bem mais simples. Enfim, como diz a música, acredito que a gente deve 'viver e não ter a vergonha de ser feliz.'"

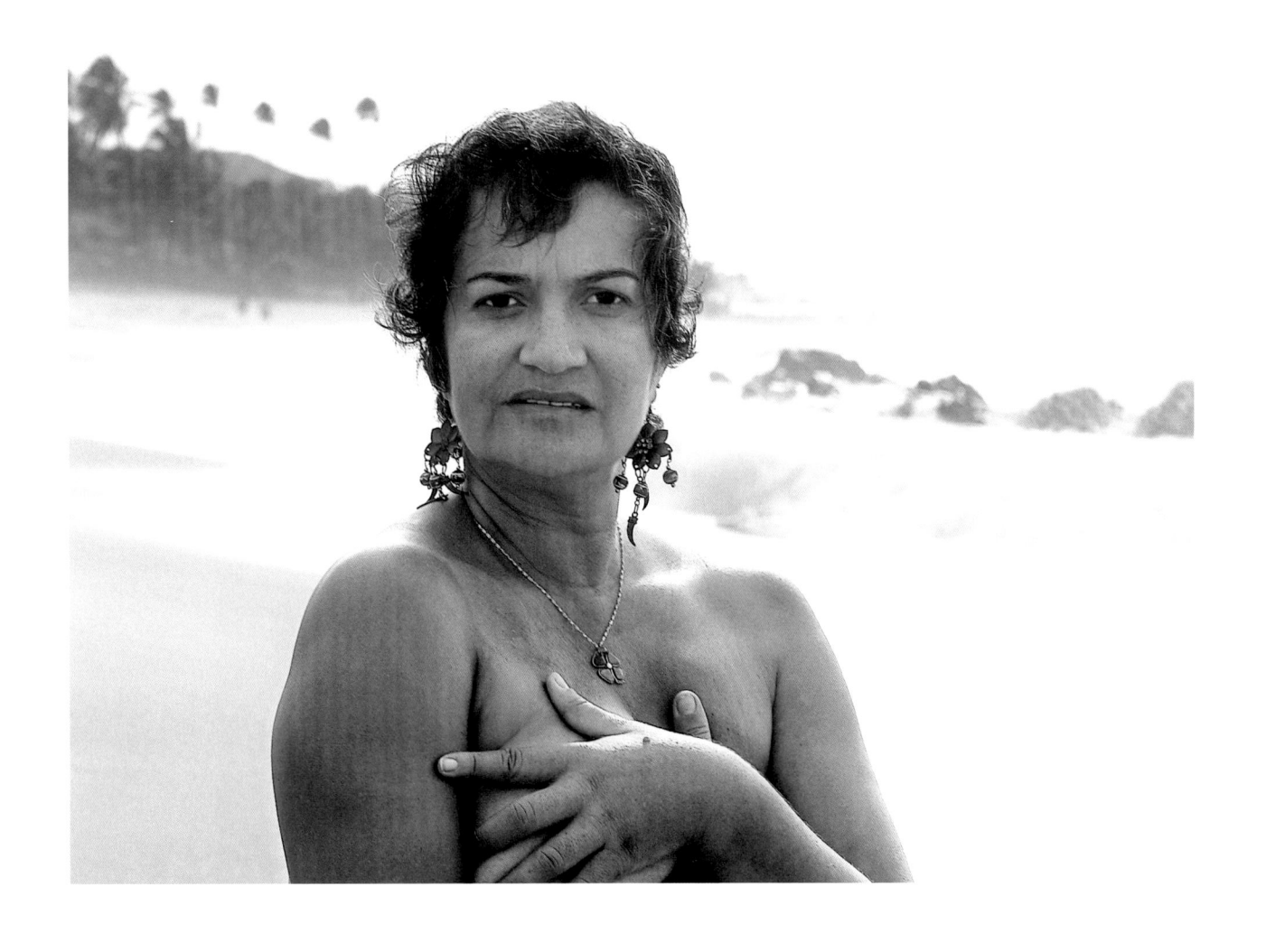

Depois da notícia do câncer,
Graça corria na areia sem saber se ia viver ou não.
"Olhava no espelho e conversava com a mama que ia ser mastectomizada:
'Você vai sair do meu corpo porque não está bem'." Na foto, ela ainda fazia a 'quimio'
e enfrentava as dores de um relacionamento que chegava ao fim.

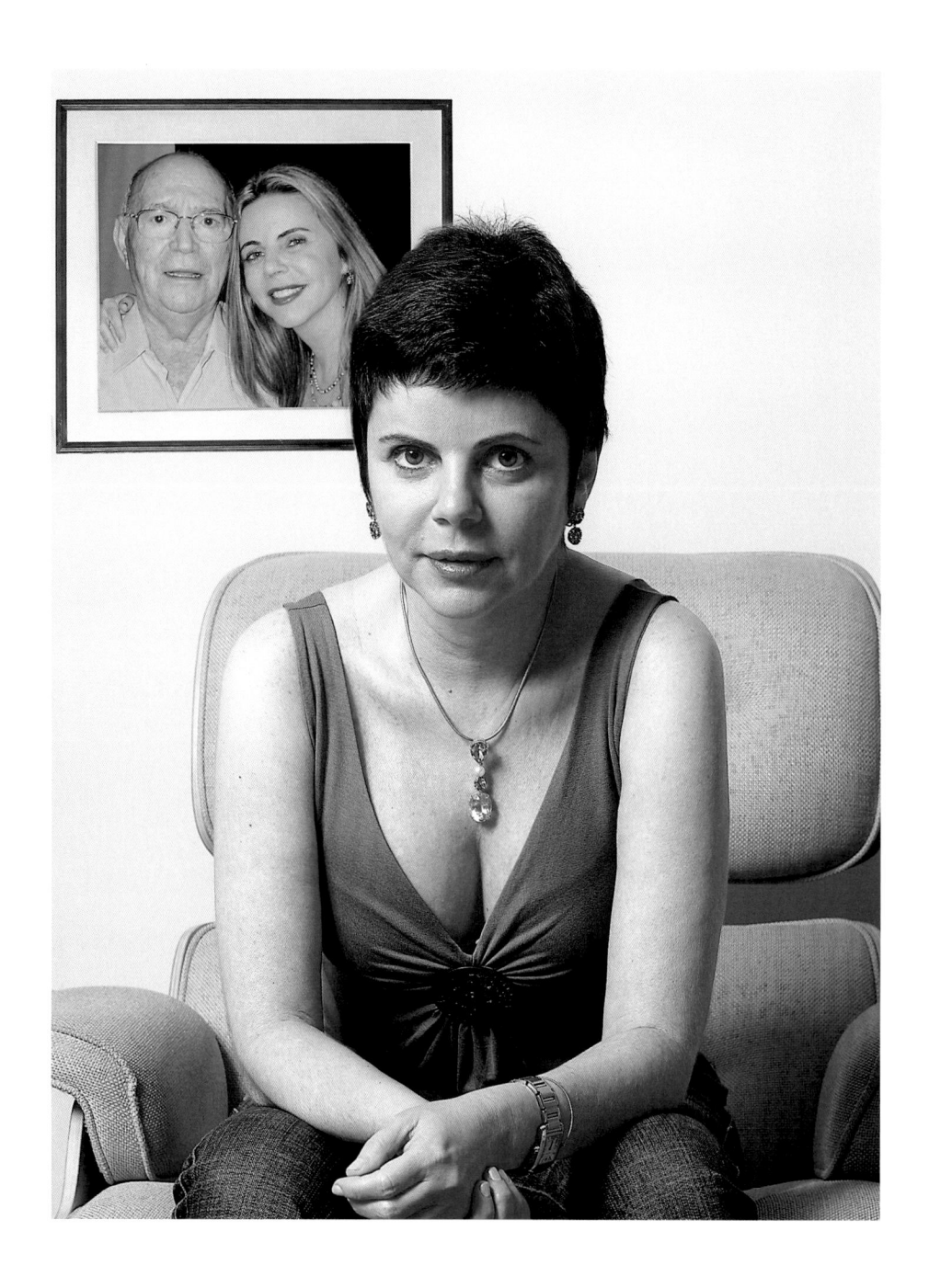

Gestos de amor

Sempre prática e otimista, a **empresária Cecília Rascovschi, 45 anos**, buscou soluções para o delicado processo que viveu desde o diagnóstico do câncer de mama. Ela deu uma virada em sua vida, e houve muitos gestos de amor que a cercaram.

"Certo dia, acordei e, ao passar a mão pela mama, senti um nódulo. Na hora, veio a sensação de que era algo sério. Moro em Belém e tinha de ir a São Paulo naquela semana a trabalho. Comentei com uma médica amiga, que me disse para verificar logo o que era. Foi o que fiz. Às vezes, para não ter que encarar, a gente deixa para depois, mas eu segui a orientação da minha amiga.

Precisei repetir vários exames. Eu me lembro de que, no meio de um deles, perguntei o que a especialista estava vendo. Ela disse que era realmente um nódulo e que teria de fazer punção. Quando quis saber se era um nódulo pequeno ou grande, ela me respondeu, com frieza, dizendo que isso não vinha ao caso. Péssima resposta, que só piorou minha condição psíquica e emocional. Realmente, falta humanização em muitas pessoas que fazem os exames. Em seguida, apareceu o filho do dono do laboratório, que conversou comigo de outra forma: 'Eu queria falar para você que está tudo bem, mas essa não é a realidade. Você precisa procurar um mastologista.'. Nessa hora, eu me desestruturei. Eu tinha câncer."

Cecília teve sempre ao seu lado uma grande amiga que a acompanhou em todos os exames e nas consultas. Ela diz que esse suporte foi fundamental para aguentar o tranco. Principalmente porque, depois dos exames, ainda passou por uma situação muito difícil com sua médica na época. "Consultei minha ginecologista em São Paulo, que ao ver os exames disse: 'Não pode ser'. Duvidou do resultado e afirmou: 'Isso é benigno, e eu vou te operar amanhã'. Sem saber em quem confiar, concordei. No fim, a cirurgia foi parcial e deveria ter sido total, porque depois ela mesma detectou que o tumor era maligno. Arrependida por saber que não tinha realizado o procedimento correto, começou a ligar aflita, dizendo que eu precisava voltar a vê-la o mais rápido possível. Sem rodeios, falou: 'Temos que extrair sua mama'. Foi horrível. Meu pai estava muito doente. E eu, desestruturada emocionalmente, quando tudo isso aconteceu."

Cecília procurou outros profissionais e, depois de 15 dias, passou por uma nova operação, corrigindo o trabalho anterior: "Encontrei a melhor equipe médica, que me deu todo o apoio. Fiz uma mastectomia bilateral para a retirada de um tumor de 0,8 ml. Pequeno, mas do tipo mais agressivo. Tinha multifocos, por isso foi preciso tirar as duas mamas. Mas o mastologista retirou exatamente o que era necessário, e o cirurgião plástico já colocou as próteses de silicone sob os músculos. As mamas ficaram parecidas com as naturais, com uma estética boa, preservando o mamilo e a sensibilidade. Em 15 dias, eu já lavava e secava o cabelo sozinha. Fiquei apenas três dias no hospital, e a cicatriz que restou é bem pequena em relação ao tamanho da cirurgia. Foi doloroso, é claro. Afinal, é difícil para uma mulher retirar a mama. Ela significa muito, representa nossa feminilidade, maternidade e sexualidade. Mas a vida é maior que tudo isso. Valeu a pena.

O tratamento também não foi fácil. Além das viagens de 21 em 21 dias para fazer as seis sessões de quimioterapia em São Paulo, minha maior preocupação era a de não deixar que meu pai soubesse o que estava acontecendo. Na época em que fiquei doente, ele já estava com idade avançada, diabete crônica, insuficiência renal, e piorou bastante. Para poupá-lo de mais esse sofrimento, não contei nada sobre o câncer. Ficava só uma semana por mês em Belém. Justificava minhas viagens dizendo para ele que estava participando de um curso em São Paulo. Quinze dias depois da primeira 'quimio', caíram não só os cabelos, mas as sobrancelhas e os pelos do corpo todo. Consegui fazer uma peruca com o meu próprio cabelo que ficou perfeita. Ninguém percebeu que eu estava careca, nem meu pai. Usei a peruca durante os oito meses da quimioterapia e, depois, até meu pai falecer.

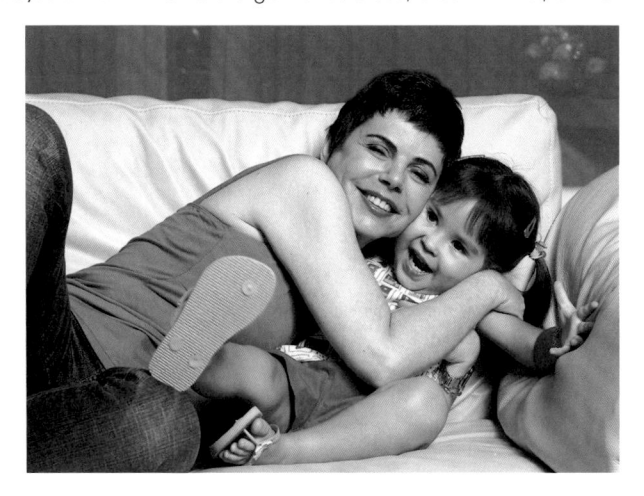

Cecília não desistiu de seus sonhos: adotou Naeli e está reconstruindo sua vida. "Passei a ver a vida de outra forma, mais colorida."

Na verdade, só parei de usá-la e deixei meu cabelo curto aparecer 30 dias após o falecimento dele. Para uma mulher como eu, que era considerada a Bruna Lombardi de Belém, foi difícil encarar a mudança na aparência, era um choque em minha vaidade. Mas foi importante aprender a me desprender. Principalmente porque o que a quimioterapia tira depois volta.

Tive a sorte de contar com ótimos profissionais, que cuidaram de mim com muito carinho. Miriam, uma enfermeira maravilhosa, supercompetente, sensível, que valoriza o lado humano do tratamento, uma vez me disse: 'Não se preocupe, onde você estiver, eu vou lhe atender'. São palavras que confortam. Anjos da guarda em nossa vida.

Outro ponto importante para superar os momentos mais difíceis foi me manter ativa. Com o falecimento do meu pai, fiquei péssima. Foi horrível ter que juntar a tristeza do luto com a fase pós-quimioterapia, em que o organismo luta para voltar ao normal. Para encarar essa fase complicada, minha estratégia foi mergulhar no trabalho. Durante todo o tratamento, não parei. Isso ajudou a me recuperar física e emocionalmente. Mesmo durante o tratamento a vida tem que continuar.

Depois, ainda tive que lutar muito para conseguir ser mãe. Não desisti do meu sonho até adotar Naeli. Foi a melhor coisa que podia ter feito na vida. Sinto que tive uma transformação para melhor. A gente vê a vida de outra forma. Ela se torna colorida. Antes, eu trabalhava sem parar. Não via a cor do céu. Hoje, acordo, curto o dia e amo ver o fim da tarde."

Juventude reconquistada

Flávia Boabaid, enfermeira gaúcha, na época do diagnóstico tinha 25 anos. Como ainda estudava enfermagem, morava em Porto Alegre com o irmão, longe dos pais, que são do interior do Rio Grande do Sul. Mesmo tão jovem, Flávia teve maturidade para lidar com esse momento difícil. Ela nos emocionou com seu depoimento.

"Descobri os nódulos fazendo um autoexame. O médico disse que não devia ser nada, principalmente por causa da minha idade. Achei estranho e insisti até fazer a mamografia. Ele se assustou com o que viu e pediu a biópsia. Contei para os meus pais. Foi difícil para eles, principalmente para minha mãe, que se fragilizava muito. Mesmo antes do diagnóstico definitivo, ela dizia: 'Por que isso não aconteceu comigo? Por que eu não percebi antes?'. Se sentia culpada. Essa foi uma das razões para eu ter preferido estar sozinha com o médico na hora de receber o resultado. Era câncer mesmo. Teria de operar e fazer 'quimio'. Naquele momento, o mundo acabou para mim. Fiquei com muita raiva do médico. Ele veio com uma montanha de informações difíceis de digerir. Sem disfarçar, falava na minha cara que eu ia morrer. E que, mesmo que eu escapasse, era preciso desistir de tudo e parar o que estava fazendo. Para completar, falou que eu não poderia nem mais estudar. Com a quimioterapia, minha imunidade ia baixar e os estágios nos hospitais poderiam me afetar, então, não era bom eu frequentar esse tipo de ambiente. A lista não acabava: também disse que eu não poderia ter filhos, que ficaria careca, iria ter que usar peruca, teria enjoos… E que talvez — talvez — tivesse alguma chance de sobreviver no fim da história. Era o quadro da dor na moldura do desespero. Saí de lá arrasada e revoltada. Tinha decidido que não faria a quimioterapia. Se não podia ter nada, nenhuma alegria, se ia ser tudo tão horrível, eu preferia não fazer coisa alguma. Minha família teve muito trabalho para me convencer a continuar me tratando.

Lembro-me de que no dia da terrível conversa com o médico saí atordoada do consultório. No caminho, a cabeça girava, e quando cheguei em casa comecei a fazer uma lista pensando para quem ia deixar minhas poucas coisas: a agenda vai para tal amiga, o jeans, para a outra. Quando me dei conta, estava chorando sobre aquele testamento fúnebre.

Alguns dias depois, procurei outro médico. Ele repetiu quase as mesmas coisas, mas de outra forma. Dessa vez, me senti acolhida, segura. O quadro não pareceu tão desesperador. Hoje, refletindo, sei que fui eu que ouvi tudo diferente. A revolta inicial tinha passado. Já estava mais preparada para enfrentar o que viesse. Queria lutar pela minha vida e vi as portas se abrirem.

O processo da perda dos cabelos foi outro momento duro. Parecia que não perdia fios, mas, sim, pedaços de mim. Sou superbranca e fiquei com cara de duende, como meu irmão dizia, brincando comigo. Mas não perdi as sobrancelhas. Para reagir, resolvi me produzir. Usava lencinhos charmosos, andava sempre arrumadinha. Alguns colegas da faculdade nem se deram conta de que eu estava doente. Só uma amiga se afastou. Falei que ela não precisava dizer nada, bastava não se afastar de mim.

Houve um momento em que resolvi ser *punk*. Radicalizei no visual. Aproveitei a careca e passei a pintar os olhos de preto, usar coturno e, mesmo assim, conseguia me manter feminina. Apesar de a minha libido estar em baixa e eu me sentir meio assexuada na época, como me produzia, os homens acabavam me paquerando. Era engraçado. No salão, brincava: 'Vou trocar o xampu e o condicionador' ou 'Cortem a franja que está longa'. As amigas diziam para eu tomar cuidado com o sol na careca.

Na época, aconteceu uma coincidência interessante. Estava no ar a novela *Laços de família*, aquela em que a personagem da atriz Carolina Dieckmann tinha leucemia. Eu era jovem como ela e passava pelas mesmas coisas: as durezas da 'quimio', de ficar careca... Acho que isso me ajudou a sofrer menos preconceito na faculdade e com os amigos. Encontrei muita solidariedade, as pessoas na rua conversavam comigo, me diziam que tinham uma amiga que também teve câncer e que estava curada. Queriam ajudar.

Hoje, aos 30 anos, não penso mais que vou morrer tão cedo. Vi que podia sair dessa. Deixei de achar aquilo tudo um horror. Tragédia? Para quê? Pensei: 'Eu tenho duas opções: ou passar bem ou ficar me lamentando'. Era melhor passar bem. Procurei o grupo de apoio do Instituto da Mama aqui em Porto Alegre e recebi ajuda psicológica. Foi fundamental. Teve uma vez em que minha mãe me disse que não me reconhecia mais, que eu estava diferente. E eu respondi que aquela era eu. Senti que cresci, me rebelei, deixei de ser uma pessoa que aceitava tudo. Aprendi a dizer não. Essa pode ser uma grande oportunidade para modificar algo em você. Eu mudei.

Não parei de estudar e fiz estágio na mastologia, o que me levou a ser voluntária no Instituto da Mama, ajudando outras pessoas a superar o câncer. Não deixei de fazer nada, mantive minha vida social normal."

Nossa "Mona Lisa", como chamamos carinhosamente a Flávia, nos ensinou muito com suas sacadas. Ela disse: "Uma vez, fiz um vídeo para o IMAMA e me perguntaram: 'E agora, qual é o seu sonho?'. E eu respondi: 'O importante é que agora eu posso ter sonhos!'"

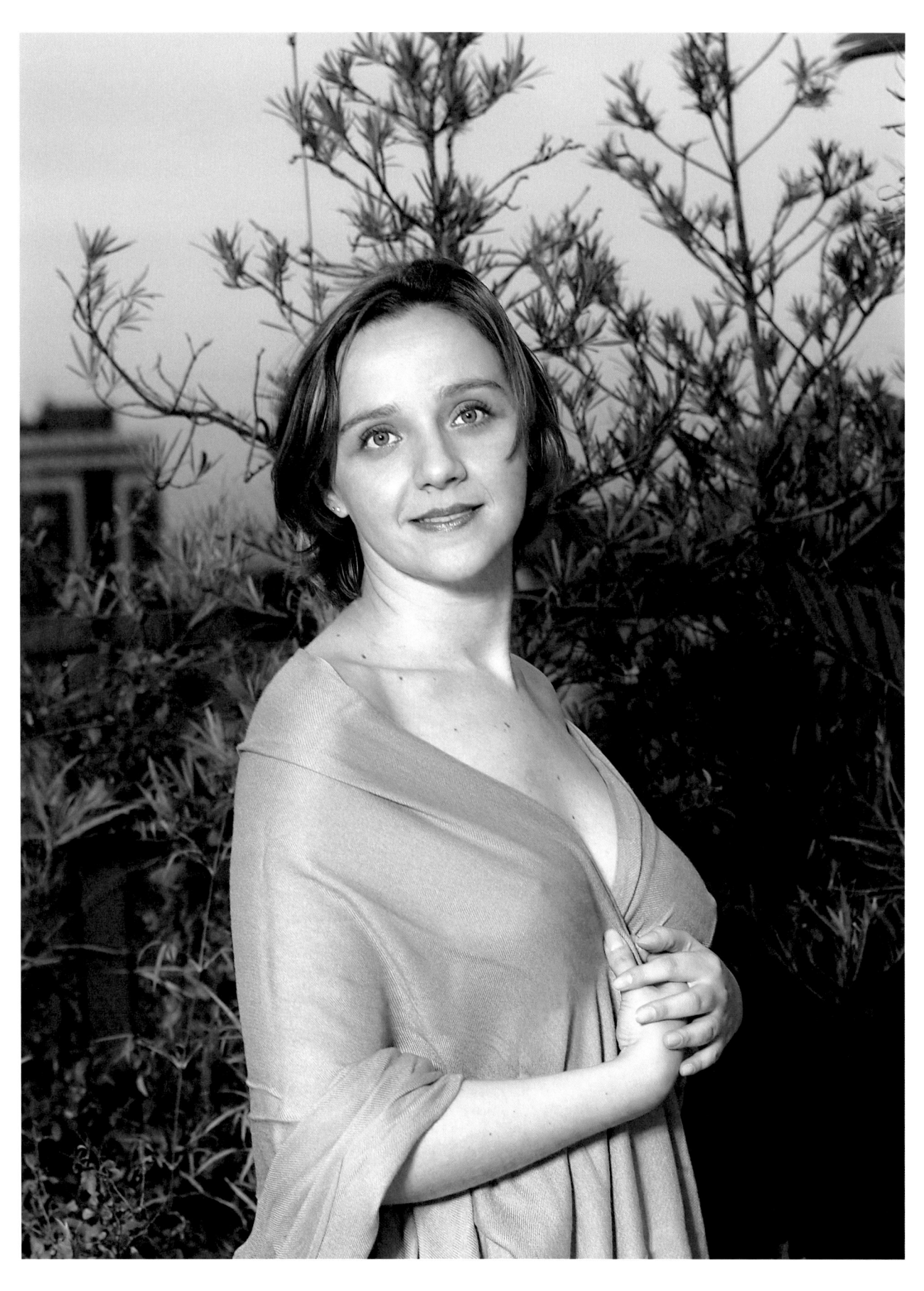

"Uma vez, me perguntaram, quando estavam fazendo um vídeo para o Instituto da Mama, onde sou voluntária, qual era o meu sonho. Respondi: 'O importante é que agora eu posso ter sonhos!'."

Homenagem a uma grande guerreira

O encontro com **Maria da Penha Nascimento de Campos, 58 anos, educadora popular e assistente social**, foi curto, porém profundo. A essa mulher de garra e inesquecível queremos prestar uma homenagem especial.

Como líder e fundadora da ONG Fala Negão, que luta pelos direitos dos negros, em especial, das mulheres negras, Penha participava da Conferência Estadual de Políticas para as Mulheres de São Paulo quando a conheci. Uma companheira que sabia do nosso projeto me perguntou: "Você conhece a Penha? Parece que ela está com câncer de mama, mas ainda não quer contar." Na hora do almoço, me sentei ao lado dela e lhe entreguei uma revista do projeto. Perguntei se ela gostaria de participar e de compartilhar sua história para ajudar outras mulheres. Penha me disse que ia pensar e me pediu para ligar pra ela. Depois de uns dias, liguei, e ela disse: "Sim. Está na hora de falar, de mostrar a cara. Vamos fazer!". Durante nossa conversa, fui entendendo por que aquela mulher forte, corajosa e bem-resolvida ainda não havia falado do assunto com ninguém. "As pessoas olham para a gente e pensam: 'Xiii... já morreu'. Eu também pensei: 'Acho que já fui'. Mas depois a história muda. O jeito é ir à luta, fazer todo o tratamento. Como assistente social, trabalhando na periferia, me via na obrigação de dar o exemplo, mostrar que dava para superar. Só não estava preparada para escancarar para todo mundo."

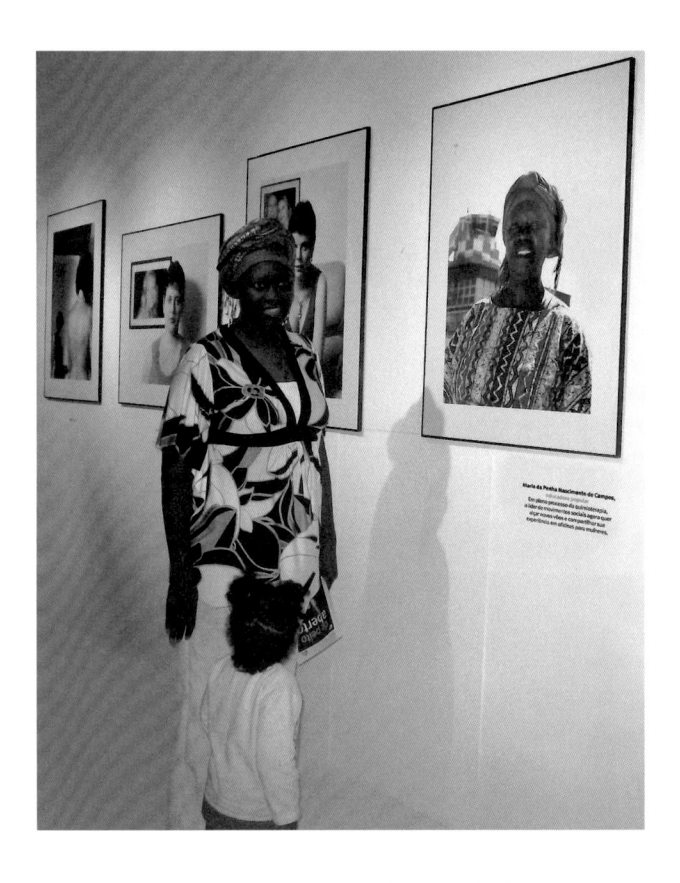

Havia chegado a hora de dar mais um passo. E ela resolveu participar do projeto. "Vocês me incentivaram a compartilhar e seguir em frente", ela nos disse um tempo depois. Após a "quimio" e a cirurgia, Penha estava em pleno processo de radioterapia quando fizemos as fotos no Aeroporto de Congonhas, em São Paulo. Ela nos contou que, 15 dias após a cirurgia, havia participado de um seminário na Holanda. A escolha do local das fotos tinha a ver com o sonho dela de continuar viajando, lutando por um mundo mais justo, tanto em sua cidade como em todos os lugares em que pudesse estar. Ela queria alçar voos cada vez mais altos, dignos dessa guerreira, que não parava um minuto.

A líder de movimentos sociais também era a primeira mulher diretora de harmonia de uma grande escola de samba paulistana. Ela não sossegava. Sua ideia era de, depois que terminasse o tratamento, utilizar sua experiência para transmitir informações sobre o câncer de mama em grupos de apoio.

A foto ficou pronta a tempo de ser incluída na exposição que ia acontecer na Conferência Nacional de Políticas para as Mulheres, em Brasília. Lá, a convite da ministra Nilcéia Freire, mais de 3 mil mulheres de todo o país puderam se emocionar com as histórias dessas vencedoras. Penha era uma delas. Mesmo sem ter ido, por proibição do médico, Penha esteve lá. A maioria das companheiras de anos de luta de Penha não sabia que ela enfrentava o câncer de mama. Aparecer na exposição foi a forma dela de contar para todas. As lágrimas das amigas em frente a sua foto ficaram gravadas em nossas vidas.

Por telefone, sempre nos comunicávamos com ela e com a filha mais velha, Ana Célia, que nos dava notícias da mãe. Seis meses depois, quando a exposição veio novamente para São Paulo, na Caixa Cultural, Penha já sofria com a metástase óssea, que atingiu inclusive a meninge. Mesmo frágil e ouvindo mal, ela quis estar conosco. Levou as filhas e a netinha para que vissem pela primeira vez o quadro com sua imagem. A foto da mãe e avó guerreira. Na hora da palestra, sentou na primeira fila. Em pé, do alto de sua grandeza e dignidade, com a voz clara e forte, falou para todos: "Não desistam nunca de seus sonhos, continuem lutando sempre e aproveitem a vida, porque ela é maravilhosa!". Menos de um mês depois, Penha se foi. Deixou esperança, coragem, vontade de voar, de ir além. Lições das quais nunca vamos nos esquecer. Obrigada, brava guerreira! Obrigada, querida Penha!

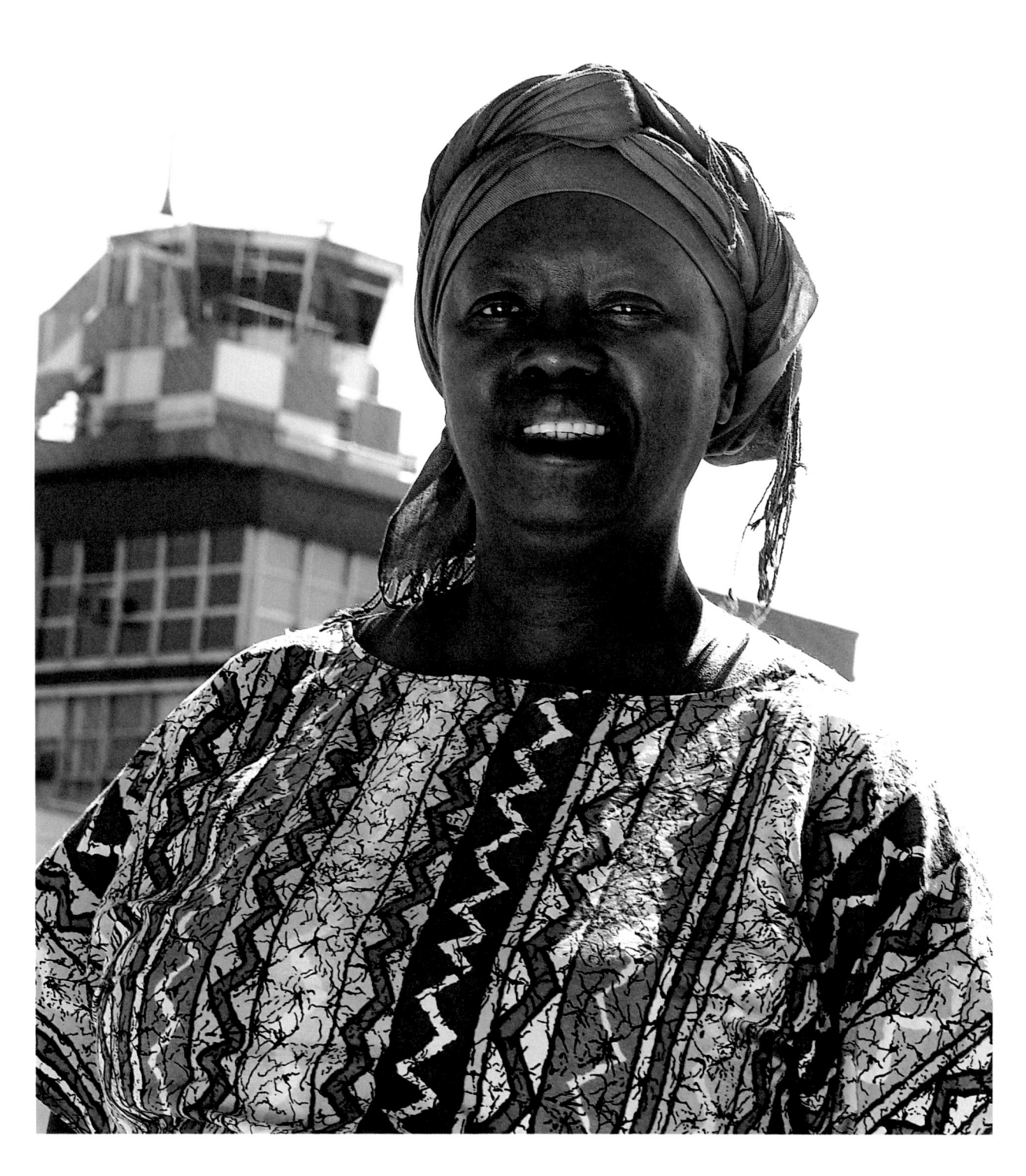

Já com o corpo frágil, Penha reuniu forças para, com as filhas e a neta, prestigiar a exposição e compartilhar sua experiência, contagiando a todos e todas com sua garra.

Mãe e filha, cumplicidade para vencer

O apoio e o carinho que a **enfermeira Maíra Rocha de Paula, 28 anos**, recebeu fez toda diferença durante seu tratamento e sua recuperação. Ela reuniu forças para enfrentar as dificuldades de todo o processo.

"Tinha 26 anos quando percebi um nódulo na mama esquerda. No início, não tive coragem de contar para a minha mãe, que trabalhava em outro Estado. Pedi que uma médica amiga fizesse isso. Comecei uma peregrinação pelos consultórios. Primeiro, minha ginecologista viu que era preciso operar e me encaminhou para um mastologista. Tentei fazer tudo sem demora para não perder dias de trabalho. Até então, não estava assustada. Os especialistas me diziam que era um processo simples e rápido. Mas a consulta com o médico que ia me operar me deixou completamente tonta, inconformada. Não passei cinco minutos ali. Era fevereiro, véspera de Carnaval. Ele foi taxativo: 'Não farei sua cirurgia agora porque não vou correr o risco de perder meu feriado. Também só opero em hospital que eu escolho e se for acomodação em apartamento.' Eu estava com a minha madrasta. Saí de lá chateada, decidida a não voltar mais.

Liguei para minha mãe, pois não aguentava mais aquela ansiedade. Você sabe que tem de fazer a cirurgia, mas não encontra um profissional que transmita confiança, e quando encontra, ele não é do convênio. Um martírio.

Eu e minha mãe resolvemos procurar nosso primo mastologista, doutor Luiz Ayrton, no Piauí. Foi a melhor decisão. Na mesma hora, ele se prontificou a me acompanhar em tudo. Depois da cirurgia, descobrimos que o 'simples nódulo' era um tumor: câncer de mama. A sorte é que foi ele quem me deu a notícia. Sua forma de falar aliviou a dor. Luiz Ayrton foi atencioso, humano, compreensivo, carinhoso. Soube me confortar e não deixar que o desespero tomasse conta de mim. Deu as orientações práticas e também disse: 'Você recebeu um telegrama de Deus avisando que é hora de se cuidar!'.

No dia em que recebi a notícia, chorei muito, o dia todo. Mas tinha de seguir adiante. Fiz a cirurgia e voltei a São Paulo para começar o tratamento de quimioterapia. De novo, um mar de sentimentos: muita ansiedade, medo do desconhecido, incertezas.

Porém, desde o início, vi que não estava sozinha. Minha família, meus amigos, o pessoal do centro espírita que eu frequento, os colegas de trabalho, meus chefes, todos se manifestavam, fosse por telefone, numa mensagem pelo celular, um e-mail, visitas, cartas, flores. Enfim, estavam sempre comigo, rindo, chorando, me apoiando, para eu não desistir de lutar. Fazia enfermagem e dava supervisão de estágios na área. Que emoção ser recebida pelos meus ex-alunos com uma faixa enorme que dizia como eu era importante! Guardo a faixa até hoje. Fui acolhida por todos.

Só me recordo de uma pessoa que não disse algo bom. Ela me perguntou: 'Por que não aproveita para se aposentar? Você sabe que pode, não? Assim, você fica com dois salários!'. Na mesma hora, respondi: 'Com 26 anos, eu nem penso nessa hipótese. Não sou inválida. Eu estou bem para trabalhar'. Era recém-formada, tinha uma vida pela frente e não me sentia incapaz. Queria pensar em seguir vivendo, e não em me acomodar.

Passei por seis aplicações de quimioterapia. Fiquei carequinha e optei por não usar perucas. Preferi usar lenços, chapéus, toucas. Estou bem, feliz, voltei a trabalhar. Hoje, tenho a certeza de que tudo depende de nós mesmos. Digo que renasci, ganhei novos valores. Fiquei mais sensível, mais humana, mais forte, e tudo isso eu devo a todos que estiveram comigo desde o começo e às pessoas que conheci durante esse período de tratamento. Amadureci, cresci."

Coração de mãe não se engana

A mãe de Maíra, **Liége Rocha**, trabalhava e morava em Brasília quando a filha descobriu o nódulo. "No início, Maíra tentou me preservar para que eu não me preocupasse. Pediu que a doutora Margarida, uma amiga nossa, médica, me ligasse. Ela me contou o que haviam descoberto, só que não deveria ser nada, inclusive pela idade dela. Mas coração de mãe não se engana. Logo percebi que minha filha precisava de mim. Primeiro, acompanhei de longe a luta com o convênio e a peregrinação de Maíra pelos consultórios. A ansiedade foi crescendo. Estava angustiada. Compartilhei minhas preocupações com as amigas no trabalho, que me deram todo apoio. Na mesma hora, minha chefe, a ministra Nilcéia Freire, além de indicar especialistas para o caso, me liberou para que eu tivesse o tempo que precisasse naquele momento. Nilcéia foi de uma solidariedade que emociona, nunca vou esquecer. Ela compreendeu minha condição de mãe e me apoiou. Depois da cirurgia, pude vir várias vezes a São Paulo para ficar ao lado da minha filha durante as quimioterapias. Sou eternamente grata por todo esse carinho, pela amizade e pelo companheirismo.

A gratidão se estende ao 'melhor médico do mundo'. Afinal, Luiz Ayrton não é apenas primo e mastologista, é uma pessoa maravilhosa, que sabe se doar e lidar com o ser humano. Para Maíra — e também para mim — esse apoio foi crucial. Eu me lembro

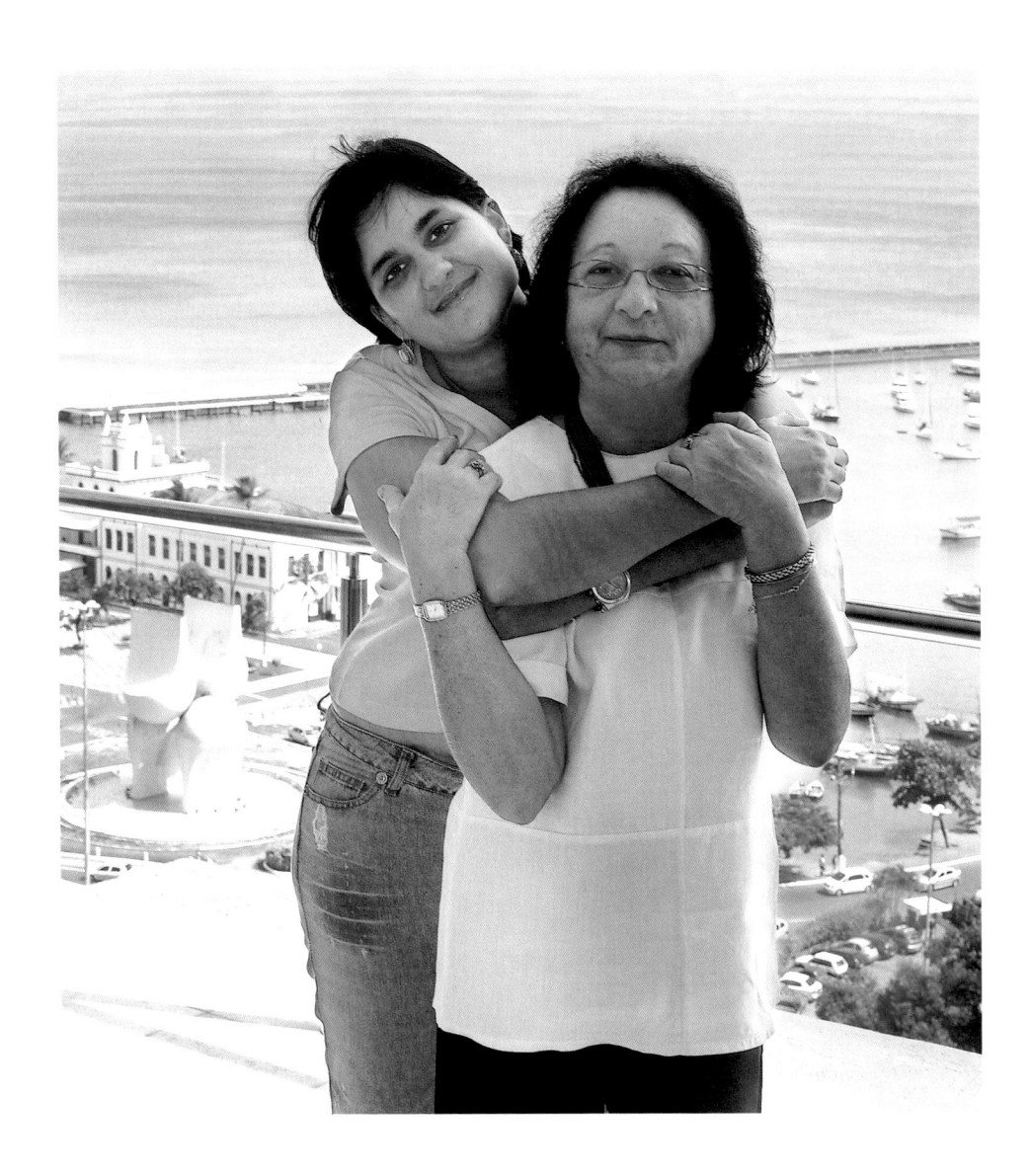

"Quando soube que o nódulo de Maíra era maligno, segurei a mão dela e choramos juntas. Minha filha foi muito forte, não se entregou", conta Liége, mãe de Maíra.

de que, na véspera da consulta com ele, tive de viajar para um seminário, e Maíra disse: 'Minha mãe, não se preocupe, eu vou sozinha e te falo tudo o que ele disser'. Ela não conhecia o nosso primo pessoalmente. Fiquei com o coração apertado. Ele foi um amor. Buscou-a no aeroporto e a hospedou em sua casa como uma rainha. Logo em seguida, fez a cirurgia e detectou que o nódulo, àquela altura, tinha crescido muito e bem rápido. Quando liguei para saber como estavam as coisas, me falou com todo cuidado que havia 30% de chance de ser benigno e 70% de chance de ser maligno. Na verdade, ele sabia que não tinha chance de ser benigno. Mas foi sutil, queria me preparar. No fim, depois de eu ligar várias vezes, acabou dizendo que era maligno e que teria de fazer a mastectomia, mas que não queria operar sem a Maíra saber e sem eu estar lá perto dela na hora de dar a notícia. Fui para lá e ficamos todos juntos.

Sou muito chorona, emotiva. Minhas filhas me veem assistindo a um filme e já falam: 'E aí, mãe, já vai chorar?'. Eu choro mesmo. Mas na hora dos revezes uma força aparece não sei de onde. Estava preocupada. Não sabia como a Maíra ia reagir. Luiz Ayrton, extremamente sensível e cuidadoso, explicou que era maligno, mas que tinha certeza de que Maíra viveria muito ainda. Porém, para que ela vivesse, ele precisava tirar tudo, fazer a mastectomia total. Nessa hora, ela desabou. E eu também. Segurei a mão dela e choramos juntas. Depois, ele nos levou para passear, para tomar sorvete, para jantar. Foi companheiro demais. Outro primo médico também ficou ao meu lado na hora da cirurgia, em que já fizeram a reconstrução. Várias amigas apareceram, como a Rosário, que dava banho em Maíra, mandava doces e ia todos os dias nos visitar. Todo esse apoio foi muito importante para nós. Nunca vou esquecer esse carinho. Fiquei feliz em poder acompanhar minha filha durante a cirurgia e também em todo o tratamento."

A volta por cima

Alessandra de Freitas Barbosa Sandoval, 34 anos, pedagoga, fez a mastectomia em outubro de 2004. Ela sentiu a dor de não ter recebido o apoio do marido, mas encontrou respaldo no amor incondicional das filhas e no suporte total da família e dos amigos.

"No início do tratamento, ainda estávamos juntos, e ele tinha crises de choro e vergonha de ser visto comigo em público. Ficou ausente o mais que pôde. Deu apoio financeiro e só. Fiquei perdida, tendo que encontrar forças para enfrentar o câncer sozinha. Mas tinha a responsabilidade de passar valores para minhas filhas e fui em frente. Venci os preconceitos, cuidei da aparência, não parei nem um minuto para reclamar.

Por incrível que pareça, durante o meu tratamento, quando estava totalmente careca, acabei chamando mais atenção do que em qualquer outra fase da minha vida. Caprichava na produção, me maquiava, me vestia de um jeito bacana. As pessoas comentavam que eu estava bonita, e isso me fazia bem. Era uma forma de não ficar tão mal com tudo que estava vivendo. Muita gente nem percebia que eu estava doente. Teve quem pensasse que eu tinha raspado o cabelo por opção, que era o meu estilo. Só uma vez ouvi algo desagradável. Estava passeando com minhas filhas em um shopping quando um rapaz me olhou e disse: 'Nossa... que mãe louca!'. Eu senti que ele estava me julgando, me condenando por estar arrumada, mesmo sem cabelos. Acho que eu incomodei o moço por mostrar que apesar de tudo estava de bem com a vida.

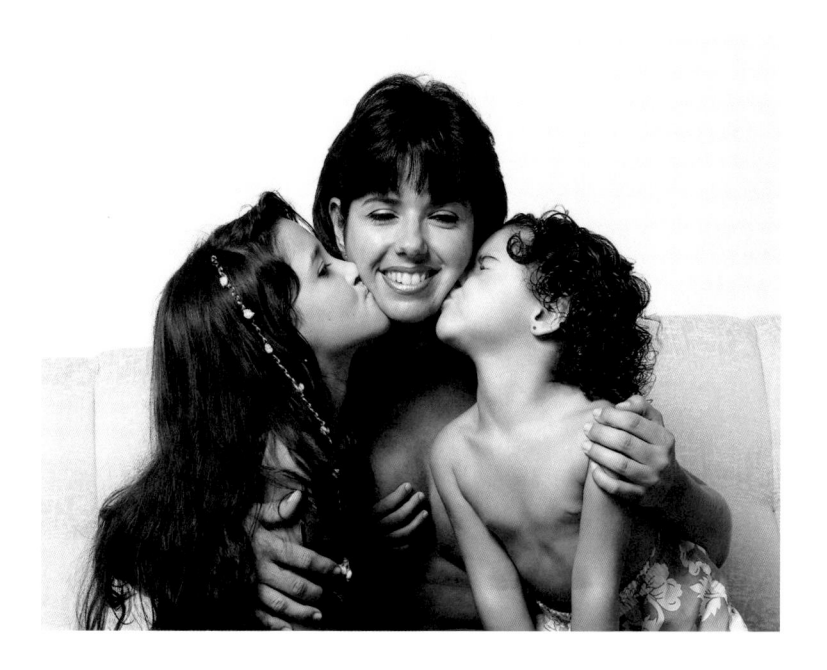

Mas minhas meninas não deixavam meu ânimo cair. Giovanna, minha filha de 9 anos, dizia: 'Mamãe, vamos passear! Deixe as pessoas olharem a sua careca. Não tem importância!'. Giulia, a menor, com 5 anos, adorava passar a mão na minha cabeça, me dava muitos beijos, me enchia de carinho. Elas foram meu maior remédio e consolo. Minha família é do interior de São Paulo e se desdobrou para estar ao meu lado. Muitas vezes, minha mãe e minha irmã largavam tudo para me acompanhar. Meu pai e todos os meus irmãos não ficaram um dia sem falar comigo e sem saber como eu estava. Descobri amigos de verdade, como os meus médicos e enfermeiros, que foram mais que profissionais. Um sobrinho me disse que a tia estava linda carequinha. A Nadir, que me ajuda a cuidar das minhas filhas, colocou seu tempo à disposição. Um amigo chegou a raspar o cabelo dele em solidariedade. Nunca vou me esquecer dessas pessoas."

Ficamos tremendamente chocados com o fato de um companheiro abandonar a mulher em um momento em que o apoio é tão importante. E nos chocou mais ainda saber que ele é médico e, portanto, que teoricamente deveria saber lidar com isso melhor do que a maioria das pessoas. Infelizmente, depois, percebemos que o abandono é muito mais comum do que se imagina. Sua história serviu de alerta e conscientizou muitas pessoas em todo o Brasil. Ao mesmo tempo, é muito bom ver como Alessandra está bem agora. Como ela mesma diz: "Hoje, trabalho na área comercial, comemoro muito meus aniversários, saio para dançar com os amigos. Estou feliz, reconstruindo e festejando minha vida."

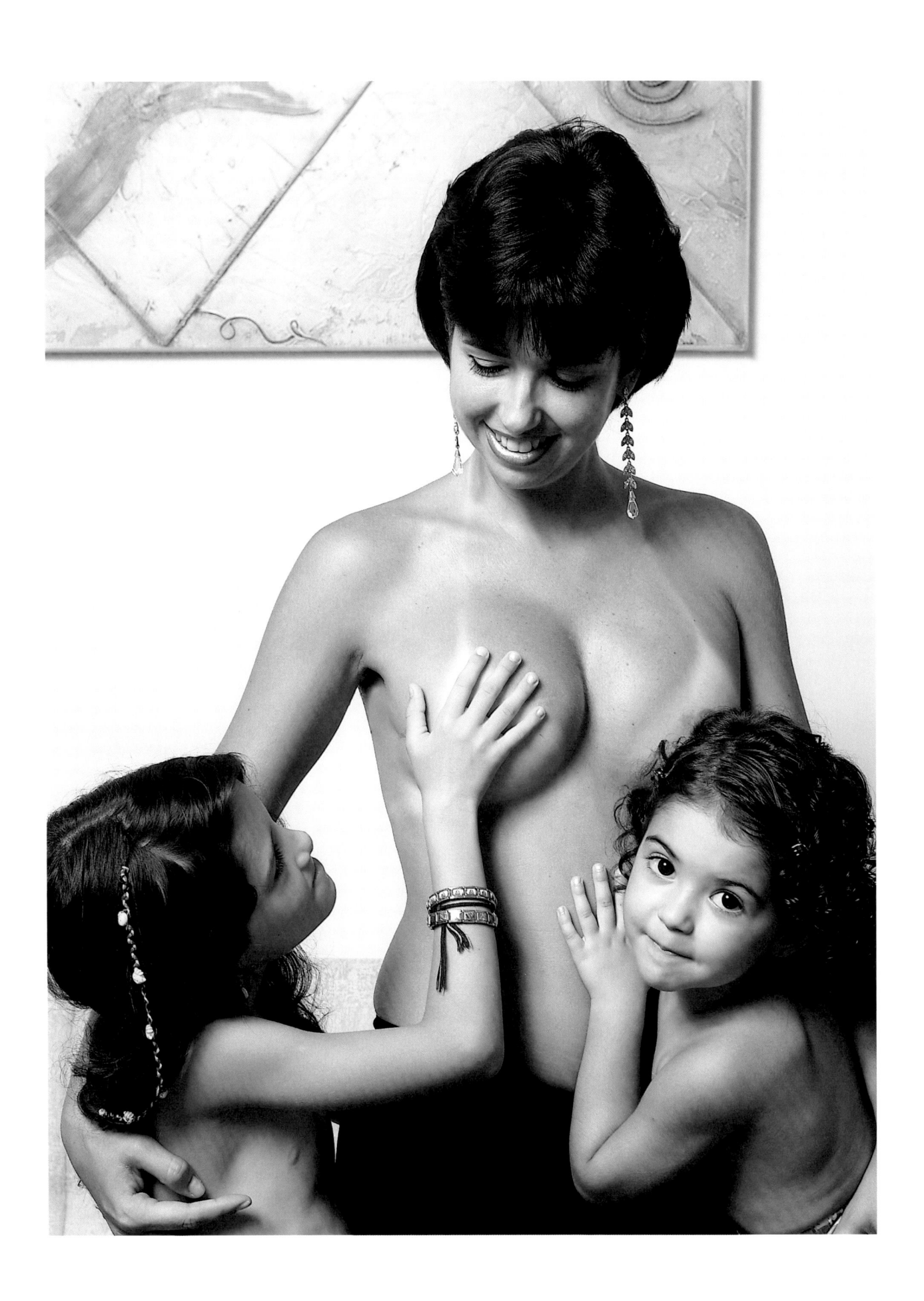

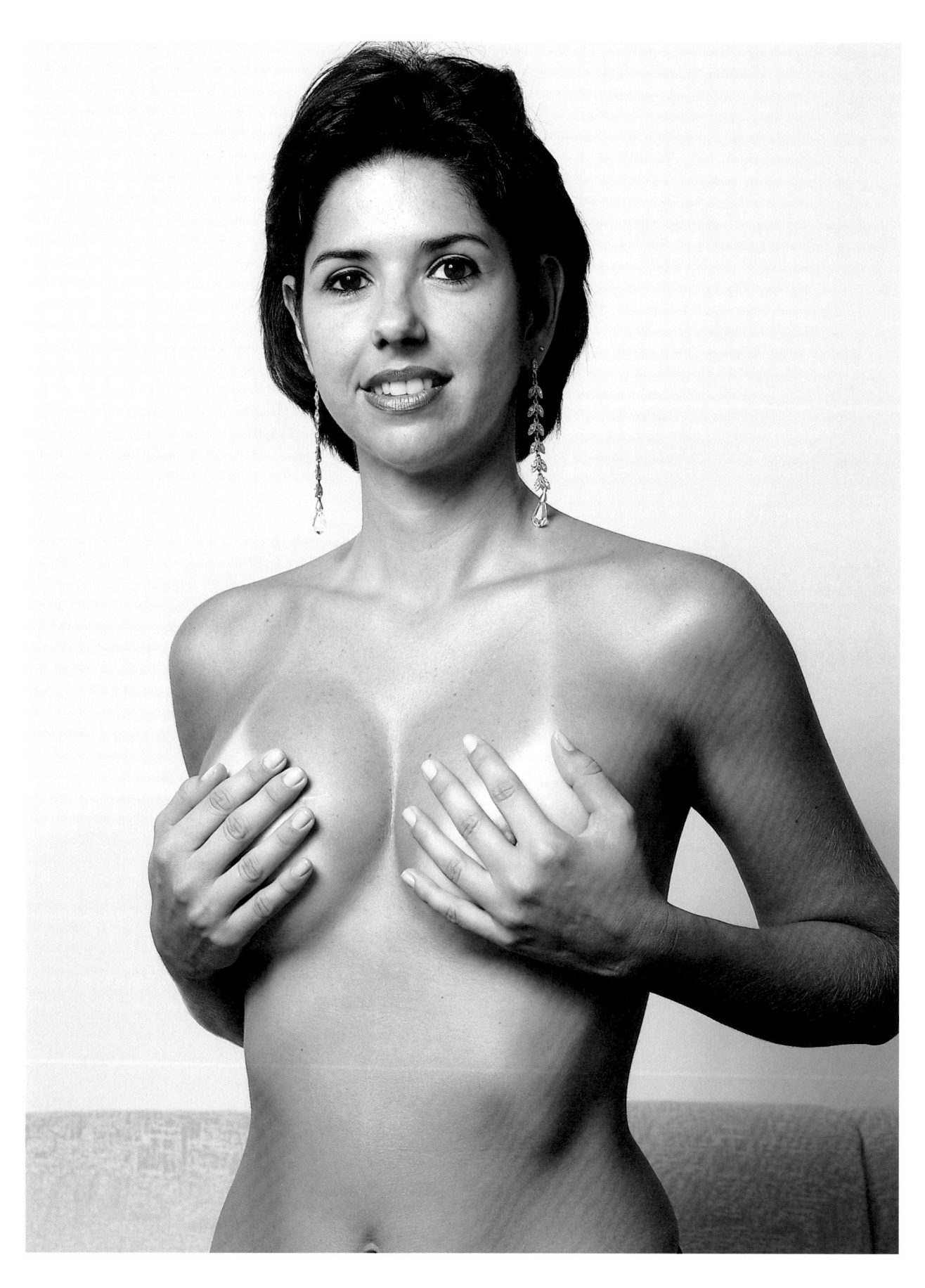

"Resolvi que deveria continuar me cuidando. Nada de ficar com cara de doente. O processo foi difícil, mas estou feliz, me descobri como mulher. Passei a me valorizar."

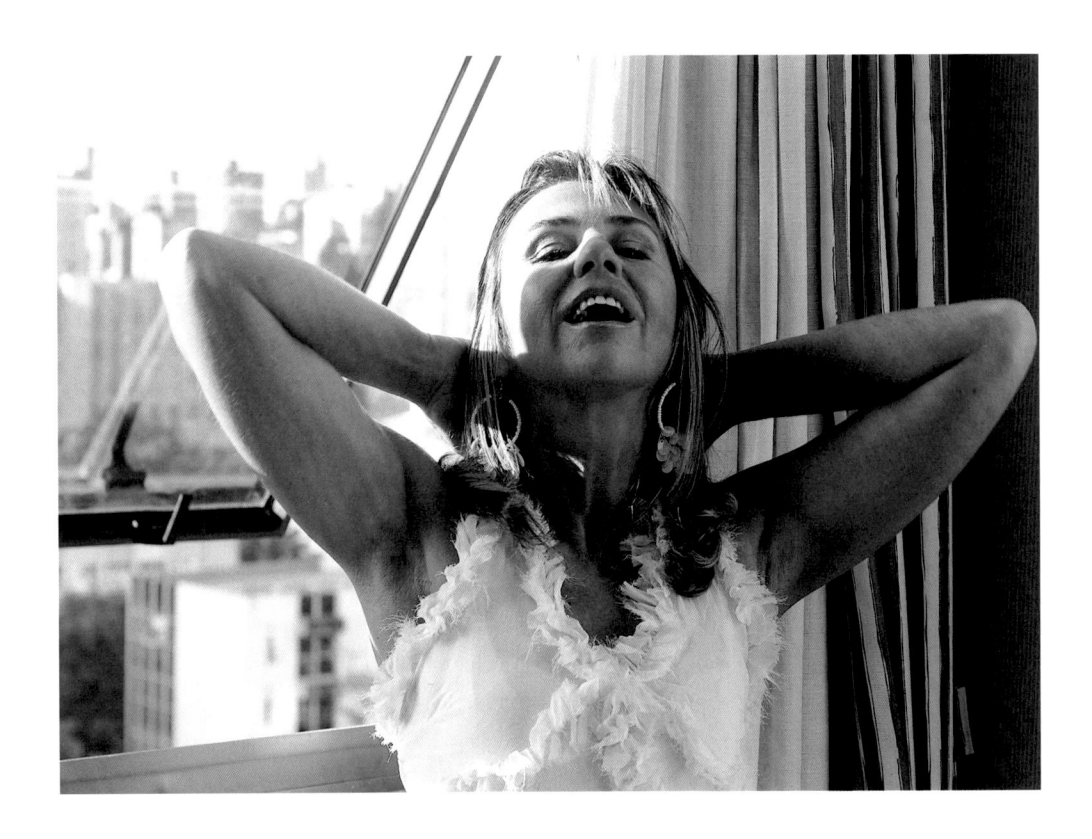

Meu filho, minha vida

A cabeleireira Marie Roseli Santana, ou Rosemarie, como gosta de ser chamada, mora em Porto Alegre e descobriu o câncer com **48 anos**. Em um determinado momento, ela entregou os pontos. Mas o estímulo do filho a incentivou a mudar o rumo de sua história.

"Sempre fiz os exames de rotina e também o autoexame. Um dia, percebi um caroço. Aí me toquei. A gente sabe que tem algo errado, eu pressenti. Quando foi confirmado, eu já tinha certeza do resultado. Em vez de desmoronar, fiquei forte. Fui rezar, coisa que não fazia há muito tempo. Mas teve um lado meu que não queria ver a gravidade do que estava acontecendo. Achava que não era comigo. Agi naturalmente, como se nada tivesse acontecido. Como trabalho com estética, cortei logo os cabelos. Raspei a cabeça e fiz uma peruca que ficou exatamente igual ao meu cabelo. Ficava no salão com ela para não assustar as clientes, mas na rua saía careca. Não faltei nem um dia no trabalho enquanto fiz o tratamento. Não escondi nada de ninguém. Levava vida normal, saía para jantar, dançar. Depois de dez dias da cirurgia, não mexia bem o braço, mas era meu aniversário, e eu tinha dito para os médicos que queria dançar e fui.

Sempre tive quem me desse força. Durante a 'quimio', meu namorado ia comigo. Como estava sem convênio, Hugo, o dono do salão onde trabalho, me ajudou a encontrar os médicos e insistiu para que eu fizesse tudo direito. Também recebi muito apoio da minha médica, a doutora Maira Caleffi, que cuidava de mim com carinho. Ela fez um trabalho ótimo. Preservou ao máximo meu seio, e por isso eu não quis fazer a reconstrução. Sou supervaidosa, mas não gosto de cirurgias. Fiquei feliz com meus seios menores. Ninguém diz que eu fiz uma operação como essa.

No entanto, meu maior incentivo veio do meu filho caçula. Sou divorciada há 14 anos e tenho dois filhos. O mais novo mora com o pai no interior do Rio Grande do Sul e, quando soube que eu estava doente, me escreveu uma carta maravilhosa. De chorar, mesmo. Disse que eu era linda, que eu tinha de seguir em frente. Teve momentos em que pensei: 'Já tenho 50 anos, fiz tudo o que eu queria, tive uma vida boa, então, se eu morrer, tudo bem'. Mas, depois de receber essa carta, decidi que não era hora de morrer, não ainda. Voltei a ter vontade de lutar para ficar viva muito por causa dele, uma criança supersensível, com uma cabeça maravilhosa."

Esse espírito de luta aumentou sua energia e sua coragem. No fim, foi o que acelerou sua recuperação.

> *Às vezes, Rosemarie agia como se aceitasse a morte. "Pensava: 'Tive uma vida boa, se eu morrer, tudo bem'." A carta do filho renovou sua vontade de lutar para viver.*

Reescrevendo a história

Marilena Garcia, vereadora de Macaé, 60 anos, fez de sua experiência uma missão de vida. Teve o câncer numa época em que os tratamentos eram mais restritos e, consequentemente, as chances de cura eram bem menores. Em um caminho de muitas lutas e vitórias, ela transformou sua experiência em exemplo de força e determinação.

Marilena trabalhou no Ministério da Saúde e depois voltou para sua terra, Macaé, no Rio de Janeiro, convencida pela família e pelos amigos a se candidatar a vereadora. Vencedora e curada, Marilena usa sua paixão e experiência política para criar ações voltadas à redução da mortalidade pelo câncer de mama no Brasil e estimular campanhas de conscientização e pela humanização do tratamento do câncer. Escreveu um livro com suas memórias em que reproduz momentos marcantes pelos quais passou. Ao saber do projeto **DE PEITO ABERTO**, quis participar. Como não conseguimos nos encontrar no Rio de Janeiro, ela não teve dúvidas: tomou um avião e veio até São Paulo para nossa entrevista e sessão de fotos.

"Casei aos 19 anos, em uma sociedade conservadora, do interior do Rio de Janeiro. Só depois da morte do meu pai, em 1975, é que tive a oportunidade de me libertar. Voltei a estudar, fiz faculdade de filosofia, participei ativamente do movimento estudantil e ingressei na política. Vivia dividida entre seguir com minhas atividades, morar fora do Brasil e deixar meus três filhos pequenos. Tinha de conviver com a culpa. Em 1982, fui a primeira mulher eleita vereadora de Macaé. E reeleita seis anos depois. No meio de tudo isso, eu me separei. Um escândalo para a época. Encarei. Era jovem, vivia chocando as pessoas.

Era um tempo em que quase não se falava em autoexame das mamas. E os meus peitos eram o que eu mais gostava no meu corpo. Achava-os lindos. Havia o mito de que amamentar fazia o peito cair. Até os médicos estavam treinados para dizer: 'Amamentar para quê?'. Quando tive meus filhos, tomava injeções de hormônio para secar o leite. Lembro-me bem de ficar enfaixada, sentindo o leite escorrer, enquanto preparava 'panelões' de leite em pó para deixar as mamadeiras prontas.

Há 37 anos, na gravidez da Mônica, minha filha do meio, eu já tinha sentido um caroço. Ela nasceu, e o médico disse para eu forçar a amamentação para ver se diluía o caroço. Não diluiu. Ele operou e retirou o tumor. Era benigno. Depois, nada de amamentar. Toca enfaixar de novo, tomar hormônio. Com a Susana, minha terceira filha, foi a mesma coisa.

Posturas e conflitos que, para mim, me levaram a fazer um câncer de mama. Em 1990, meu companheiro na época me tocou e sentiu algo duro no bico do meu peito. Perguntou o que era. Na hora, me passou o filme pela cabeça: 20 anos antes, um caroço e a operação; tinha acabado de acontecer o caso da atriz Dina Sfat... Fui direto para o mastologista, que me disse: 'Besteira, não é nada, não se preocupe'. Mesmo assim, pediu exames, e quando chegaram os resultados ele me chamou. Estava muito nervoso e disse que teria de fazer uma mastectomia. Eu não sabia o que era aquilo e pensei: 'Pode ser que seja câncer, e, se for, eu vou vencer'. Ele não falava claramente comigo ou eu não conseguia ouvir direito. Pedi um calmante e disse que queria ir embora. Minha filha Susana, que é médica e me acompanhou nas consultas, tentava me consolar, mas eu não ouvia nada.

Tive medo de tudo: da doença, do tratamento, de morrer. O medo era por mim e por meus filhos. Ao mesmo tempo, foi surgindo uma força muito grande. Repetia: 'Vou encontrar a solução... e buscar outra opinião'.

Meu padrasto, que também era médico, me levou a quem considerava ser 'o melhor' especialista. Com ar de superioridade, esse médico disse: 'Vamos fazer uma punção'. Mandou que eu tirasse a blusa, chegou com uma agulha gigante e, sem pedir licença, foi fazendo o procedimento. Ao ver o material, virou para o meu padrasto e disse bem alto, sem cerimônia, para que todos ouvissem: 'Ela tem um câncer de mama'.

Até esse dia, eu não sabia o que eu tinha realmente. Foi um baque, mudou o rumo da minha vida. Era o encontro com o limite real. Receber um diagnóstico de câncer há 16 anos era bem mais assustador.

Eu fiquei quieta, horrorizada, enquanto os 'doutores' resolviam tudo, nem olhavam para mim. A única vez em que o médico falou comigo foi para avisar que ele faria a operação, indicaria o tratamento e que eu teria uma boa 'sobrevida'.

A minha revolta começou ali! Como assim... sobrevida? Queria viver. E bem. Daí para frente, entre as várias lutas para melhorar as condições de quem passa por um câncer de mama, lutei para mudar algumas terminologias. Entre elas, a 'sobrevida'.

Saí do consultório e falei para o meu padrasto: 'Não vou operar com ele de jeito nenhum!'.

Eu me lembrei, então, de um médico que tinha sido muito importante para mim. O doutor Josias de Freitas, que cuidou do meu pai. Tinha sido humano e carinhoso.

Senti que era ele quem eu queria perto de mim. A questão é que eu tinha congelado a imagem dele de anos antes. Na década de 1990, o doutor Josias já tinha 80 anos. Ele falou que era caso de cirurgia, sim, e que ia chamar sua equipe para fazê-la. As pessoas me falavam: 'A gente sempre soube que você é maluca, mas agora endoideceu de vez... Ficou louca? Como vai deixar esse homem de 80 anos te operar?'. Mas ele foi um médico maravilhoso. Fez tudo guiado por sua experiência, responsabilidade e sensibilidade. Evitou a mastectomia e fez a quadrantectomia, retirada de um quadrante. Também removeu meu útero e meus ovários, para interromper a produção hormonal. Garantiu que eu ia reagir bem e ainda me animou dizendo que ia aproveitar para colocar tudo no lugar. Ia fazer uma plástica para tirar as sobras da barriga e deixar tudo lisinho; afinal, depois de três filhos, eu estava precisando. Fiquei animada em vez de deprimida.

O próximo desafio: o tratamento. Mais uma vez, o bom médico me orientou, e não precisei fazer 'quimio'. Fiz sessões de radioterapia e não senti nada.

Depois de tudo isso, reservei um tempo para fazer meu trabalho como voluntária no Instituto Nacional do Câncer (INCA). Passei a trabalhar para melhorar o tipo de tratamento que era dado aos pacientes com câncer. Comecei a ministrar palestras para ex-pacientes no Brasil e no exterior. Até hoje estou aí, na luta. Voltei para a política e nunca mais abandonei a causa."

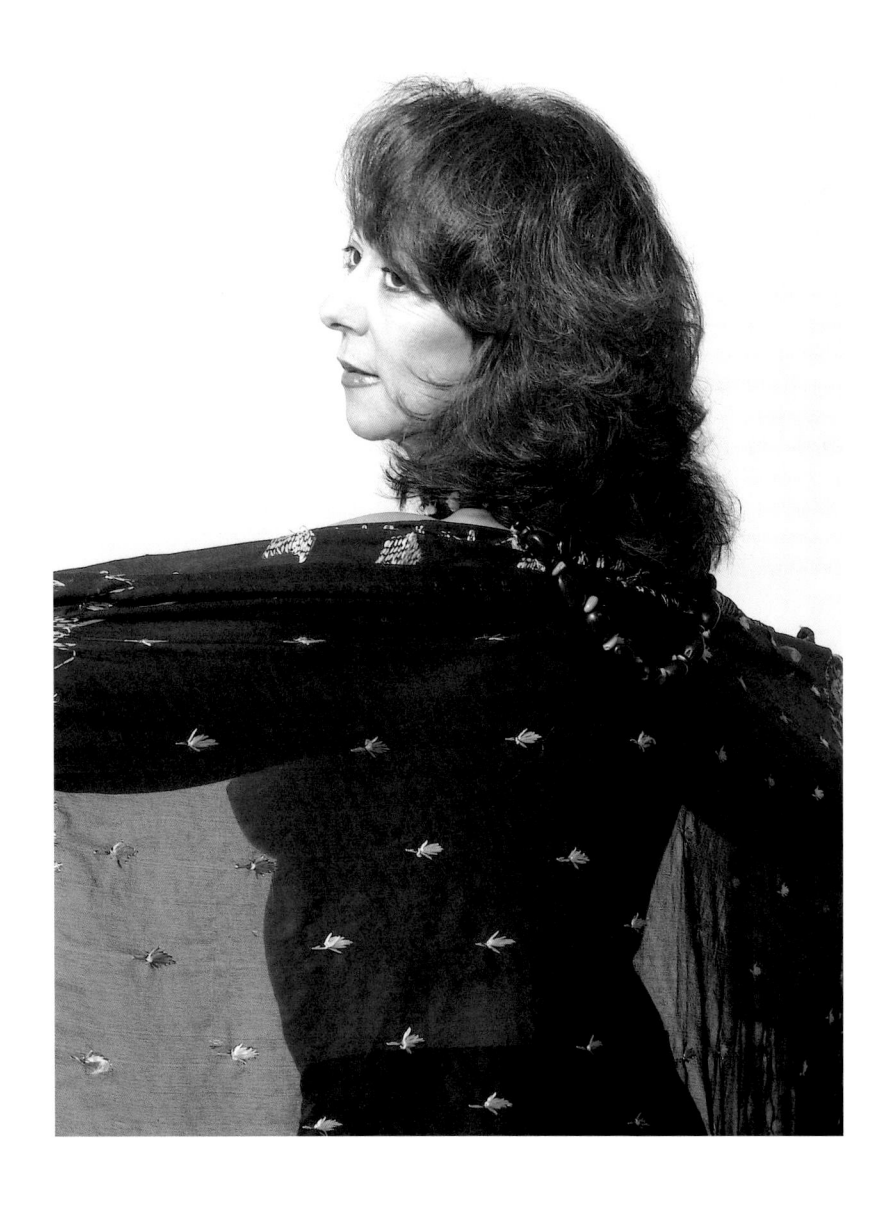

"Com o impacto da notícia, fiquei sem falar, quieta, olhando para o teto branco do hospital. Pensei: 'Pode ser o teto de minha sepultura ou uma página em branco para eu reescrever minha história'. Decidi reescrever minha história."

Garra e alegria que contagiam

Gisela Amaral, 66 anos, casada com o empresário Ricardo Amaral, o "Rei da Noite", é reconhecida por sua generosidade e pelo carinho com a família, com os amigos e com pessoas que ela nem conhece. Na época em que detectou o câncer, ela fazia um trabalho voluntário com crianças portadoras de câncer nos Estados Unidos, onde começou a se tratar. Depois, decidiu voltar ao Brasil, para ficar perto dos filhos, dos netos e do marido. Sempre bem-humorada e com um sorriso estampado no rosto, Gisela fala do que passou.

"Estava nos Estados Unidos, atuando como voluntária no Memorial Hospital, em Nova York. Já tinha feito várias cirurgias para retirada de nódulos benignos até que foi detectado o tumor maligno. Lá eles fizeram a indicação para que eu me tratasse com médicos de renome internacional: os brasileiros Aristodemo Pinotti e Antonio Buzaid, que me operariam no Hospital Sírio Libanês, em São Paulo. Foi um alívio ouvir isso. Fiquei orgulhosa por poder ser tratada em minha terra e por médicos fantásticos.

Recebi o diagnóstico e fui direto à igreja de St. Patrick, na 5ª Avenida, em Nova York, para buscar forças e refletir. Na semana seguinte, estava na mesa de cirurgia, no Brasil."

O otimismo, a dedicação e o espírito de doação de Gisela são admiráveis e contagiantes, a ponto de ela se alegrar com o câncer. "Ao receber a notícia, ainda fora do Brasil, senti uma grande alegria. Podia parecer estranho, mas sempre pensei: 'Se algo assim for acontecer na minha família, que seja comigo, e não com os meus filhos ou com o meu marido'.

"Ao receber a notícia, senti uma grande alegria. Podia parecer estranho, mas sempre pensei: 'se algo assim for acontecer na minha família, que seja comigo, e não com os meus filhos ou com o meu marido'."

Ao saber que havia chance de recidiva, ou seja, de o câncer voltar, concordei com os médicos e fizemos a mastectomia total, retirando as duas mamas. Depois da cirurgia, foi indicada a série de quimioterapia, e fui acompanhada pelo doutor José Bines.

Sou vaidosa e me lembro de que, quando me vi careca pela primeira vez, ameacei chorar. Mas engoli as lágrimas e tratei de me produzir. Em vez de me esconder, caprichava na maquiagem, colocava meus enfeites, colares e echarpes e saía para meus compromissos. Na cabeça, não usava peruca nem nada. Mesmo porque acho careca de chapéu um horror!

Mais tarde, fiz a cirurgia de reconstrução das mamas com o cirurgião plástico Carlos Fernandes Gomes de Almeida; e o maquiador Menezes redesenhou os mamilos com maquiagem definitiva. Ficou ótimo!

Estou casada há 40 anos com um marido maravilhoso que me apoia em tudo. Nesse momento difícil, não foi diferente. Ele foi incrível, solidário, companheiro. Mas que ele dormiu com uma mulher mais feia durante um tempo, ele dormiu.

É importante a gente saber e se lembrar de que, se você não passa por cima do câncer, demonstrando muita alegria e fé verdadeira, o câncer passa sobre você.

Num primeiro momento, me perguntei: 'Por que isso me aconteceu?'. Mas, em seguida, eu falei para mim mesma: 'Vou vencer essa doença'. E assim fiz."

Ricardo, o marido, fez uma promessa para que Gisela se curasse: ele pararia de trabalhar com seus bem-sucedidos empreendimentos da noite, como as famosas boates e os clubes que abriu no Brasil e no exterior. Ela se curou, e ele cumpriu a promessa.

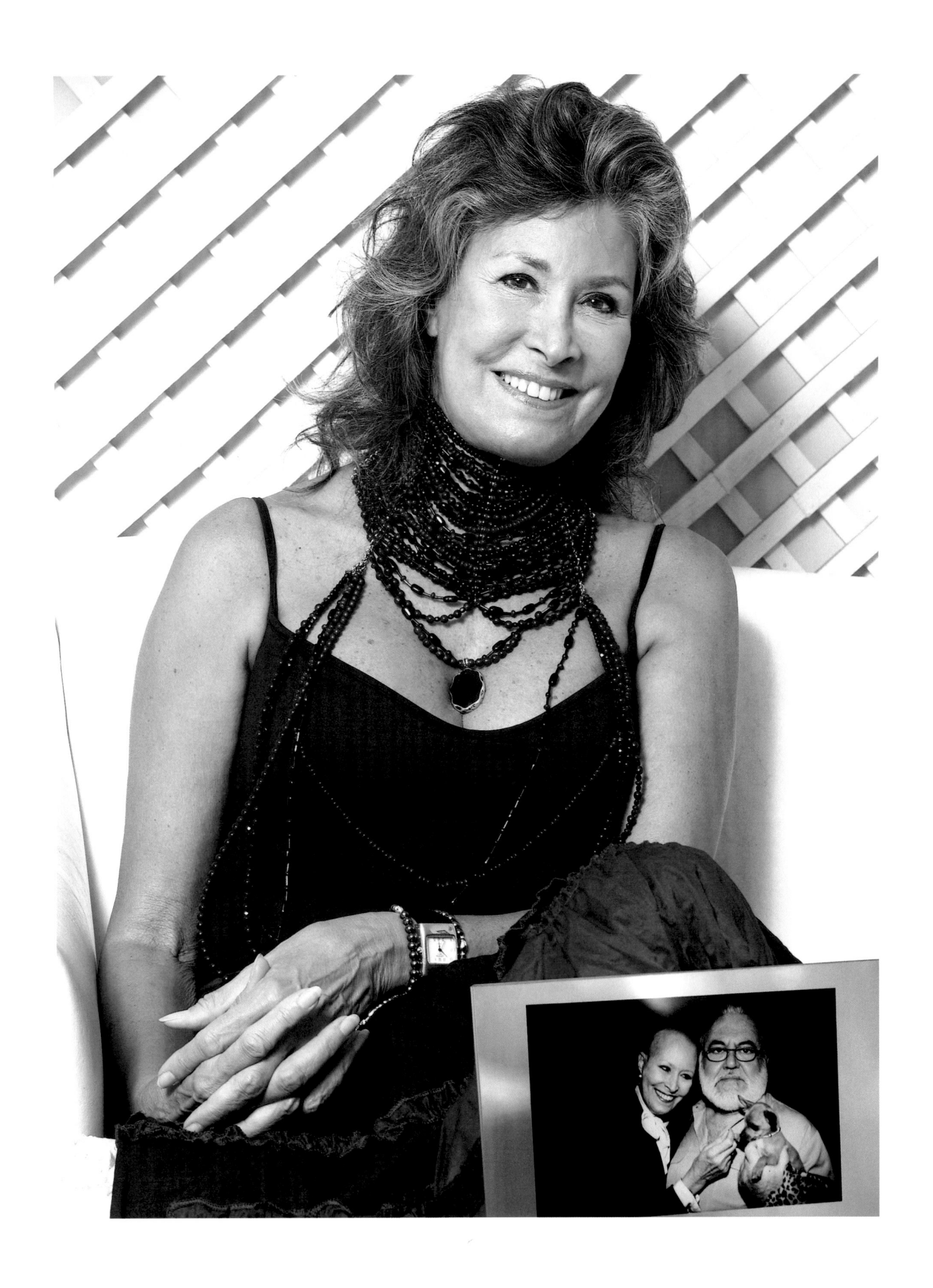

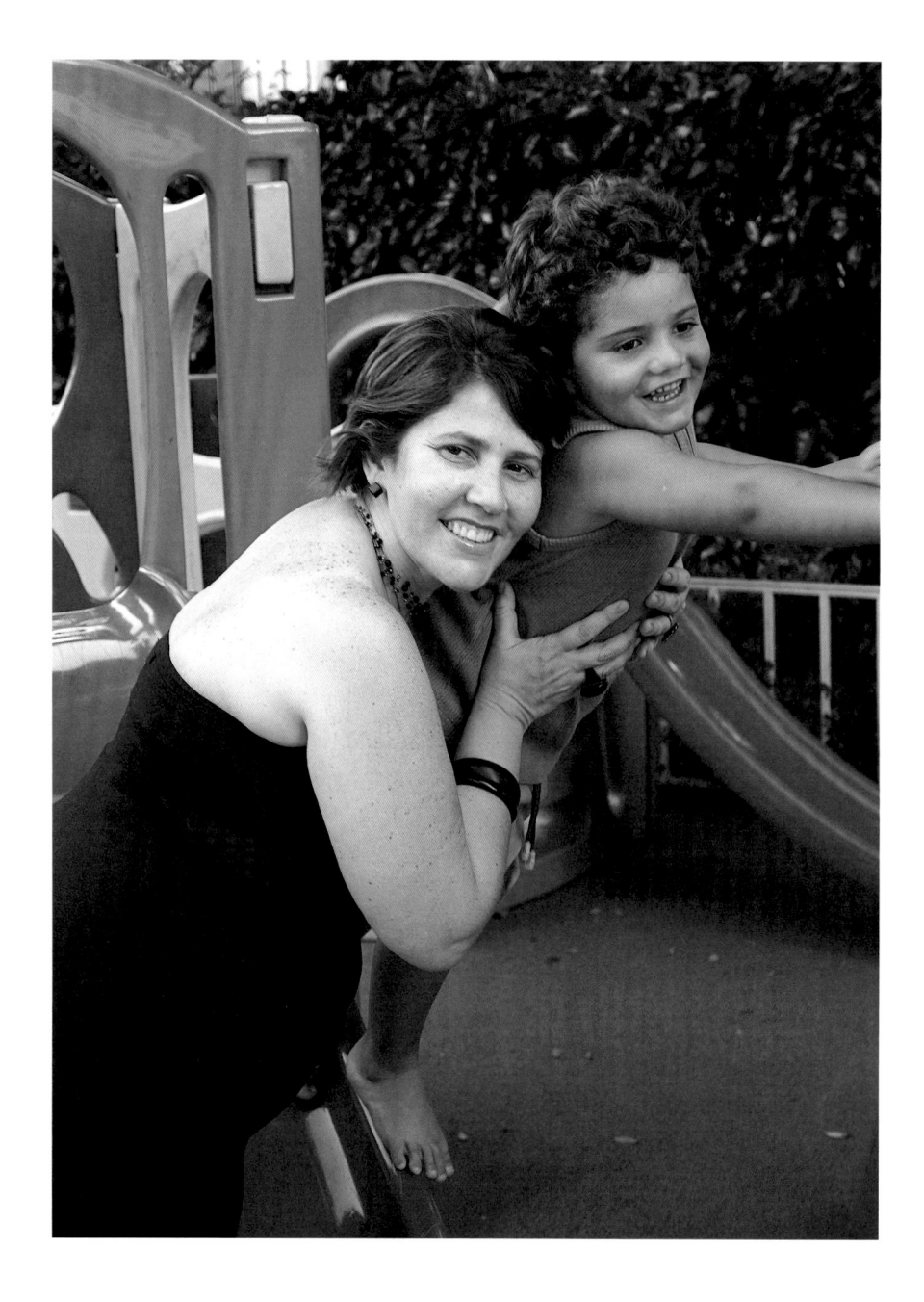

Grávida e com câncer, um exemplo de superação

Márcia Cristina de Abreu Lima, 37 anos, organizadora de eventos, descobriu o câncer enquanto estava grávida. Fomos entrevistá-la no bairro de Engenho de Dentro, no Rio de Janeiro, onde ela mora com o marido e o filho de cinco anos. Transformou o choque do diagnóstico em um exemplo de força, superação e amor à vida.

"No início de 2002, reparei numa secreção saindo pelo mamilo direito e fui procurar minha ginecologista. Como os exames foram insuficientes para um diagnóstico preciso, a médica me indicou uma biópsia cirúrgica para termos certeza do que era. Fiquei assustada e fui buscar opiniões de outros médicos. Eles me aconselharam a procurar o INCA, Instituto Nacional do Câncer. Lá o mastologista descartou a necessidade imediata daquele tipo de exame. Era tudo que uma paciente medrosa como eu queria ouvir. Mas no ano seguinte não escapei. Precisei mesmo operar para avaliar o tipo de tumor.

No meio disso tudo, uma surpresa: descobri que estava grávida. Então, com três meses de gestação, em fevereiro de 2004, fiz outra biópsia, e o que mais temia se concretizou: era câncer de mama. Nessa hora, o chão abre, é um momento desesperador. Costumo dizer que o diagnóstico de câncer chega como um atestado de óbito sem data. Comecei a luta contra a doença. Tenho certeza de que só venci graças, primeiramente, a Deus, mas também porque procuro estar sempre de bom humor. O apoio incondicional da minha família, dos amigos e de toda a equipe do INCA foi fundamental para eu passar por tudo. Fui carregada no colo!

No início, minha família também se abalou. Não podia ser diferente. Mas não deixaram, em momento algum, que me faltassem apoio e boas energias. Estava vivendo meu maior dilema. O mastologista Luiz Antônio Silveira me apresentou duas opções: ou fazia a mastectomia completa ou interrompia a gravidez. Retirar o tumor e preservar a mama seria impossível porque a radioterapia provocaria sérios riscos ao bebê. Para mim, as duas opções eram chocantes. Retirar a mama representava abrir mão da minha feminilidade, da minha sensualidade. Não tinha preparo emocional. Decidi pesquisar e pedir mais opiniões lá mesmo no Hospital do Câncer III (HC-III), em Vila Isabel, na zona norte do Rio, no INCA. A história acabou sendo decidida numa mesa-redonda, em que diversos profissionais do Instituto avaliaram qual seria a melhor opção no meu caso. Foi um momento assustador. Mas confiei minha vida a profissionais competentíssimos, que tomaram a melhor decisão. Eles optaram pela continuidade da gravidez. Podia parecer estranho, mas tinha certeza de que apostaram nisso com base técnica e experiência suficiente. A mim, restava acreditar e lutar. No fim de março de 2004, fizeram a mastectomia total.

Assim que recebi alta da cirurgia, era hora de começar a próxima etapa. Obtive orientações de uma equipe completa, com mastologista, enfermeiros, assistentes sociais, psicólogos, nutricionistas, fisioterapeutas e oncologistas. Fui informada de tudo, desde os cuidados básicos, assepsia e curativos, até a orientação psicológica. Um trabalho fantástico, organizado pela assistente social Lúcia Brigagão. Essa conscientização foi essencial para me deixar menos aflita com o que enfrentaria durante o tratamento. Porém o mais importante foi sentir um acolhimento de toda a equipe, a dedicação e a entrega das pessoas que estão ali, comovente e estimulante. A gente percebe que eles têm um ideal. Eles lutam por uma causa: deixar as pessoas bem. E saí dali com outra disposição.

Comecei a me preparar para a quimioterapia. Na Oncologia Clínica, encontrei outro médico incrível que eu chamo de 'meu guru', o doutor Luiz Guilherme Pinheiro Branco. Mais um momento bem ruim estava por vir: a queda dos cabelos. Logo que os fios começaram a cair, fiquei muito chocada. O cabelo saía em tufos quando eu encostava a cabeça em algum lugar ou trocava de roupa. É uma sensação estranha, como se a gente estivesse apodrecendo. Decidi raspar, mas não queria usar peruca. Não dava nem para me imaginar ajeitando a peruca ou correndo atrás dela na primeira rajada de vento. Sofri com a depressão. Dois ou três dias depois da 'quimio', começava a batalha contra aquela sensação de impotência que me angustiava. Queria lutar contra aquela prostração, mas meu corpo não reagia.

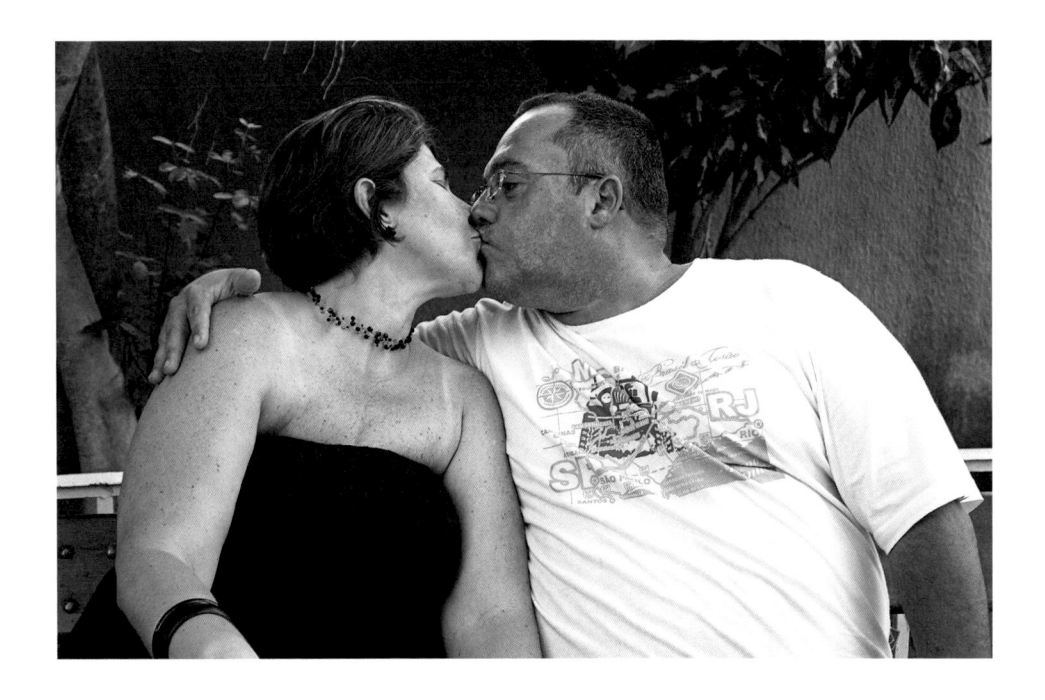

> *Nos períodos de medo e depressão, ela contou com o carinho e o apoio da família e dos amigos, especialmente do marido, Carlos César Silva. "Sou a 'despeitada' mais feliz na face da Terra", diz Márcia, com seu típico bom humor.*

"Tive medo, sim, passei por momentos muito difíceis, mas, quando eu achava que ia perder as forças, o César estava lá, me dando força, me levando para passear ou jantar fora."

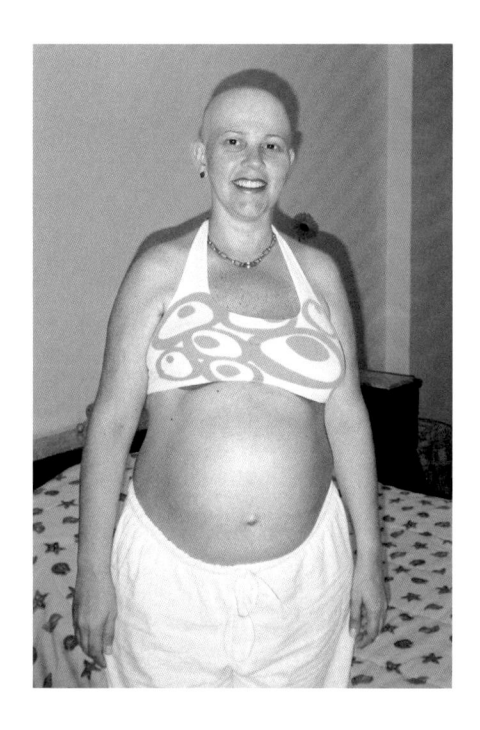

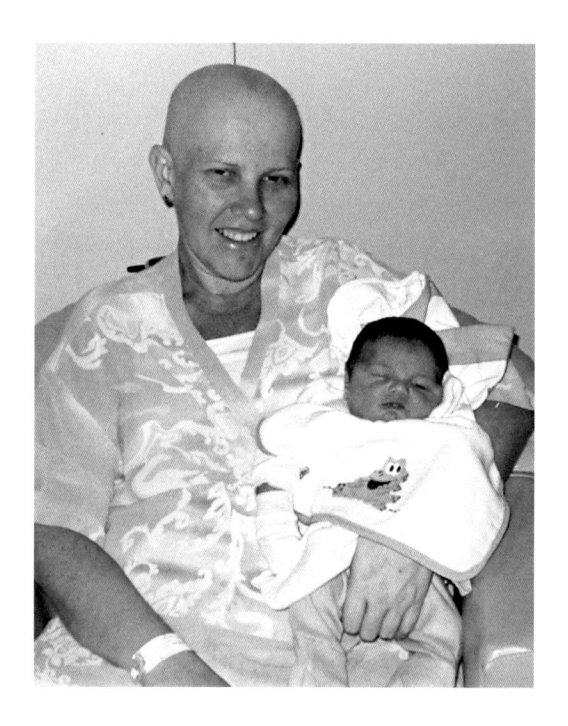

Nesses períodos de medo e desânimo, o que mudou tudo foi o excesso de carinho e a compreensão e o apoio completo da minha família, dos amigos e, especialmente, do meu marido, Carlos César. Ele foi incansável. Estava sempre disposto para me dar força, me ajudar a combater aquela ansiedade. Tive medo, sim, passei por momentos muito difíceis, mas, quando achava que ia despencar, o César me ocupava com as coisas simples que eu mais gostava de fazer. 'Opa! Hora de passear no shopping!', ele dizia. A gente ia comer fora ou ver coisas novas nas lojas de decoração e comprar coisas para a casa.

Participei de todo tipo de cerimônia e ritual religioso. Para onde me convidavam, lá ia eu receber bênçãos e orações. Não me achava no direito de recusar qualquer indício de ajuda, de boa vontade ou energia positiva de meus amigos ou de pessoas que se sensibilizavam com minha história. Admito que naquela época eu não tinha certeza de nada. Não sabia se o tratamento e a gravidez vingariam. Só comecei a acreditar e a curtir a gravidez após o sexto mês de gestação.

Depois de cinco meses, estava encerrando o ciclo de quimioterapia, e no mês seguinte, em 20 de agosto de 2004, o Artur nasceu. Foi uma festa! Literalmente, porque minha mãe, minha sogra e uma prima começaram a preparar festas de aniversário a cada mês. Afinal, todos precisavam comemorar e extravasar depois de tanta emoção contida até essa superação. Eu me sentia até constrangida, porque era uma festa temática diferente todo dia 20, até o Artur completar o primeiro ano. Para se ter uma ideia, só no chá de bebê, mais de 200 pessoas lotaram minha casa e a área de lazer do meu condomínio. Uma loucura!"

Márcia continuou com o tratamento por mais três anos. E, então, partiu para a reconstrução mamária. Hoje, ela trabalha como organizadora de eventos, deixou de lado o emprego como funcionária pública e colocou em prática as ideias que surgiram durante o período em que lutou contra a doença. Quando perguntamos sobre o que mudou nela depois de tudo isso, ela abre o sorriso para responder: "Continuo a mesma pessoa alegre, divertida e, segundo meus amigos, maluca. Acho que só aumentou minha disposição para fazer o bem e ajudar os outros. De fato, só mudei algumas rotinas, por causa do esvaziamento axilar, que me deixou com uma limitação de movimentos no braço direito. Acredito que a vida tem sempre o lado bom e o lado ruim; cabe à gente aproveitar mais o lado bom, para não nos perdermos com as coisas chatas. Se pensarmos positivamente, com vontade de seguir em frente e viver, as coisas acabam dando certo. Nunca deixei de sair, me divertir e acreditar. Fui até madrinha de casamento quando estava grávida de oito meses e absolutamente careca."

Com seu jeito alegre e extrovertido, hoje, Márcia comemora a vitória ao lado do marido, César, e de seu maior troféu: o filho Artur.

"Olhava no espelho e chorava escondido. Minha autoestima foi parar debaixo do tapete." Alessandra contou muito com a força do marido, Cleber, que treinou enfermagem para cuidar dela. A filha Lara escolheu a peruca.

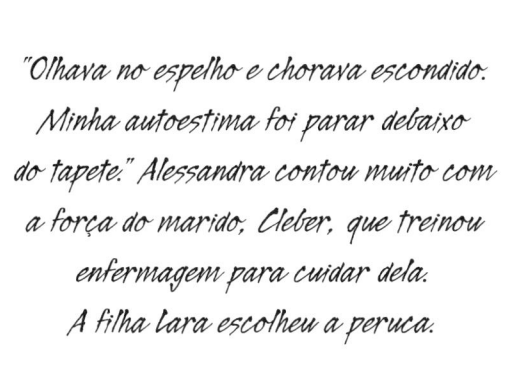

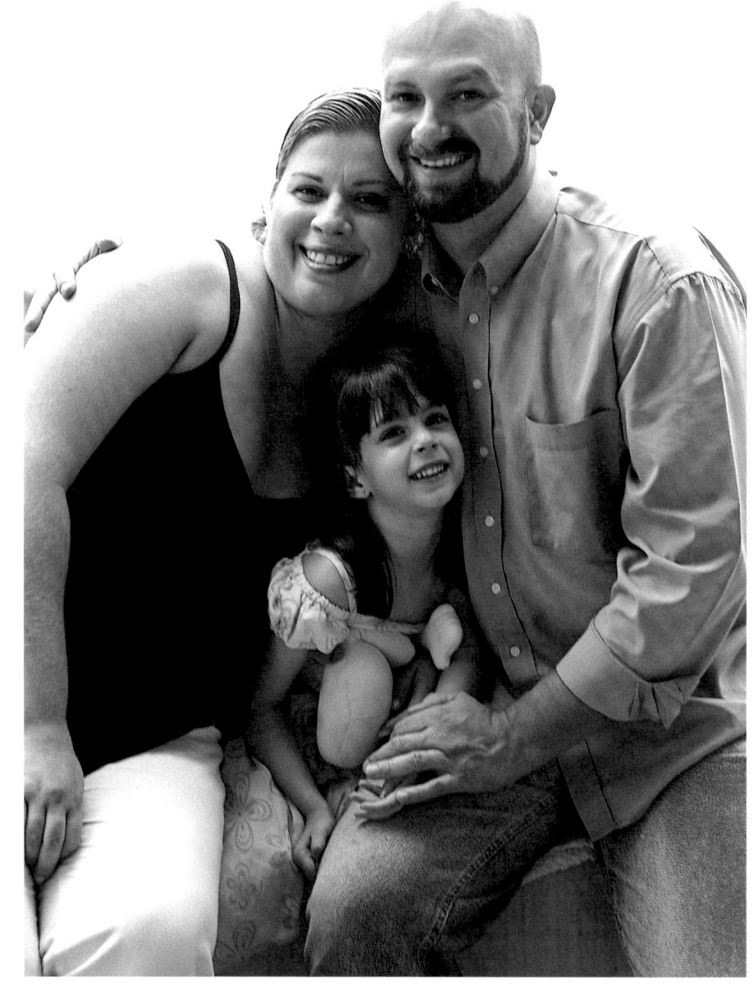

Com o apoio da família

Estar ao lado para o que der e vier. Essa foi a lição que aprendemos com o casal **Alessandra Ziukevicius, 35 anos, professora e coordenadora de esportes**, e seu marido, Cleber. Eles comprovaram que o apoio de quem está próximo muda tudo. Não só para quem tem ou teve a doença, mas também para quem oferece esse apoio.

"Foi difícil aceitar que estava passando por tudo aquilo. Era jovem, saudável, e aos 35 anos tive de fazer uma mastectomia total. Além disso, fiquei pálida, porque não podia tomar sol. Engordei e fiquei careca. Às vezes, me olhava no espelho e chorava escondido. Minha autoestima foi parar debaixo do tapete. Mas meu marido estava ali, sempre ao meu lado, me dando força.

Percebi que ele me amava não pelos meus lindos seios, mas pelo que eu era. Ainda me emociono quando lembro que Cleber fez treinamento de enfermagem só para saber como cuidar de mim. Ele levantava todos os dias às 5 da manhã, trocava os curativos, dava o banho e até escovava meus cabelos. À noite, ao voltar do trabalho, repetia a dose. Foram meses em que eu contei muito com meu marido. Ele cuidava da casa e de nossa filha, Lara. Ela era pequena e não entendia bem por que às vezes eu ficava triste e chorava. Com sua ingenuidade e pureza, sempre tentava me animar. Ela me ajudou a escolher a peruca, disse que eu estava linda."

Cleber, que é empresário e se desdobrou para estar sempre ao lado de Alessandra, nos contou que, apesar de terem sido momentos difíceis, ele se sentiu muito bem em poder ajudar. Quando comentamos sobre a dificuldade que alguns companheiros tinham em segurar a barra e que havia até quem abandonasse suas mulheres, ele se espantou: "Não posso nem imaginar fazer diferente. Não acredito que existam pessoas assim, tão fracas. Perto de tudo que ela estava passando, o que fiz foi muito pouco. Cuidar o melhor possível de Alessandra e de nossa filha era o mínimo que podia fazer." Infelizmente, como vimos em outros casos, nem todos têm a força e a dedicação de Cleber. Não sabem o que perderam. Afinal, perceber a dor do outro, oferecer o ombro, um gesto ou uma palavra amiga, como essa família pôde vivenciar, têm efeitos maravilhosos.

Na luta por um tratamento digno

Esli Barbosa de Souza, 54 anos, professora de música. Depois de um longo período cuidando da saúde dos pais, ela enfrentou sozinha o diagnóstico do câncer.

"Os quatro anos anteriores ao diagnóstico foram muito estressantes. Um processo longo e complicado. Tinha acompanhado os tratamentos de saúde de meus pais, que moram em Tocantins. Meu pai havia implantado um marca-passo cardíaco e feito cirurgia de próstata. Minha mãe tratou de um câncer de estômago. Todos os anos, eles vinham me encontrar em Brasília para os exames de rotina. Depois, meu pai teve um acidente vascular cerebral, e minha mãe, que já estava bem, passou a cuidar dele em tempo integral. Mas há dois anos tudo virou: foi detectado um câncer de fígado e em um mês ela faleceu. Foi um susto. Para nós, os seis irmãos, quem estava muito doente era nosso pai. Minha vida desmoronou. Nós, os irmãos, tivemos de montar uma equipe para monitorar constantemente a saúde dele: por telefone, visitas diárias de meu irmão e viagens mensais minhas.

Com um período tão atribulado, acabei deixando de fazer meus exames. Em julho de 2008, quando estava me refazendo da perda de minha mãe, o mundo desabou novamente sobre mim. Em um exame de rotina, recebi o diagnóstico de um câncer de mama. Começou aí minha própria *via crucis* em busca do tratamento. O primeiro desafio foi encontrar atendimento digno. Sou professora de Musicografia Digital da Escola de Música de Brasília. Mas, mesmo trabalhando há 25 anos, nem a Secretaria de Educação nem outro órgão público do Governo do Distrito Federal possui plano de saúde para seus funcionários. Um descaso total. Tenho direito a uma assistência médica como agregada de meu pai, funcionário federal, mas que é pouco aceita pela rede credenciada na capital do país. Depois de enfrentar médicos inescrupulosos, que se cadastram como especialistas e não são, tive de aguardar a fila dos reais especialistas — só teriam vaga para cerca de três meses após o veredicto da ultrassonografia mamária. Não podia esperar tanto tempo para iniciar as primeiras biópsias. No fim, recorri ao sistema particular e paguei caro pelos exames, com meu parco salário de professora. Os resultados foram, por um momento, desanimadores: um tumor maligno. Mas teve um lado bom: estava em estágio inicial e era considerado de baixa malignidade.

Recebi todo apoio de minha família e dos amigos. Um de meus irmãos conseguiu um plano de saúde para mim com maior cobertura, em Goiânia. Ele, a esposa e uma grande amiga me acompanharam durante a cirurgia e na fase de recuperação. Eu me surpreendi com o tratamento: fui atendida por um mastologista atencioso, o doutor Roberto de Conti, que inclusive me acompanhou até a clínica de ultrassonografia para assistir ao exame e tirar uma dúvida sobre a localização do tumor. Essa atitude me fez decidir que seria ele quem iria me operar. Retirei um quadrante da mama direita e ao mesmo tempo fiz a reconstrução.

A operação foi um sucesso. O médico teve o cuidado de fazer o corte de tal forma que, se eu quiser usar uma roupa mais decotada, a marca não aparece. Não foi necessário fazer quimioterapia. Após as 30 sessões de radioterapia, iniciei o tratamento da hormonioterapia. Tudo foi muito mais leve do que eu imaginava que seria. De qualquer forma, é importante registrar que, além da doença, a gente ainda tem de enfrentar muitos desafios, como a falta de assistência médica e o uso de medicamentos caros. Continuo as avaliações de rotina com meus médicos em Goiânia, o doutor Roberto, mastologista, e o doutor Marcus Magno, oncologista, sempre muito atenciosos. Por decisão minha, até hoje meu pai não sabe nada sobre a doença nem do tratamento que faço. Sinto-me ótima e vivo como se nada tivesse acontecido."

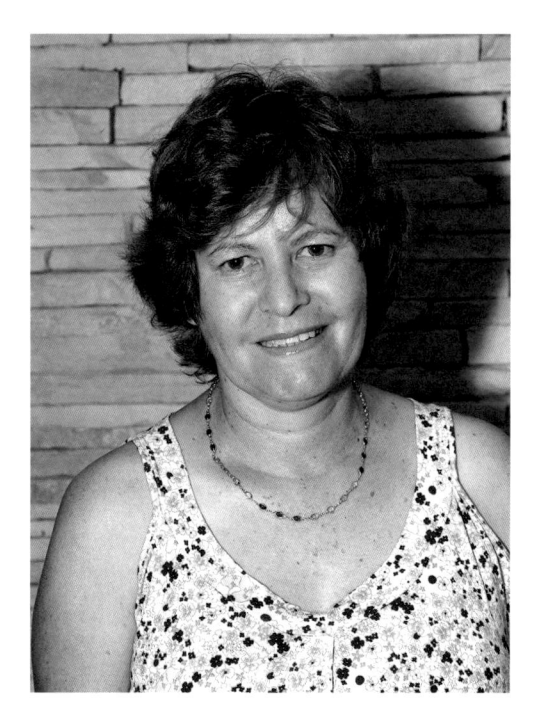

> "O diagnóstico me pegou de surpresa. Depois de cuidar dos meus pais, não esperava que acontecesse comigo. Além do choque da doença, ainda tive de lutar por um atendimento digno."

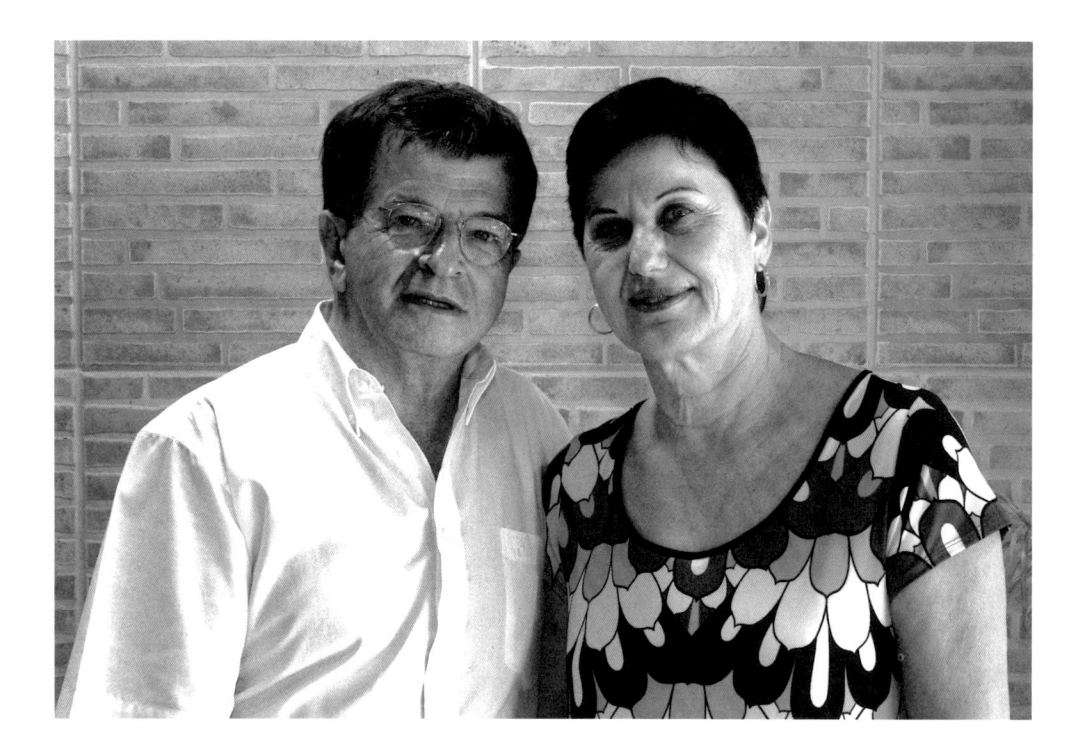

Não se deixar abater

Maria Emília Piccinini Veras, funcionária pública, tomou um susto com o diagnóstico, mas com o apoio total do marido, Carlos, e das filhas ela vem superando cada passo.

Conhecemos Emília durante o projeto **DE PEITO ABERTO**, em Brasília. O marido, fotógrafo, muito habilidoso e criativo, nos ajudou nas montagens em locais que não tinham estrutura adequada para receber a exposição de fotos. O casal, que sempre esteve conosco nas mostras e palestras, não imaginava que em pouco tempo estaríamos nos encontrando em outra situação. Dessa vez, como personagens do projeto. Emília conta como foi:

"Achei que eu nunca iria passar por isso. Mas, um dia, durante o banho, senti algo estranho e fui fazer os exames. Logo veio o diagnóstico. Era câncer. A descoberta aconteceu em 20 de dezembro de 2008. Estava com viagem marcada para a Austrália, ia passar as festas de fim de ano com milha filha, que mora lá. O meu médico estava de férias. E o substituto disse que era melhor eu esquecer os planos de viajar. Fiquei deprimida. Mas não desisti. Continuei tentando encontrar o meu médico, e, quando finalmente consegui, ele me tranquilizou: 'Isso não apareceu aí em um mês e nem vai acontecer nada nesse período. Vá viajar e aproveite suas férias com sua filha e seus netos'. Era o que eu precisava ouvir. E fui. Na primeira semana, ainda estava chocada, mas depois relaxei e aproveitei cada momento com minha família. Foi ótimo.

Na volta, fiz a cirurgia. Como a anestesia foi peridural, fiquei acordada e avisei: 'Vê se capricha aí, hein, doutor?'. Ele brincou: 'Eu costumo caprichar, mas já que você me deu essa dica, então, vou caprichar ainda mais'. Quando tirei as ataduras, olhei e disse: 'Nossa... que bonitinho! Você merece um beijo, doutor!'. Realmente, ele preservou o máximo da mama e ainda colocou tudo no lugar. Achei que os seios ficaram bonitos. Gosto até mais agora.

Ainda estou me recuperando, o braço dói, mas o resto foi tudo bem. Agora vamos começar a 'quimio'. O interessante é que eu tinha ido ver a exposição todas as vezes que o projeto **DE PEITO ABERTO** esteve aqui em Brasília. Ainda tranquilizei minhas filhas, que ficaram impressionadas com os casos: 'Não tem risco nenhum conosco, não precisam ficar preocupadas porque em nossa família não tem nenhum caso de câncer'. Aí aconteceu comigo. Mas é isso aí. Agora, como disse o meu médico, só vai depender da minha cabeça.

A parte mais difícil foi ficar um tempo sem trabalhar. Queria voltar logo à ativa. Meu chefe foi supercompreensivo e me acolheu: 'Quando der, você vem'. Ele me disse para eu tirar o tempo que fosse necessário para me cuidar. Um mês depois da cirurgia, eu já estava bem, tinha recuperado os movimentos e ia até à feira com meus netos. Já voltei a trabalhar e estou tocando a vida. Acredito que a determinação e a coragem para seguir em frente são fundamentais para a gente não se deixar abater."

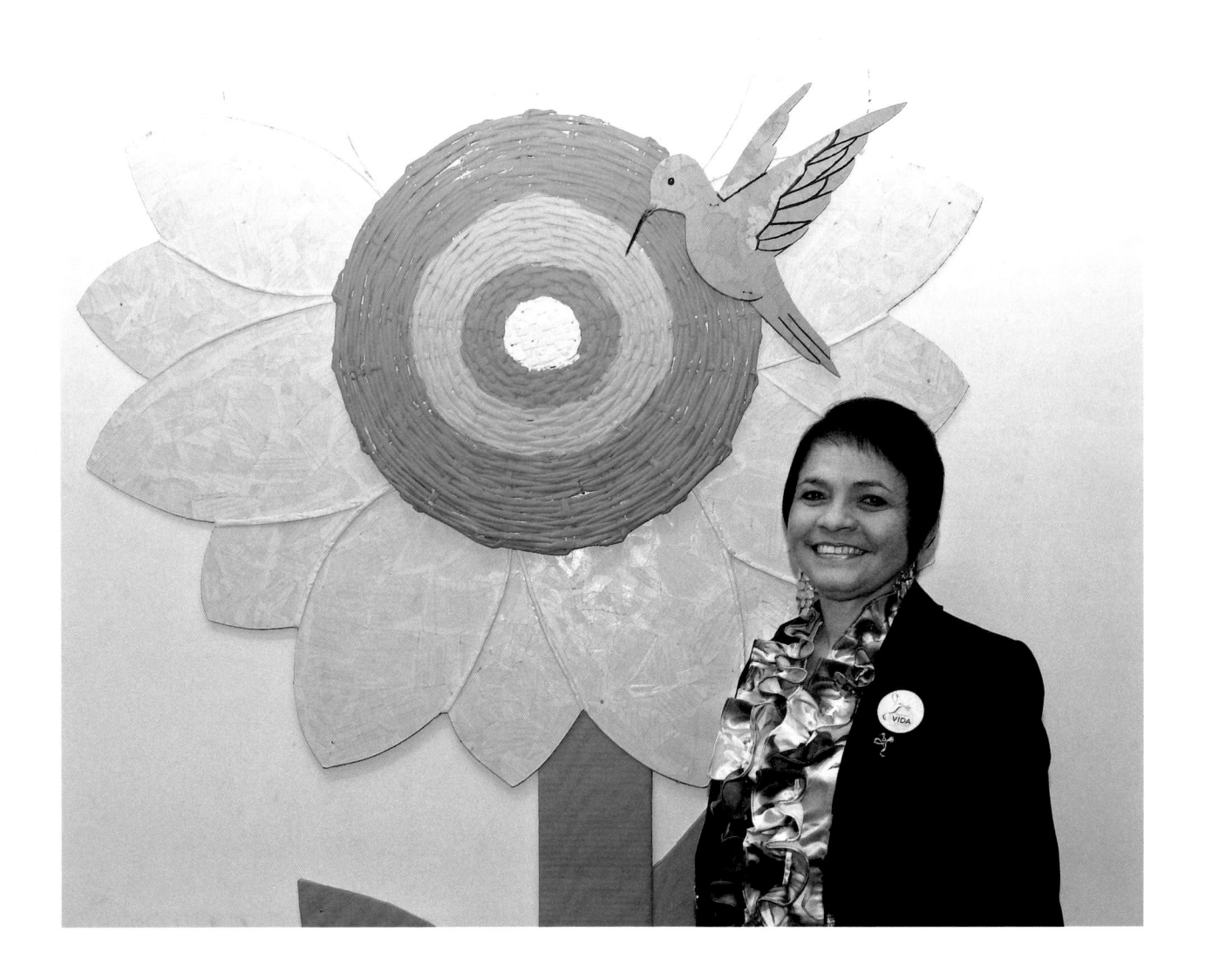

A força da vitória

Moema Gramacho, 51 anos, prefeita de Lauro de Freitas, Bahia. Durante a campanha para seu segundo mandato, ela recebeu o diagnóstico. Teve de enfrentar os ataques sórdidos dos adversários políticos, que em golpes baixos usaram a doença para tentar derrotá-la. Mas com sua força e seu carisma, ela superou tudo e venceu — as eleições e o câncer. Ficamos fãs dessa baixinha elétrica, que não para um instante. Uma mulher que é um verdadeiro exemplo de vida. Ela mesma conta sua história:

"Era março de 2008, e eu estava em plena campanha para o meu segundo mandato como prefeita da minha cidade, Lauro de Freitas. Sempre faço os exames preventivos em maio e junho, mas por causa da campanha adiantei minha rotina. Parecia que era mesmo para eu descobrir. Lembro-me de que no ano anterior eu nem tinha voltado para buscar os resultados, e no ano da campanha não estava preocupada com isso. Pensei até em não fazer. Mas uma médica amiga me alertou: 'Tem tempo que você fez a mamografia preventiva, não é? Então, vou ligar para sua ginecologista para você fazer'. Com tanta insistência, não tinha como fugir. Fiz e saí tranquila. Três dias depois, o médico ligou. Não pude atender imediatamente, mas ele insistiu. Ficou ligando três dias seguidos, deixando recados, dizendo que queria falar comigo. Comecei a me preocupar. Finalmente, liguei, e ele me disse: 'Você precisa repetir o exame. Tem um nódulo. E com característica de ser maligno'.

Eu não sentia nada. Mas mesmo assim ele pediu uma bateria de exames: mamografia guiada por ultrassom, punção e biópsia. O resultado da biópsia confirmou: era câncer. A sorte é que era um tumor muito pequeno e recente. Descoberto bem no início.

A prefeita Moema Gramacho deu a volta por cima e comemorou a vitória levando o projeto DE PEITO ABERTO para Lauro de Freitas.

Até aí eu estava focada na campanha. Faltavam sete meses para acabar, e eu não queria que nada atrapalhasse. O médico me disse que em 15 dias eu faria tudo. Sou bem prática, então, marquei a cirurgia para um sábado, para não perder tempo. Ele me avisou que poderia fazer a radioterapia intraoperatória para não ter que fazer depois. Uma sessão só de 'radio'. Fiquei animada. Estava apavorada com a quimioterapia. Não queria fazer. O meu desespero era perder o cabelo.

Na véspera da cirurgia, conversei com um bom cirurgião plástico, que faria a reconstrução. Em abril, fui para São Paulo, para me operar no Hospital Sírio Libanês. Mas as coisas começaram a complicar. Na noite anterior, depois de uma ressonância magnética, vieram me avisar que eu não poderia fazer a radiologia intraoperatória porque haviam descoberto mais nódulos, um perto da aréola e outro colado no externo. Precisariam tirar uma parte muito maior. Minha filha, Michele, e meu médico de confiança, o doutor Rogério, vieram comigo da Bahia e estavam ao meu lado. Precisava da opinião deles.

O meu médico concordou com os especialistas paulistas. Era preciso tirar a mama toda, para minha segurança. Aí chamei a equipe que ia me operar e fui logo perguntando: 'Posso optar por alguma coisa?'. Eles estavam só ouvindo, e eu continuei: 'Tentem aproveitar o mamilo e façam tudo para preservar ao máximo minha mama'. Não queria ter que colocar prótese de silicone. 'Se não der para fazer nada disso, então, decidam pelo que for melhor para a minha saúde'.

Rezei muito com minha filha e pensei: 'Está entregue, primeiro a Deus e depois ao doutor Alfredo Barros'. Minha filha e o doutor Rogério teriam que decidir o que fosse melhor, porque eu estaria anestesiada. Disse para eles: 'Vocês já sabem quais são as minhas prioridades'. Tomei o comprimido e apaguei. Dei a maior sorte. O nódulo que estava perto da aréola era benigno. Com isso, puderam aproveitar a aréola. Acertaram a posição dos dois bicos e, como tinha o seio grande, não precisaram colocar silicone. Passei de tamanho 44 para 38. Na mesma cirurgia, retiraram o nódulo e fizeram a reconstrução. Foi tudo maravilhoso. Fiquei tão feliz que, três dias depois da cirurgia, saí direto do hospital para dar uma palestra na marcha dos prefeitos, em Brasília. Eu estava me sentindo ótima com o seio pequenininho. Tinha um medo de anestesia que me pelava. Só de pensar... 'Ai, meu Deus!'. Nunca tinha tomado anestesia geral. Mas saí de lá festejando, vim embora para a Bahia numa boa.

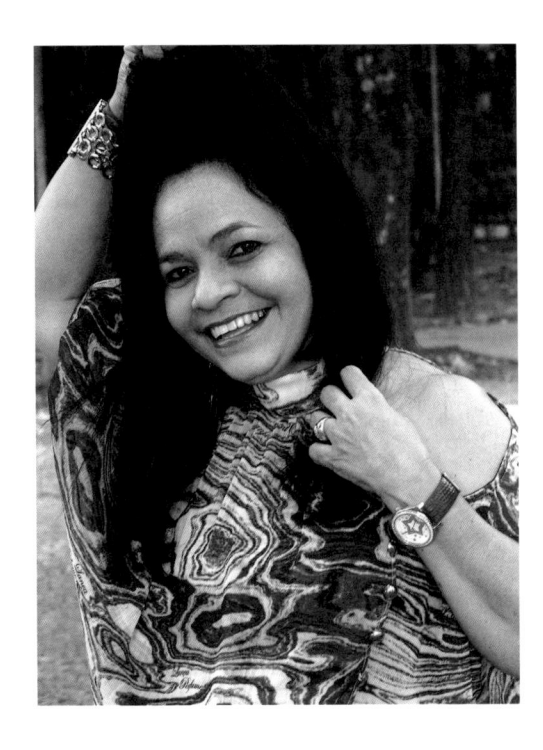

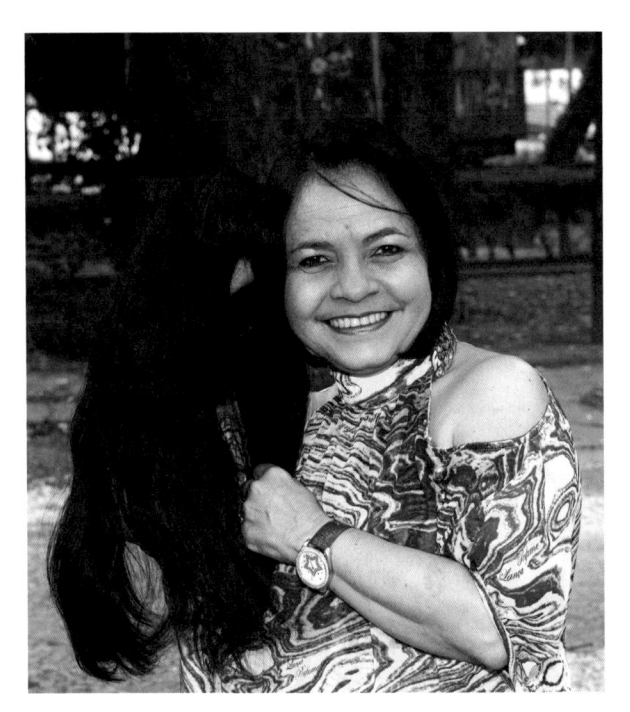

Só que durante a cirurgia descobriram que o risco era maior e tiraram também os linfonodos sentinela. Os nódulos eram pequenos, mas tinham característica de metástase. Isso indicava que eu teria de fazer quimioterapia e radioterapia.

Eu tive certa resistência. Então, fui conversar com um médico muito conhecido e bem indicado, que me garantiu que eu podia fazer a quimioterapia, que o cabelo não ia cair. Aí fiquei tranquila e fiz. Mas na primeira sessão o cabelo já começou a ir embora. Caiu a metade. Tinha um cabelão enorme, na cintura. Além de gostar dele, era minha marca registrada.

Foi o momento mais complicado. Estava na euforia. Queria fazer tudo rápido. Ainda não tinha me dado conta da gravidade da coisa. Quando passei a mão na cabeça e senti um punhado de cabelo, aí eu me toquei. Foi chocante. Senti uma impotência tão grande! Queria saber o que fazer para o cabelo não cair, mas não tinha jeito. Não tem nada que segure. Não podia optar. De fato, a coisa era séria.

Chorei muito! Minha filha e minha família me ajudaram a superar! Naquele momento, veio a lembrança de meu pai, ele teve de amputar as duas pernas e tinha vontade de viver. Então, mesmo com a minha vaidade, por que eu iria enfraquecer? Fui me convencendo: 'Vou viver um período sem o cabelo e pronto'.

Mas havia uma questão prática. Ainda não tinha feito minha foto de campanha. Não me apressei porque acreditei no médico, que garantiu que o cabelo não ia cair. O jeito foi fazer a foto de peruca. Podia ter escolhido uma curtinha. Mas criança gosta de cabelo grande, e o meu sempre foi uma marca minha. Então, escolhi uma peruca parecida com meu cabelo natural. Não queria que as pessoas soubessem que eu estava doente. Podia ser sinal de fraqueza, e eu poderia perder eleitores por isso, ou outras pessoas poderiam votar por dó. Não queria nada disso. Nada de usar a doença, nem a favor nem contra. Resolvi: 'Não vou esconder, mas também não vou falar'. Se alguém me perguntar, eu confirmo, mas não vou anunciar.

Fazia 'quimio' de 21 em 21 dias e ia para a rua fazer campanha. A última sessão foi no dia 6 de outubro, um dia depois da eleição. Foi estranho: todo mundo comemorando a vitória e eu fazendo quimioterapia. Mas estava tranquila. Com a sensação de dever cumprido. Eu tinha um compromisso. Pensava: 'Se eu ficar muito ruim, se eu perder a eleição por causa da doença, vai ter sido uma falha minha'. Então, fiz um acordo com Michele, minha filha: 'Eu vou cuidar da eleição, e você cuida de mim'. Ela topou! Aí, fiz tudo para ganhar, e ela ficava controlando meus horários.

Faltavam 20 dias para a eleição, e saí numa carreata. Tomei muito vento e acabei pegando uma pneumonia. Por causa da quimioterapia, estava com os leucócitos baixos. Precisei ficar internada por dez dias. Que hora! Quando saísse, faltariam só nove dias para a eleição. Do hospital, eu despachava, atendia as pessoas, não parei um minuto. Todos os dias eu negociava minha alta com os médicos. Eles diziam: 'Mais quatro dias'. E eu: 'Não, mais três'. Deixava todo mundo doido. Mas fui superaplicada. Fazia os exercícios respiratórios e tudo que mandavam para melhorar rápido.

Enquanto isso, do lado de fora, a coisa foi feia. Como estava afastada, o adversário aproveitou. Jogou sujo. Aconteceu a caminhada da nossa campanha. Prometeram que eu, a prefeita, ia estar. Como me procuravam e não me viam, a oposição distribuiu santinhos e desfilou com um caixão dizendo que era eu, que não adiantava votarem em mim porque eu não ia sobreviver. Contaram-me isso enquanto eu ainda estava no hospital. Reagi com força: 'Tenho que sair daqui, e o pessoal precisa ver que eu estou bem'. Os adversários não davam folga. Quase na época da eleição, descobriram que eu estava sem cabelo. Partiram para mais uma investida. Apelaram para o público evangélico, dizendo que eu raspava a cabeça porque 'tinha feito o santo'. Para os outros, diziam que eu estava morrendo. Não tinham limites para tentar me derrubar.

Mas não adiantou nada. O povo não é burro. E tudo que foi sujeira reverteu contra eles. Quando os evangélicos descobriram a verdade, começaram a fazer oração pela minha saúde. Oravam pedindo meu retorno. Depois do episódio do caixão, todo mundo, de todas as religiões, fazia preces para o meu pronto restabelecimento. Foi uma comoção geral. Perto da eleição, o nosso último comício lotou. Todos carregavam cartazes, pedindo minha cura, torcendo por mim. Foi muito emocionante. Aí surgiu a música que virou bordão, marchinha de carnaval: 'Ninguém para essa mulher! Ninguém para, não! É Moema de novo, com a força de Deus e a força do povo!'. Todo mundo cantava, em todos os ritmos: axé, forró, *rap*... Nas pesquisas, eu tinha de 45% a 50% das intenções de votos. Ganhei as eleições com 60% dos votos, vindos de todos os públicos, de todas as idades, raças e religiões.

Eu não sei onde encontrei tanta força. Saindo de uma pneumonia, fiquei quase sem dormir, ia andando pelas ruas, noite e dia, de casa em casa, conversando com todo mundo. Sentia uma energia tão grande que ficava 24 horas no ar. Foi muito intenso.

Eu me apeguei muito a Deus. Uma amiga me deu um livrinho com várias mensagens diárias, e eu o usei como tábua de salvação. Todo dia, de manhã e à noite, eu lia. Eram mensagens positivas, que me fortaleciam. Não senti desespero.

Cheguei a ficar muito enjoada com a 'quimio', mas não vomitei nem um dia. Durante a quimioterapia eu me desligava. Ocupei o tempo trabalhando. Quando o enjoo vinha, eu pedia remédio e, com a ajuda de uma amiga ou da minha filha, continuava despachando, fazendo gravação para a imprensa, escrevendo textos para a campanha, resolvendo assuntos da prefeitura. Chegava o fim da sessão de 'quimio', e eu dizia: 'Não é possível! Já acabou? Ainda tenho muito para despachar'. Não me afastei do dia a dia do meu mandato, que ainda vigorava. Tinha que trabalhar, e muito.

Apareceram alguns anjos no meu caminho. Minha médica, doutora Virginia Freitas de Sá Oliveira, foi um deles. Ela se preocupava com a peruca, com o meu peso. Vivia negociando minha agenda comigo para tentar me poupar. Cuidava de mim o tempo todo. Outro anjinho foi a cabeleireira Mara, uma figura maravilhosa. Queria dar um troféu para ela. De dois em dois dias, ela ia para minha casa e só saía depois da meia-noite. Consegui uma peruca que ficava com um aspecto bem natural, mas exigia uma operação complicada. Demorava mais de três horas para tirar o adesivo que colava a peruca na cabeça, lavar minha careca e depois colocar tudo de novo. Eu dormia de peruca. Foram seis meses fazendo isso, não sei como ela aguentou. Não era fácil. Além do trabalhão que dava, eu estava insuportável. Quando tudo acaba, a gente vê como é difícil para uma mulher passar por tudo isso, principalmente quando ela é vaidosa, como eu sou."

Moema percebeu como a questão do cabelo mexe com a mulher. "Eu não associava o câncer com a mama. Não era o peito que doía. Olhava no espelho e via o problema na minha frente. Mesmo sendo gestora pública, não tinha dimensão do quanto o câncer de mama afeta a autoestima da mulher. Só percebi tudo isso depois do que se passou comigo."

Ela queria fazer algo mais concreto nesse sentido e, conversando com a amiga, a ministra Nilcéia Freire, recebeu a revista **DE PEITO ABERTO** e o apoio para levar o projeto para lá. A exposição ficou no Restaurante Popular da Prefeitura e recebeu a visita de 3 mil pessoas por dia, durante um mês. A iniciativa gerou uma grande mobilização (*veja detalhes no Capítulo 7 – EM ONDAS*), e nós ganhamos o presente de conhecer a pequena Moema, essa grande mulher.

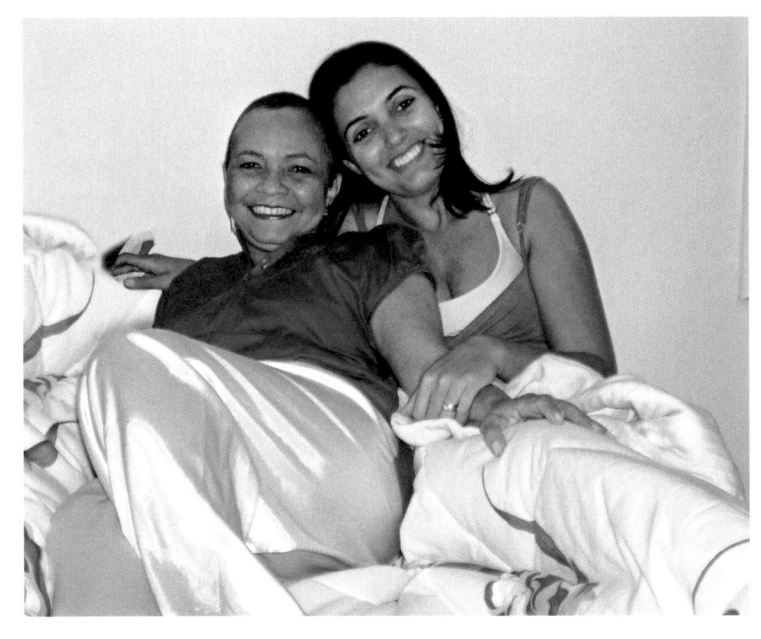

Ao lado da filha, Michelle, e da família, ela superou cada momento do tratamento.

Assim que fizemos as fotos e conversamos com a prefeita, a diretora do departamento de atenção à saúde do município, Luciana Almeida Lopes, nos escreveu, contando como foi boa essa experiência para ela, e nos disse: "Moema contou que se emocionou, chorou e que adorou a entrevista!". Nós também!

Alto-astral e tempo para ajudar!

No meio de tudo isso, Moema ainda encontrou tempo para ajudar outras pessoas. Ela conta um dos casos: "Uma conhecida, esposa de um amigo, também teve o câncer, não fez a cirurgia reparatória e estava muito para baixo. Esse meu amigo nem sabia que eu estava doente ou usando peruca. Um dia, a gente estava conversando, e minha filha apareceu dizendo: 'Hora da "quimio"'. Ele perguntou: 'O quê?'. Quando soube que eu estava na terceira sessão e estava tão bem, ele me pediu: 'Você vai ter que falar com a minha mulher. Ela está arrasada!'. Lembro-me de que a encontrei em uma sorveteria. Ela estava pálida, caída, com aspecto de doente, desgostosa da vida. Não tive dúvida e disse: 'Você é linda, mas está muito desleixada. Só tomo sorvete com você se estiver bonita. Vai tirar esse lenço e colocar uma peruca!'. Ainda passei batom nela, pintei seu rosto todo, dei um trato no visual. Levantei o astral dela. Dei o meu livrinho de frases para ela e recomendei: 'Leia todos os dias. Não vá mais encontrar o seu marido se estiver feia. Só bonita'. Depois, ele me ligou e perguntou: 'O que você fez? Ela está linda e feliz!'. De vez em quando, ela me ligava: 'Estou mal!'. Aí eu dizia: 'Nada disso, vamos tomar um sorvete!'."

Ultrapassando limites

O exemplo de superação da psicóloga e funcionária pública Maria Cristina Gonçalves Torres, 50 anos, de Belo Horizonte, é muito inspirador. Prova que é possível ultrapassar limites e vencer as maiores batalhas.

Cristina trabalha como funcionária pública há 25 anos. Hoje, está na Secretaria de Planejamento e Gestão do Governo do Estado de Minas Gerais. Quem nos apresentou foi o oncologista doutor Renato Nogueira, um grande parceiro do projeto. Ele sabia que a Cris podia incentivar muitas mulheres com sua postura e sua história emocionante de superação, como ela nos relatou:

"Tive câncer duas vezes, com dez anos de intervalo entre um diagnóstico e outro. Na primeira vez, em 1993, tinha 38 anos, quando senti um caroço no peito. Minha melhor amiga estava com câncer, em fase terminal, e eu não podia acreditar que estava acontecendo comigo. Logo que recebi a confirmação do diagnóstico, me lembrei dela, que tinha acabado de falecer. Tive muito medo. Não sabia muito a respeito. Era totalmente refém do estigma da doença. Tinha certeza de que câncer matava, portanto, achava que eu também ia morrer. Fiz a mastectomia e a reconstrução de uma das mamas na mesma cirurgia. Isso foi bom porque, apesar da recuperação demorada e dolorida, saí da mesa de operação sem a sensação de vazio. Não estava reta, sem seio. Esteticamente, ficou bom, e isso me ajudou psicologicamente.

Queria acreditar que poderia ficar boa, mas no fundo achava que não tinha jeito. Pensava que meu caminho não tinha volta. Para mim, as pessoas queriam amenizar a coisa, falavam que eu ia ficar boa, mas era enganação. Foi um período muito difícil. O doutor Renato percebeu que eu não estava botando fé na possibilidade de sair dessa. Ele falava de pacientes dele que tinham se curado, me deu nomes, telefones, até me convencer a procurar uma delas. Insistiu tanto que fiquei com vontade de conversar com alguém que tinha tido o câncer. Foi a primeira vez que abri um pouco a guarda. Só depois de ter falado com quem tinha sobrevivido é que comecei a acreditar que havia uma luz no fim do túnel.

Mesmo assim, não foi fácil passar pela quimioterapia. O tratamento é mesmo pesado. Marca a gente. Você passa muito mal, fica careca. Na cirurgia, a gente não percebe, mas nessa fase se sente fraca, doente, com todos os sintomas. Em muitos momentos, me senti totalmente fragilizada. Nessas horas, as pessoas que estão a sua volta te apoiando são muito importantes. Minha mãe deixou sua vida tranquila no interior de Minas e veio ajudar a cuidar de mim e dos meus filhos. Houve dias em que eu não conseguia fazer nada mesmo. O meu irmão, que é médico, me apoiou muito, me deu segurança para ir em frente e confiar no meu médico. Meu marido, na época, também me apoiou. Escondi a doença dos meus filhos. Eduardo tinha 5 anos, e a Patrícia, 3. Não aparecia na frente deles sem peruca, nunca me viram sem cabelo. Eram muito pequenos para entender o que eu estava vivendo.

Depois que passaram os piores sintomas da quimioterapia, recuperei um velho sonho: cantar. Sempre gostei. Participava de serenatas, acompanhada por amigos no piano e violão. Pensava: 'Se eu não morrer, vou fazer aula de canto'. Entrei para o curso e acabei até fazendo shows com meu irmão, que tocou comigo. Foi muito bom para minha autoestima.

Quando tudo estava voltando ao normal, em 2004, o câncer surgiu pela segunda vez. Ao analisar meu exame de controle, o médico pediu logo uma punção. Isso me deixou antenada. Nem contei para os meus pais. Não queria assustar as pessoas. Quando vi o resultado igual ao anterior, pensei: 'De novo, não! Não acredito que vai começar tudo outra vez!'. Mas estava mais tranquila, madura e segura. Então, tive uma reação interessante. Como já tinha passado por aquilo, não havia mais o medo do desconhecido. Consegui ver o lado positivo. Em vez de desanimar, pensei: 'Se já venci uma vez, vou me curar de novo'.

Estava em um momento agitado, superativa profissionalmente. Apesar de estar melhor de cabeça, o processo também não foi fácil. Havia me separado e tinha um namorado que era um relacionamento muito recente. Fazia quimioterapia a cada 21 dias, durante 8 horas. Ele foi supercompanheiro. Ia comigo, levava o *laptop*, e a gente conversava sobre mil coisas. Aproveitávamos para trocar ideias. Cheguei a montar apresentações de trabalho durante as sessões.

Dessa vez, não escondi de ninguém. Nem dos meninos. Perdi uma cunhada com câncer nesse intervalo. Então, para eles, foi bem difícil. Estavam com 14 e 11 anos e tomaram consciência do câncer, pois tinham vivido a história dolorida da morte da tia. Tiveram muito medo quando souberam que eu estava de novo com a doença. Por outro lado, eu já podia conversar mais claramente com eles. Eles me viram careca. Sabiam que era uma situação temporária, que o cabelo ia crescer. Não havia mais necessidade de disfarçar. Eu usava peruca para trabalhar, mais pelos outros do que por mim. Em casa, tirava. Tive menos medo, mas o mal-estar foi grande.

Na segunda vez, o câncer apareceu no outro seio. Precisei tirar um quadrante, e não a mama toda, como antes. Por isso, não fiquei com cicatriz, e a recuperação foi mais rápida. Isso ajudou. Tive apenas que fazer uma plástica para colocar o bico do peito e melhorar o resultado estético.

Não parei de trabalhar totalmente. Sempre que conseguia, ia à Secretaria. Foi uma boa maneira de ocupar o tempo e a cabeça. Além disso, me sentia útil, e o meu trabalho era importante. Era uma batalha individual voltada para um objetivo maior.

O carinho e o apoio dos amigos foram fundamentais. É gostoso saber que os amigos gostam de você, que se preocupam, e isso dá muita força. Meu médico, como sempre, foi maravilhoso. Doutor Renato, mesmo tendo enfrentado desafios pessoais enormes, como a perda de uma filha, esteve sempre ao meu lado, me deu toda atenção. Na verdade, naquele momento de dor, esse 'cuidar do outro' foi muito importante para ele também.

Eu inaugurei o câncer na família. Nunca tinha havido casos entre nós. Refleti que era hora de buscar formas de viver melhor, cuidar da qualidade de vida e ligar menos para o que não é tão importante. Mudei meus valores.

Outra descoberta aconteceu na minha vida: correr. Já tinha adotado a corrida como esporte e estava me preparando para a Volta da Pampulha, uma competição famosa em Belo Horizonte, quando adoeci novamente. Perguntei ao médico se não podia adiar um pouco a cirurgia, porque queria muito participar. Claro que não pude. Mas, quando acabou a 'quimio' e fiz a 'radio', já comecei a correr e participar de maratonas de novo, mesmo em recuperação. Esses objetivos, as metas e os desafios tiram a doença do centro da nossa vida. É o que te impulsiona e dá perspectiva de futuro. Continuo cheia de planos: correr, cantar, terminar um projeto importante no trabalho. Coisas que sempre quis fazer e que me empurram para a frente."

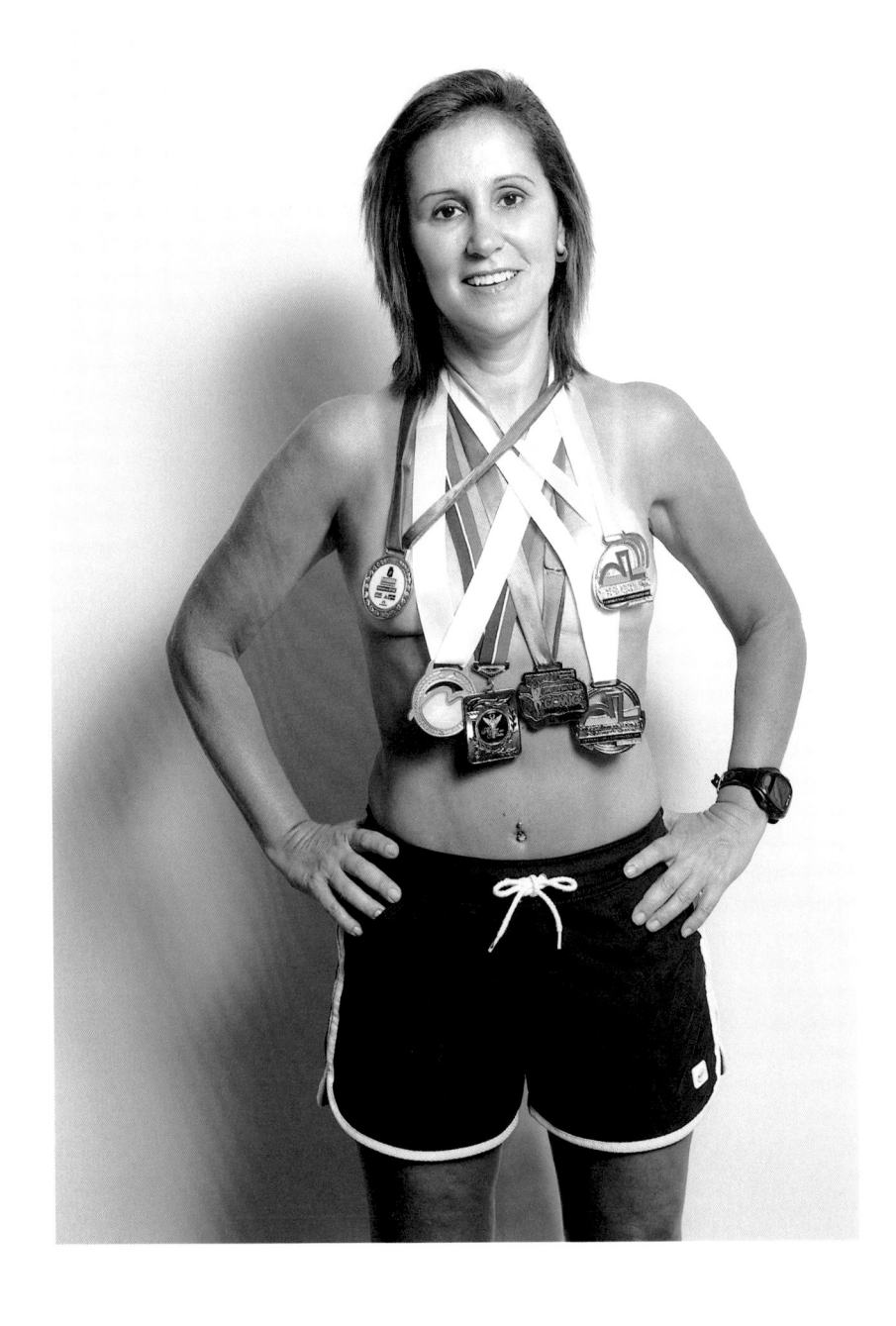

A mãe da Cris acompanhou a sessão de fotos. Várias vezes ela chorou. Na verdade, os pais sofreram muito com a doença da filha. "Foi difícil para eles, mas, ao mesmo tempo, sei que eles se emocionam por ver que eu venci."

"A doença me fez descobrir talentos em mim. Voltei a cantar — um sonho antigo. Comecei a praticar corrida e participar de maratonas." Cris ganhou muitos prêmios e medalhas, até simplesmente por participar. Ela venceu!

Meu corpo, meus símbolos

A **atriz Dalva Sandes**, com coragem, reviveu os sentimentos por que passou. Dalva conseguiu expor — de corpo e alma — todo o processo que experimentou, retratando também a experiência de muitas mulheres portadoras de câncer de mama. Suas palavras demonstram como foi árduo esse caminho.

"Ao confirmar o diagnóstico, passei noites sem dormir e chorando muito. Depois de ouvir várias opiniões dos médicos, continuava achando que não podia ser verdade. Minha primeira reação foi tentar sumir. Fui para os Estados Unidos, cheguei a ir para o Japão. Não adiantou. Demorei a aceitar que eu tinha mesmo a doença e que precisava tomar coragem para encará-la. Quando você descobre que tem câncer, é como se um buraco se abrisse. Eu caí, e foi muito difícil chegar a sentir que precisava me salvar."

Dalva, que interpretou para a mostra fotográfica **DE PEITO ABERTO** os principais sentimentos por que passam as mulheres, viveu na pele essas sensações e se revelou uma vencedora. Na época, ela não conseguia mais trabalhar, se sentia sem forças, sem perspectivas e com a autoconfiança muito abalada. Os amigos criaram uma comunidade de fãs para ela no Orkut — Eterna Chacrete Estrela D'Alva — se referindo à época em que trabalhou na TV com o saudoso Chacrinha. Mesmo admirada, naquele momento difícil, ela não estava ciente desse valor. Precisou buscar determinação e força em sua fé para depois, com muita dedicação, ultrapassar seus próprios limites e se tratar.

"Senti tudo: dor, medo, solidão, depressão. Um dos grandes temores era o de perder a mama. É muito difícil a gente pensar que vai perder o seio. Para mim, era terrível. Por ser atriz, vivo da minha imagem, da integridade do meu corpo, e a notícia da mutilação era desesperadora. O pior foi um médico que queria que eu desistisse de colocar a prótese e me assustou dizendo

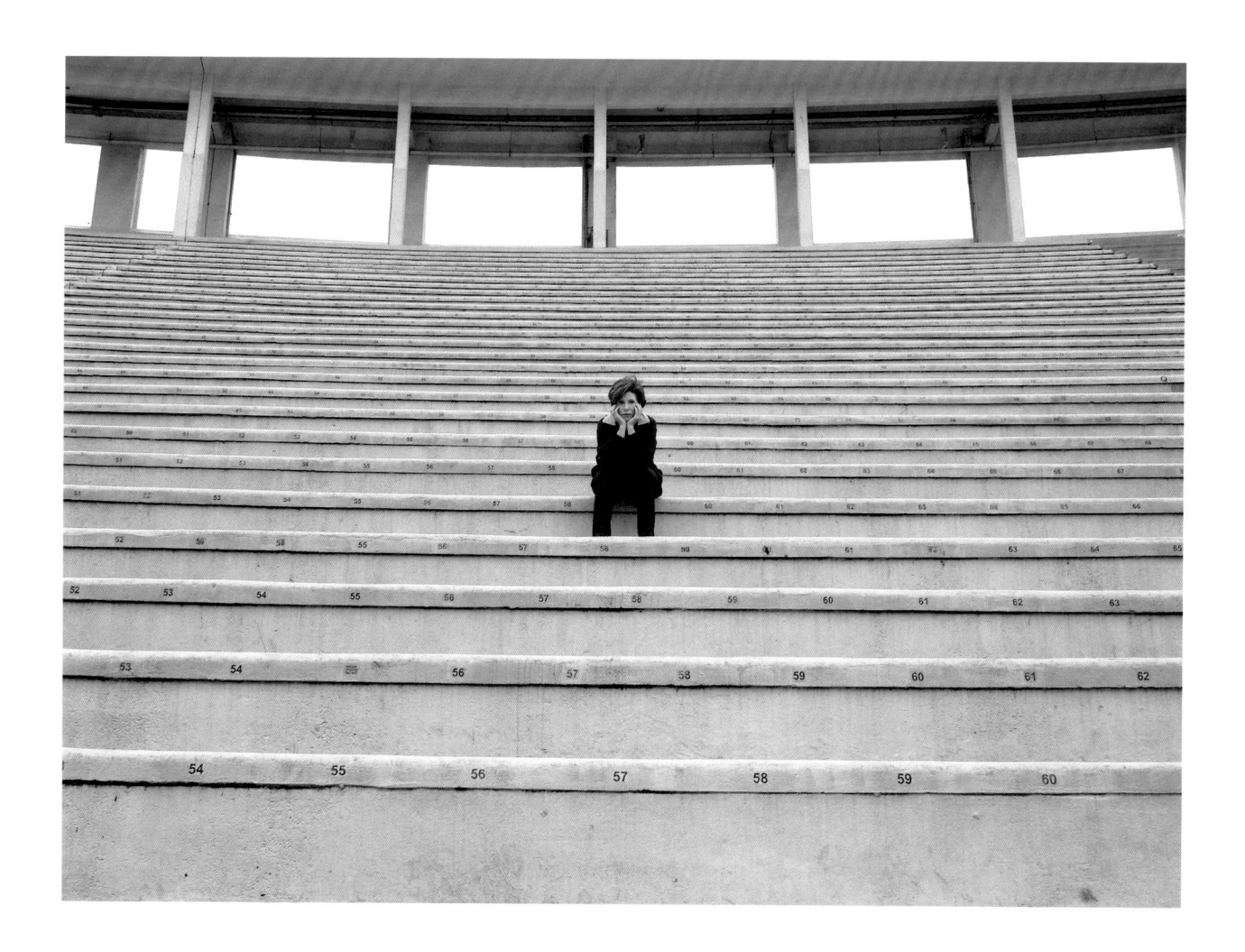

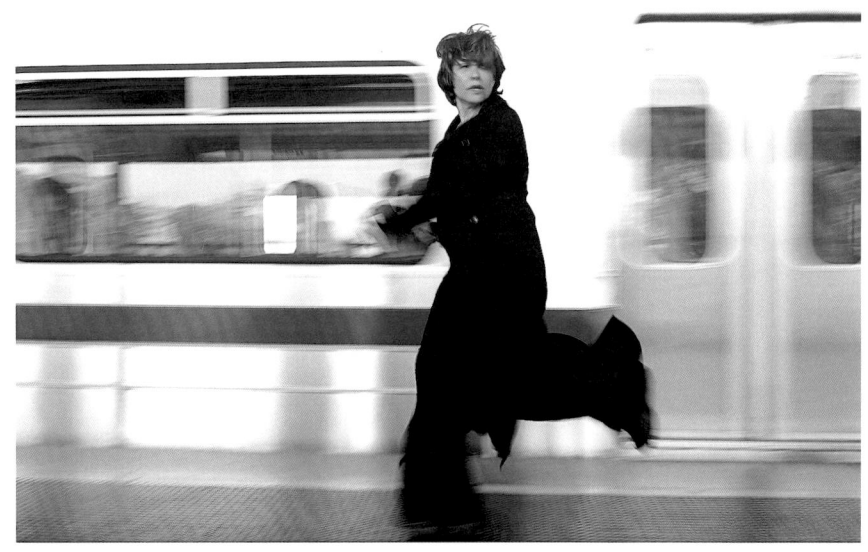

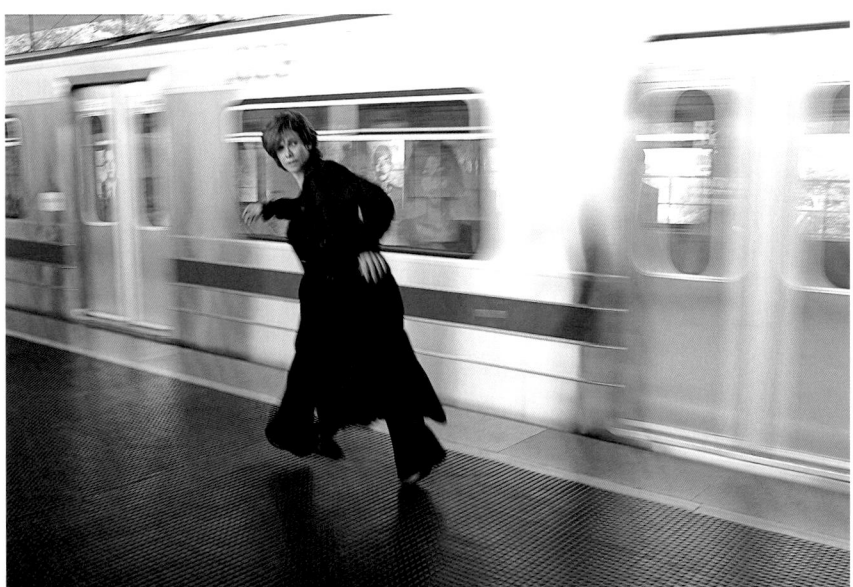

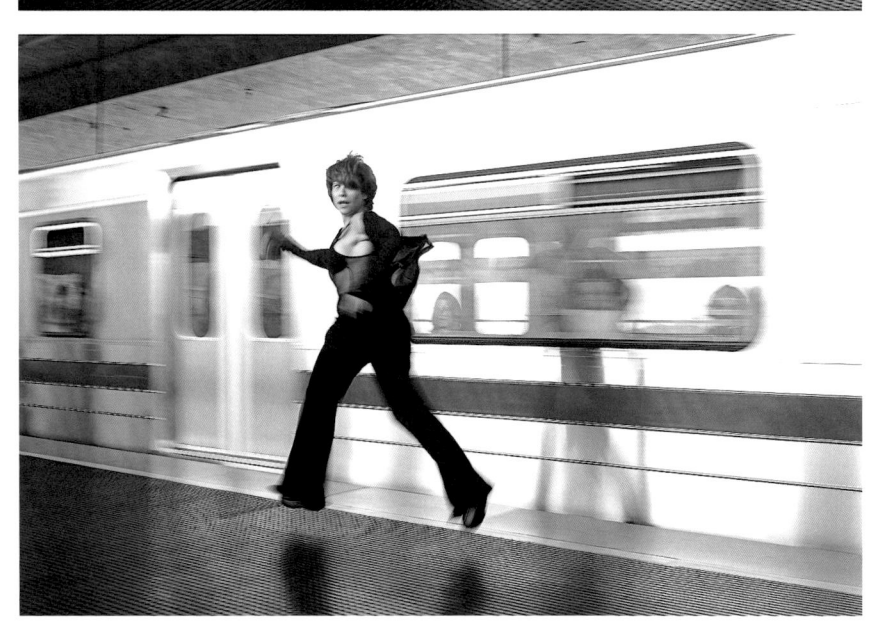

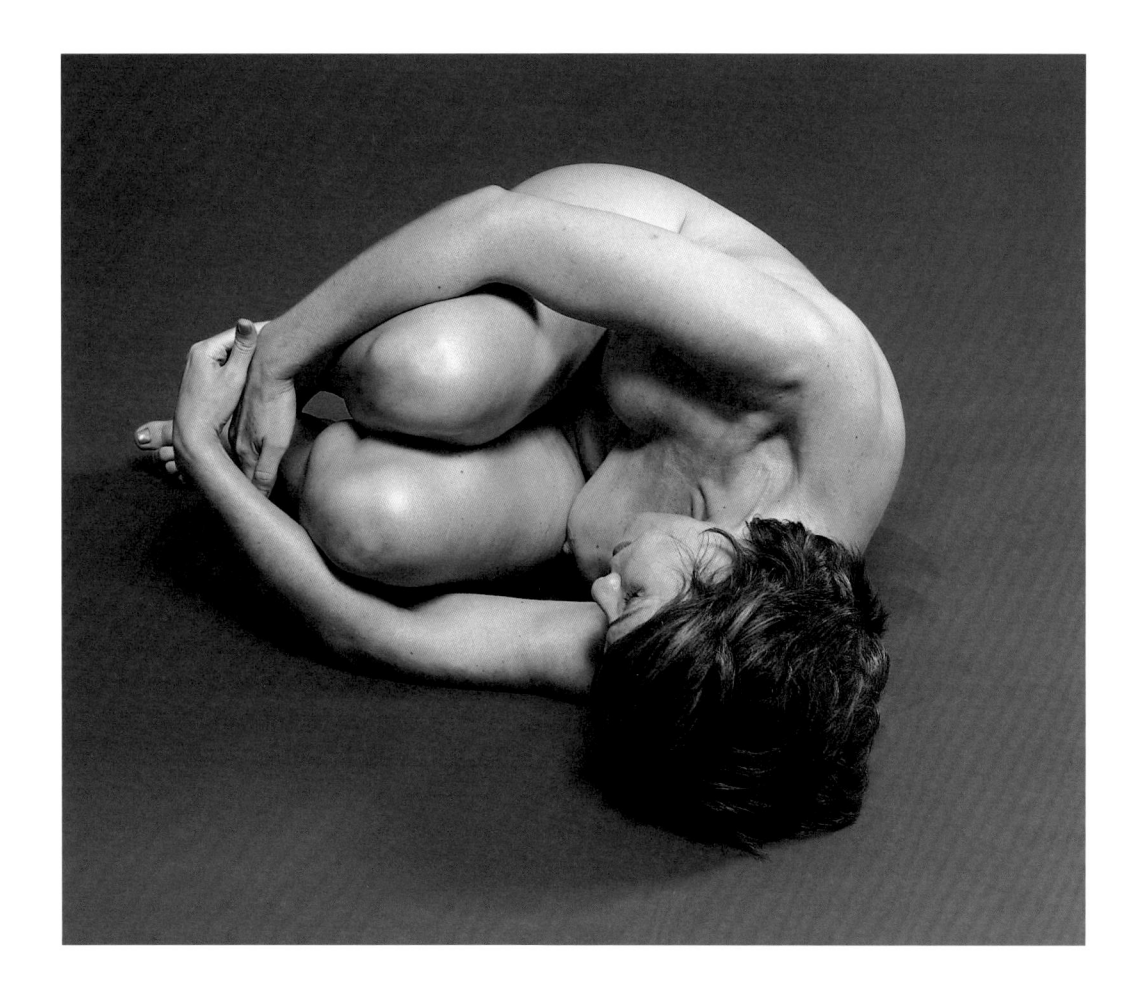

friamente que o caso era grave. Repetia que a cicatriz ia ficar imensa e profunda em todo meu colo e que o procedimento era assim mesmo. Senti que faltava o lado humano, a sensibilidade de perceber que, para mim, além da luta para salvar a minha vida, também era vital procurar maneiras de preservar a estética. Meu lado psicológico ficou muito abalado.

Depois, tive a boa sorte de encontrar pessoas maravilhosas que me ouviram e me acalmaram. Os médicos e a instrumentadora do IBCC, Instituto Brasileiro de Controle do Câncer, além de me darem colo, disseram que eu não deveria me preocupar. Sim, eu faria a cirurgia: tiraria o tumor e faria o quadrante da mama, e podia fazer a reconstrução imediata. Eu não tive dúvidas, confiei neles e nos avanços da medicina. De qualquer forma, quando acordei da cirurgia, a primeira coisa que fiz foi olhar para os meus seios e ver como tinha ficado a reconstituição. Fiquei aliviada, pois estava tudo certo. Fui vitoriosa e estou feliz."

A nossa felicidade também foi muito grande ao saber que a coragem de se expor diante da câmera e de compartilhar sua história com outras pessoas ajudou Dalva a recuperar sua autoestima. Casada, com uma filha e uma neta, ela voltou a atuar, comemora suas vitórias e aproveita sua alegria de viver.

Um exemplo de superação

Quando nos encontramos com Dalva, ela ainda se recuperava — das feridas emocionais e também das físicas. Um episódio desse nosso encontro ficou gravado para nós. Em função das várias cirurgias e por ainda não ter feito a fisioterapia, ela não conseguia levantar completamente os braços. Foram removidos os linfonodos sentinela, localizados nas axilas, mas ela não nos falou sobre essas dificuldades de movimentos. Entusiasmada e feliz, ela se prontificou a fazer o que fosse preciso para retratar as emoções vividas. Assim, durante as sessões de fotos, várias vezes, ela pulou, voou e elevou os braços como não tinha feito até então. Era o mais verdadeiro retrato da superação. Tão intenso e verdadeiro que se traduziu na imagem de abertura que simboliza todo o projeto **DE PEITO ABERTO**.

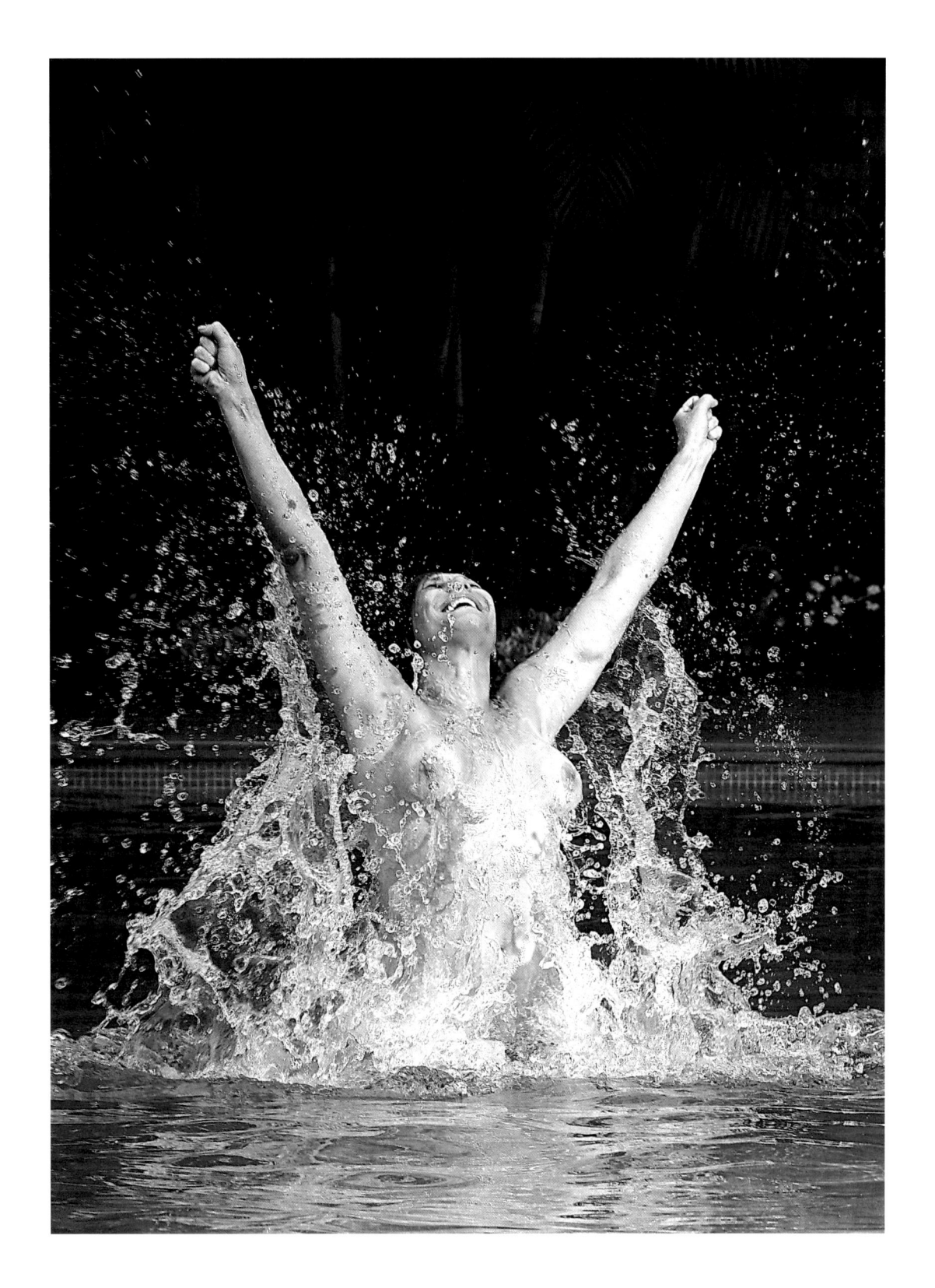

A entrega e a vontade de vencer levaram Dalva a ir além de seus próprios limites.
O resultado é a própria imagem da superação, que se tornou símbolo do projeto DE PEITO ABERTO.

A Exposição Fotográfica

Retratos da vida — imagens do enfrentamento e da superação

Uma imagem vale mais do que mil palavras. Literalmente. O exercício de transformar em exposição fotográfica os ensaios de nossas guerreiras foi gratificante e enriquecedor.

Hugo decidiu pela força do preto e branco para captar emoções em retratos cheios de vida que resumiam um momento ou toda a história dessas mulheres.

Ao reunirmos as imagens e os depoimentos, fomos tomados por uma força que nos clareou e norteou o trabalho que viria a seguir. Em nenhum momento, foto e conteúdo estiveram desconectados. Pensando em como organizar todo aquele turbilhão de emoções, percebemos que os retratos denunciavam as distintas fases que as mulheres haviam vivido em todo o processo. Algumas mostravam o que já tinham passado. Outras, apenas a intensidade do instante presente. E muitas deixaram registradas mensagens de esperança e coragem em imagens de verdadeiras vencedoras. Foi assim que decidimos dividir a exposição em quatro momentos: A DESCOBERTA, O PROCESSO, O APOIO e A SUPERAÇÃO.

Para completar, legendas sob as fotos revelaram a identidade, a luta e a vitória de cada uma delas. Passagens marcantes dos depoimentos se transformaram em painéis com frases emocionantes e contundentes. Assim, texto e imagem compuseram e completaram a mostra. Pura emoção.

Nas próximas páginas, cada fase ganhou título e sua explicação.

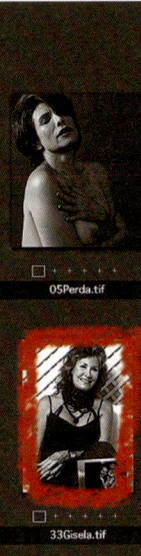

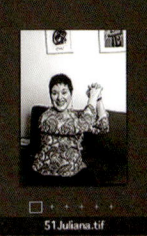

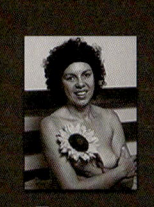

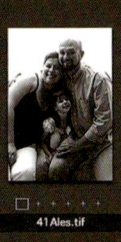

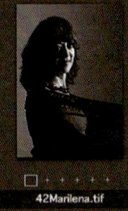

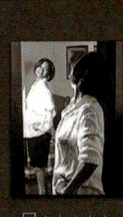

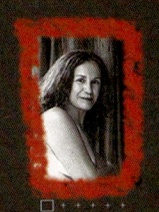

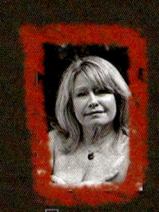

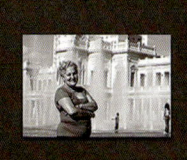

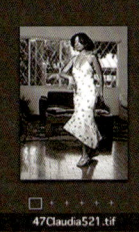

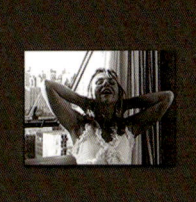

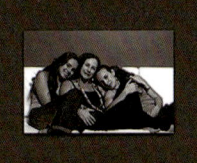

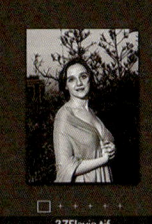

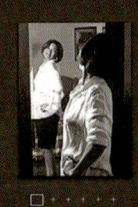

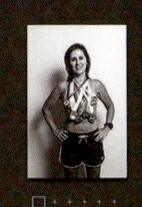

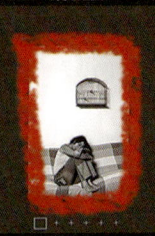

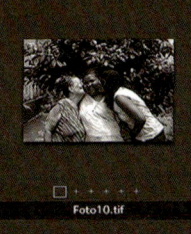

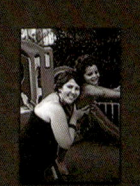

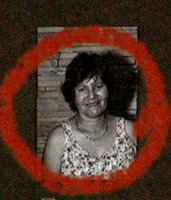

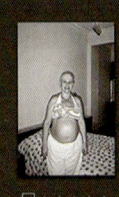

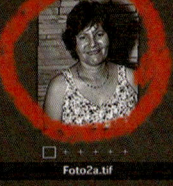

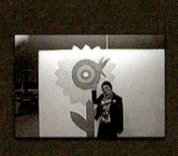

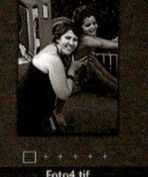

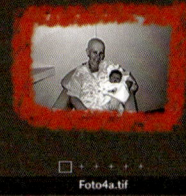

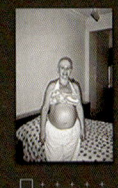

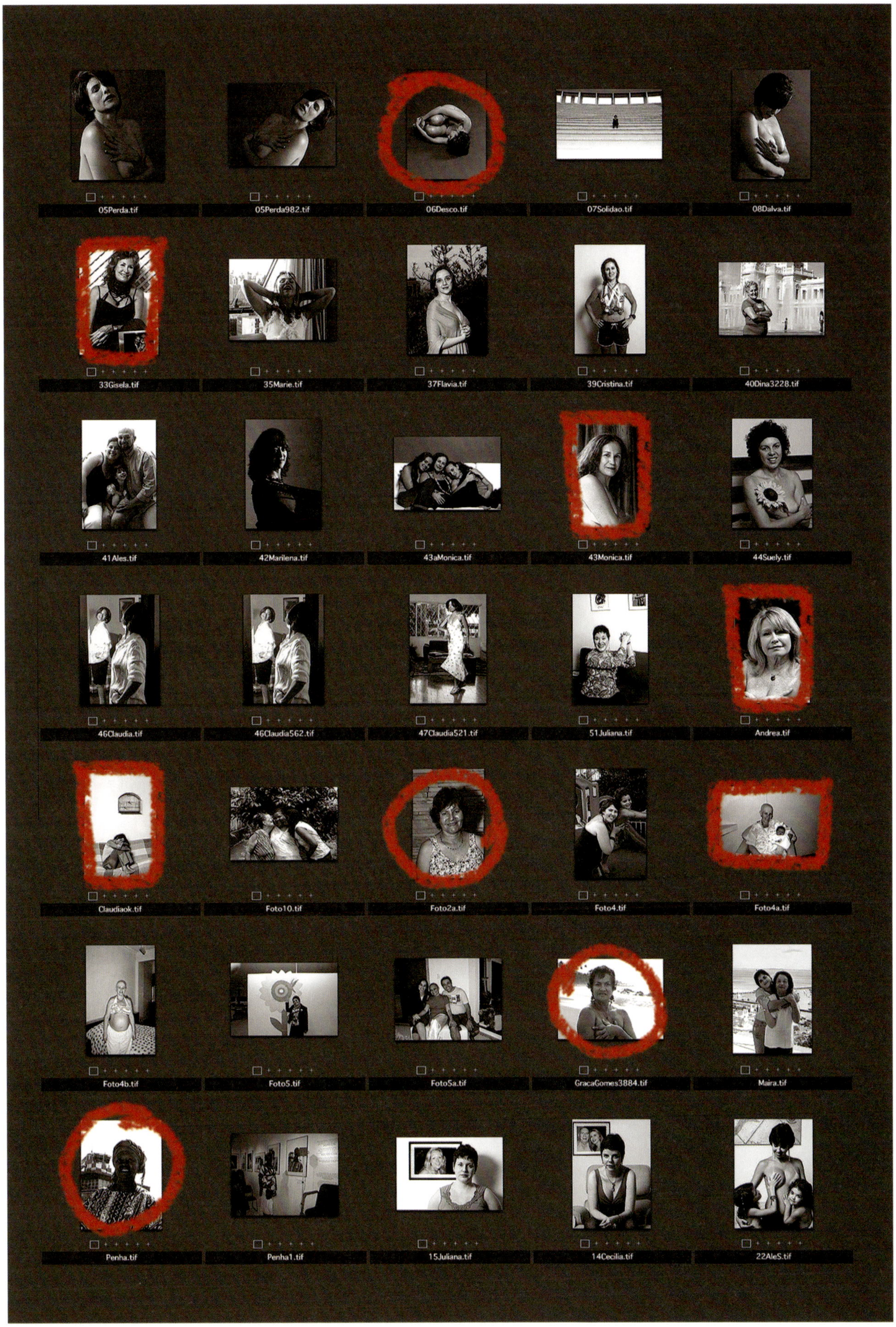

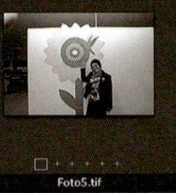

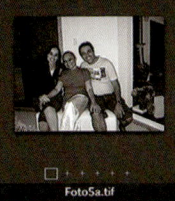

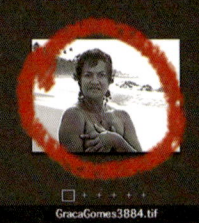

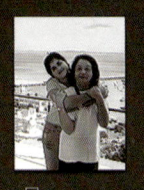

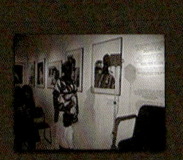

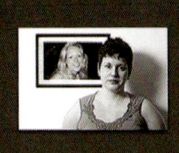

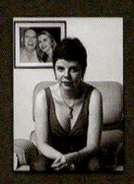

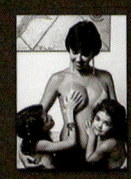

a descoberta

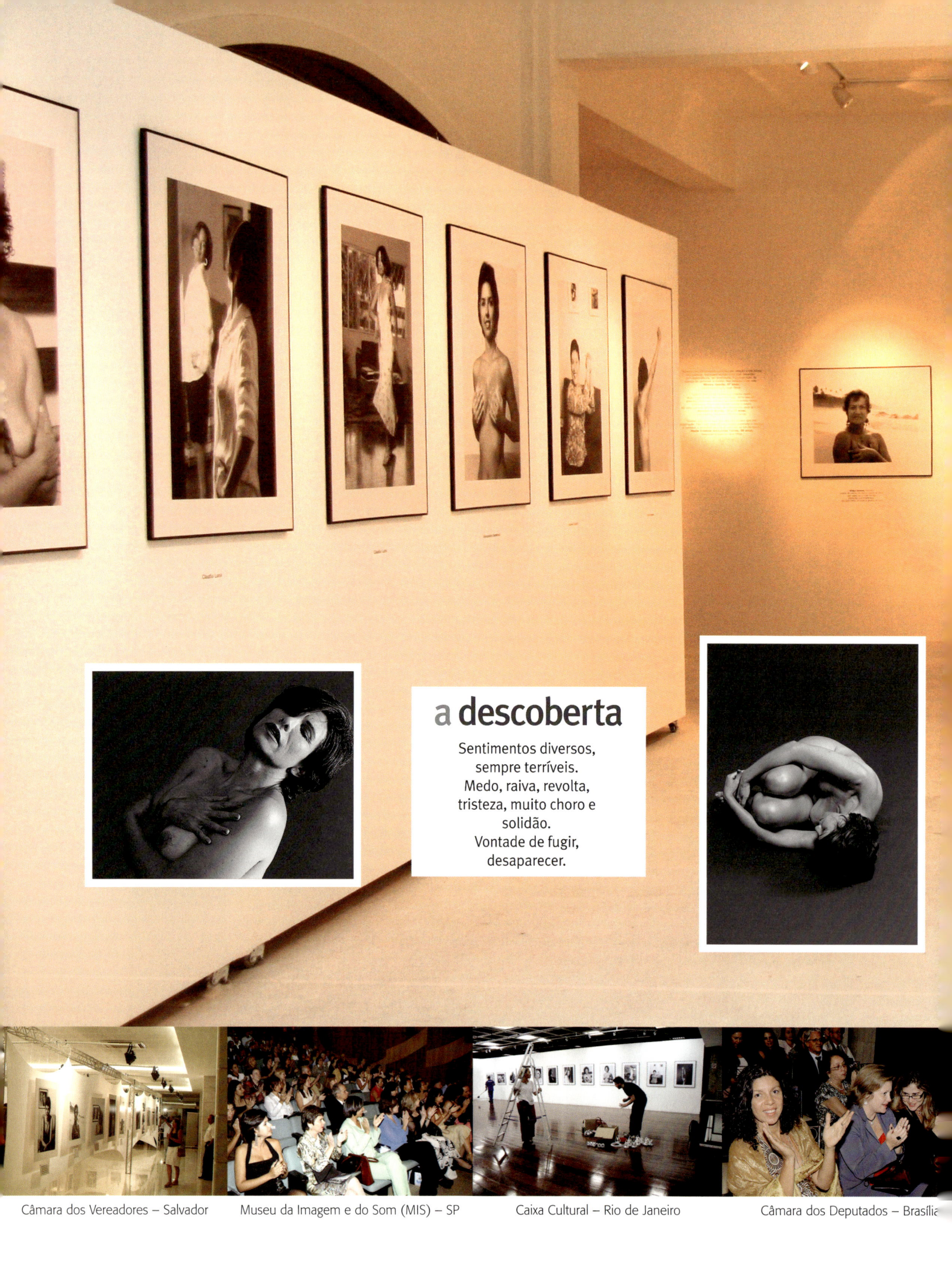

Sentimentos diversos, sempre terríveis.
Medo, raiva, revolta, tristeza, muito choro e solidão.
Vontade de fugir, desaparecer.

Câmara dos Vereadores – Salvador   Museu da Imagem e do Som (MIS) – SP   Caixa Cultural – Rio de Janeiro   Câmara dos Deputados – Brasília

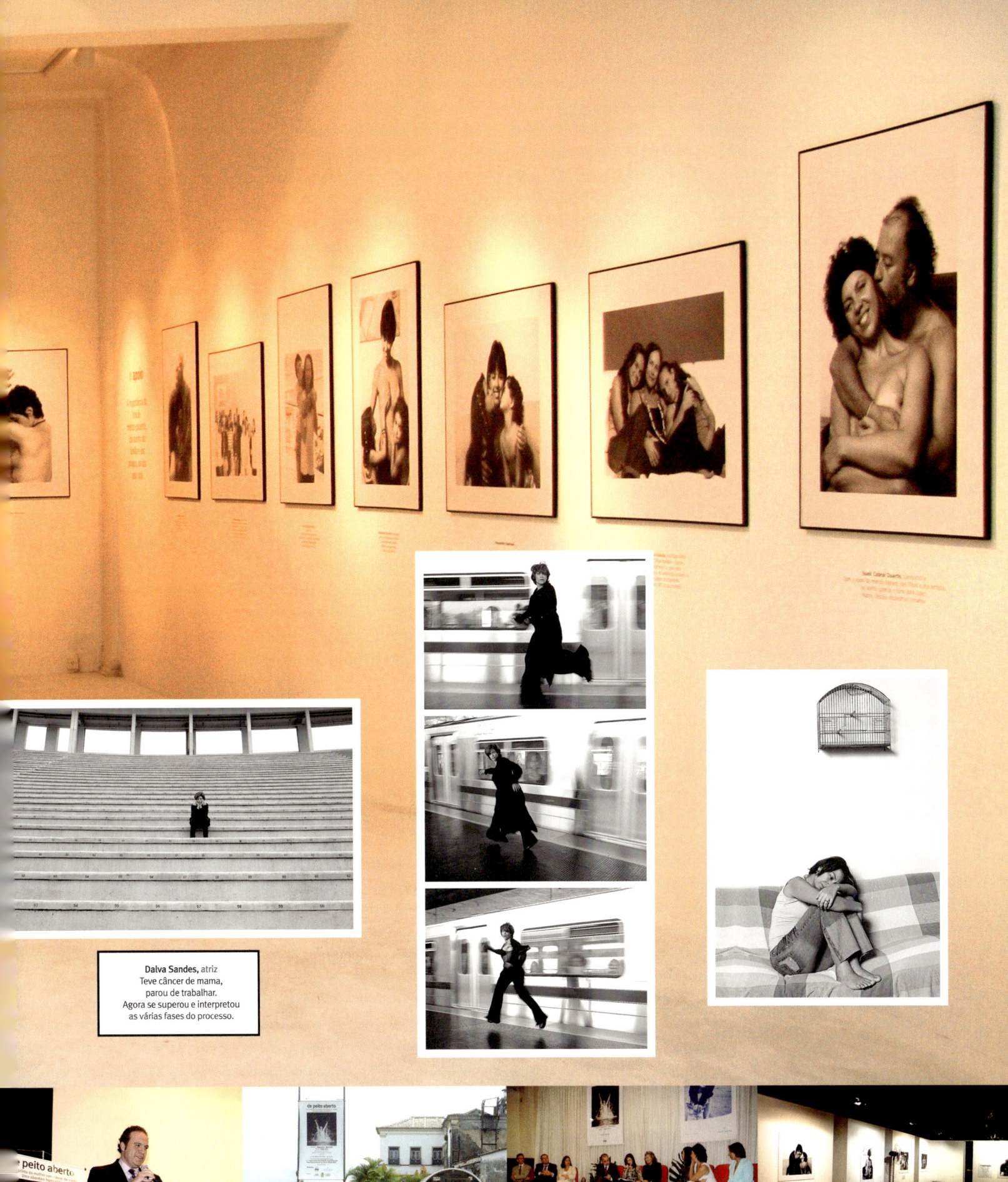

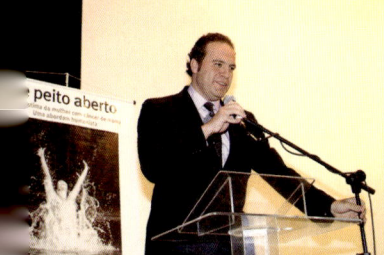

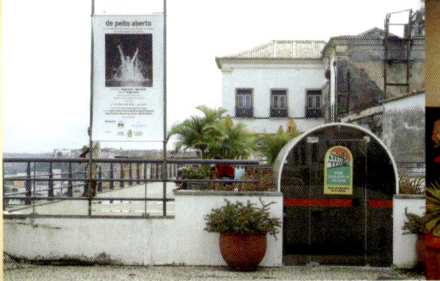

Dalva Sandes, atriz
Teve câncer de mama,
parou de trabalhar.
Agora se superou e interpretou
as várias fases do processo.

Heraldo Marchezini – MIS – SP   Câmara dos Vereadores – Salvador   CEDIM – Rio de Janeiro   MIS – São Paulo

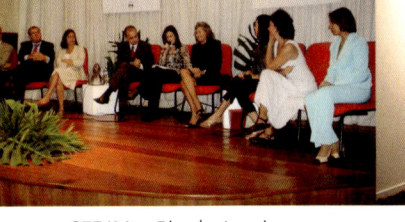

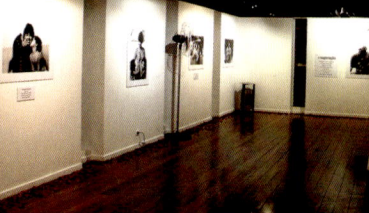

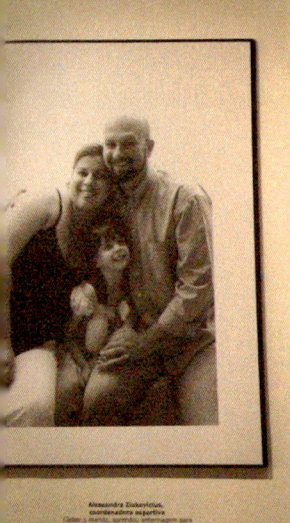

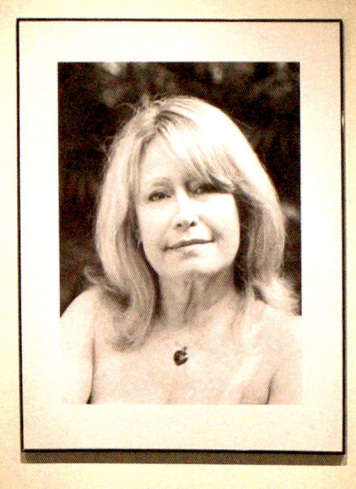

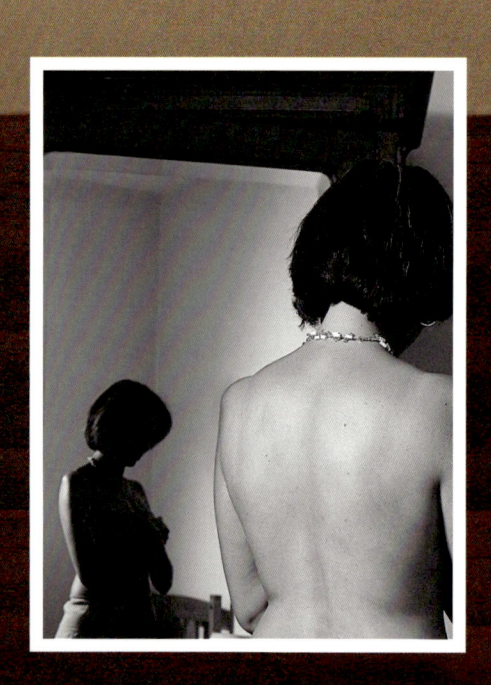

o processo

Novos desafios
no caminho
da cura.
O medo da perda
dos símbolos
femininos.
Cabelos, seios,
fertilidade, libido.

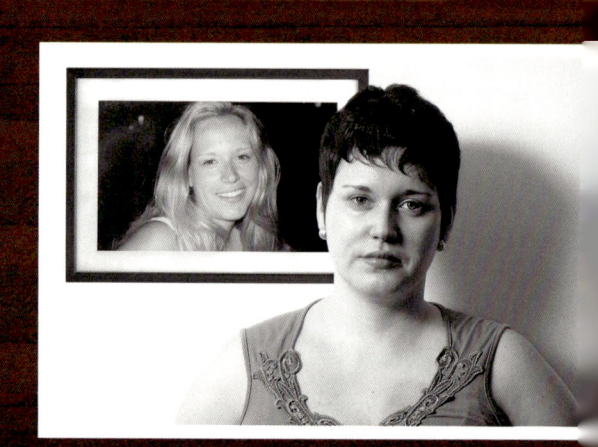

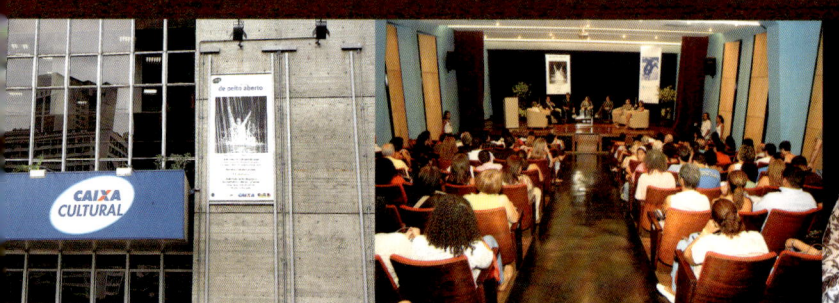

Caixa Cultural – Rio de Janeiro	Centro Cultural UFMG – BH	Vera Golik – CEDIM – RJ	Caixa Cultural – Rio de Janeiro

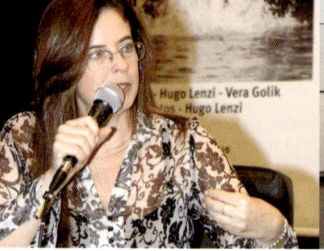

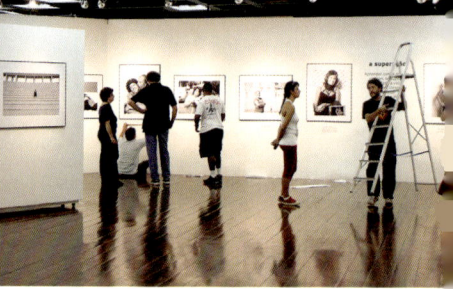

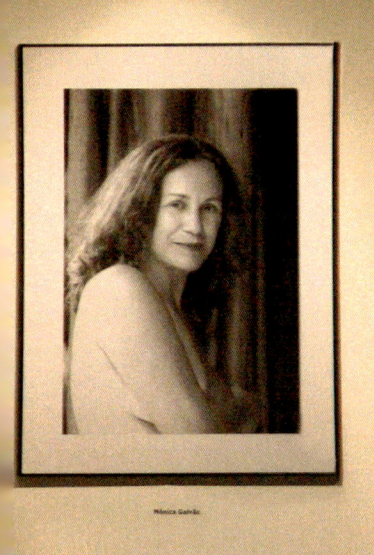

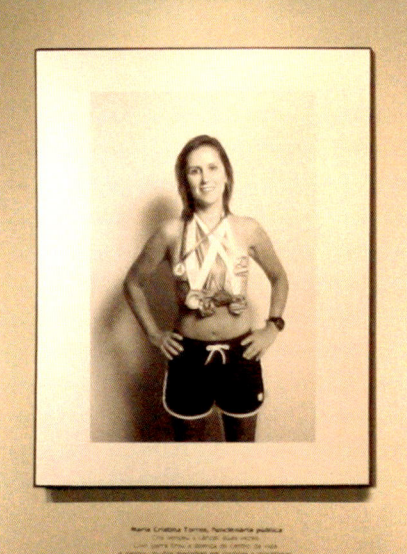

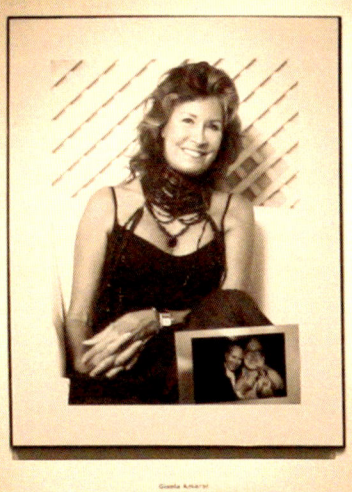

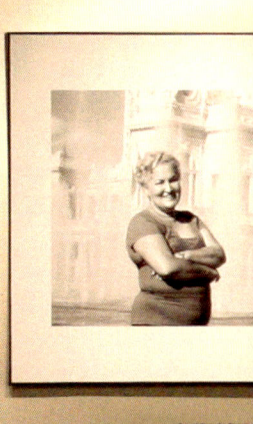

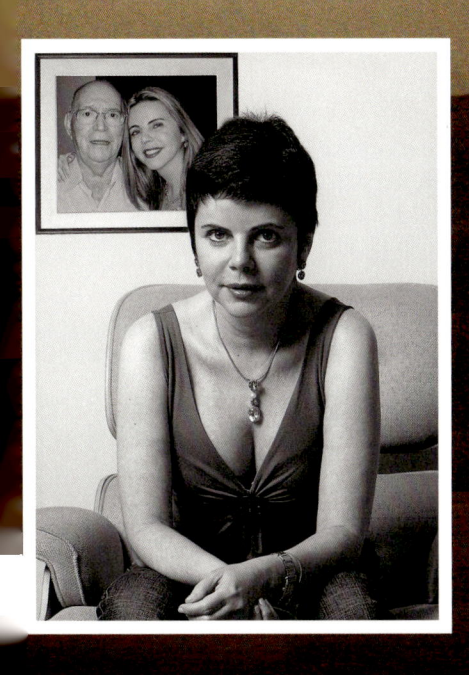

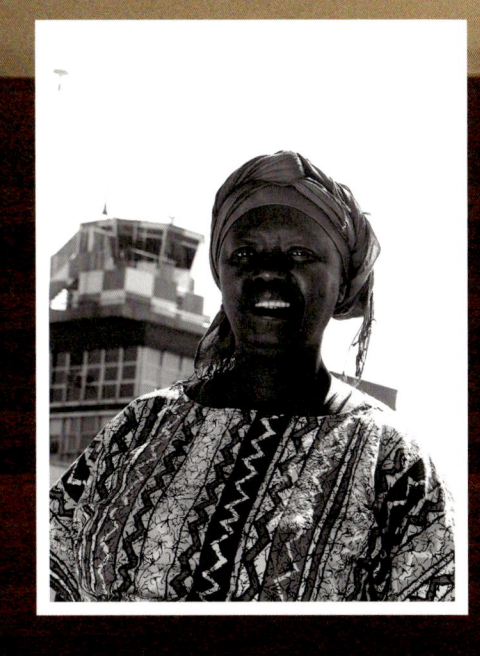

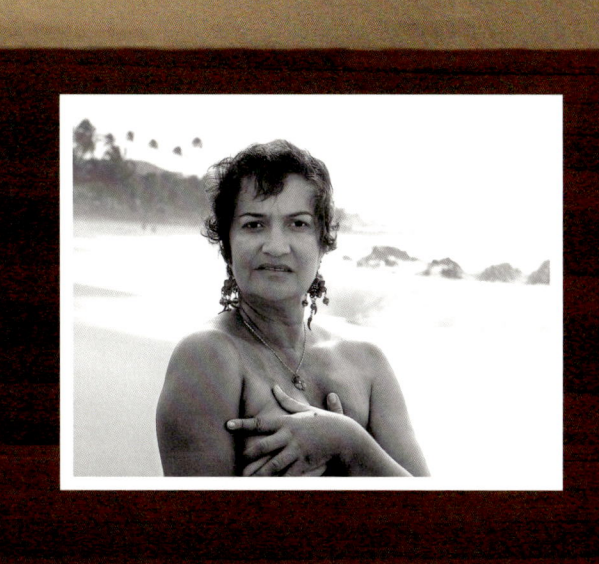

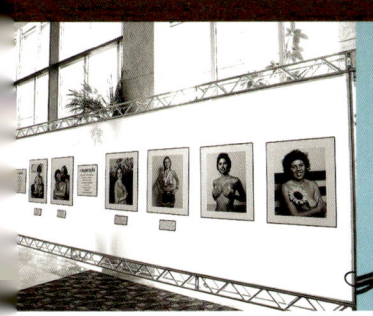

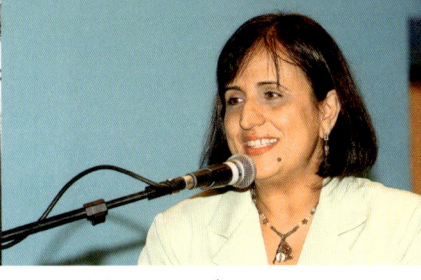

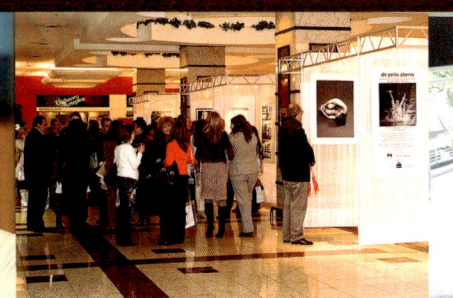

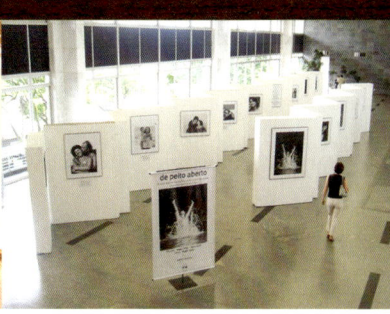

Jornada Nacional de Oncologia – SP   Cristina Moscardi – UFMG – BH   Bourbon Shopping – Porto Alegre   Assembleia Legislativa – MG

85

o apoio

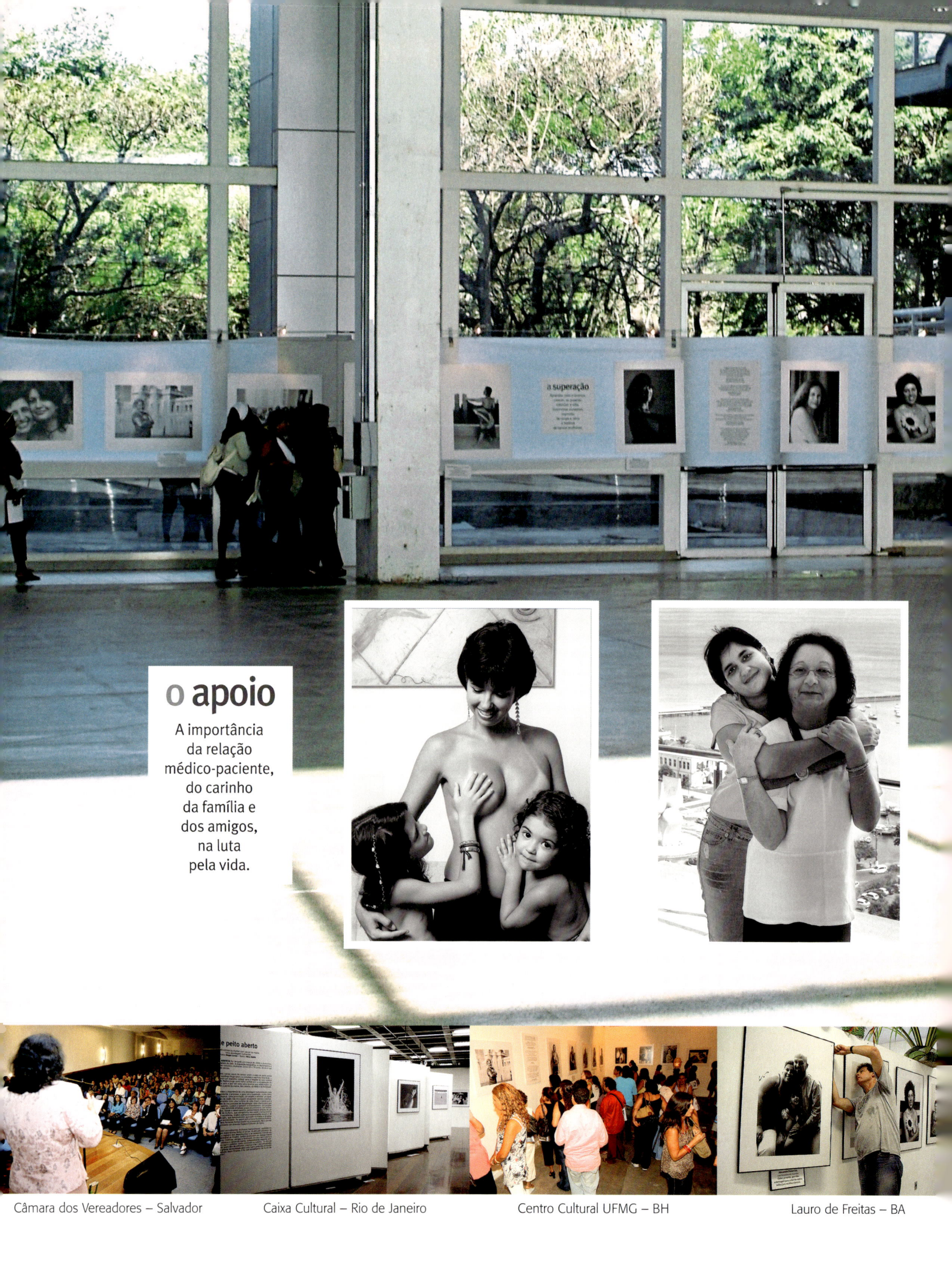

A importância da relação médico-paciente, do carinho da família e dos amigos, na luta pela vida.

Câmara dos Vereadores – Salvador   Caixa Cultural – Rio de Janeiro   Centro Cultural UFMG – BH   Lauro de Freitas – BA

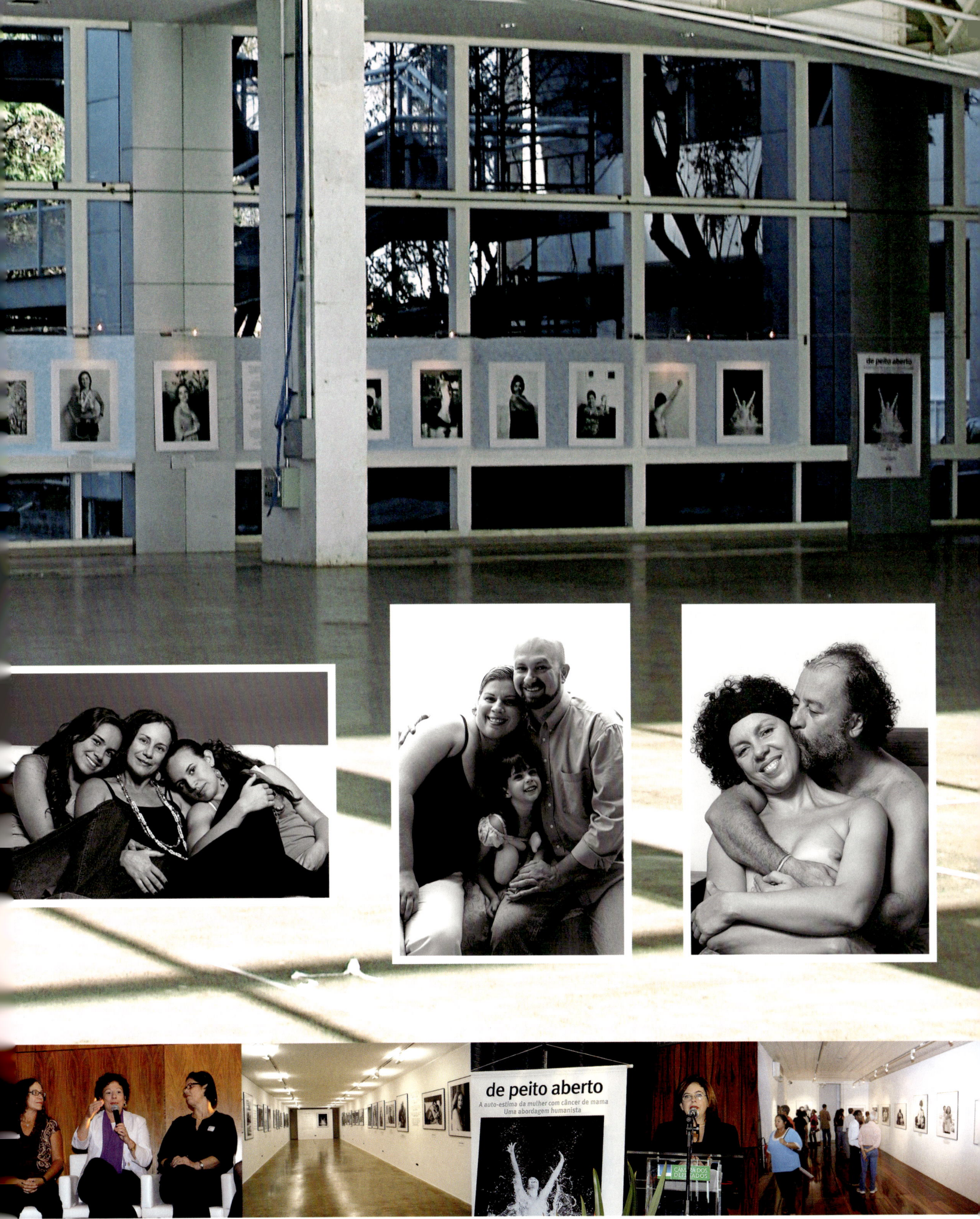

Câmara dos Deputados – DF   Caixa Cultural – Brasília   Câmara dos Deputados – DF   Caixa Cultural – Salvador

a superação

Aprender com a doença, crescer, se superar, valorizar a vida. Guerreiras corajosas expondo de corpo e alma a história de tantas mulheres.

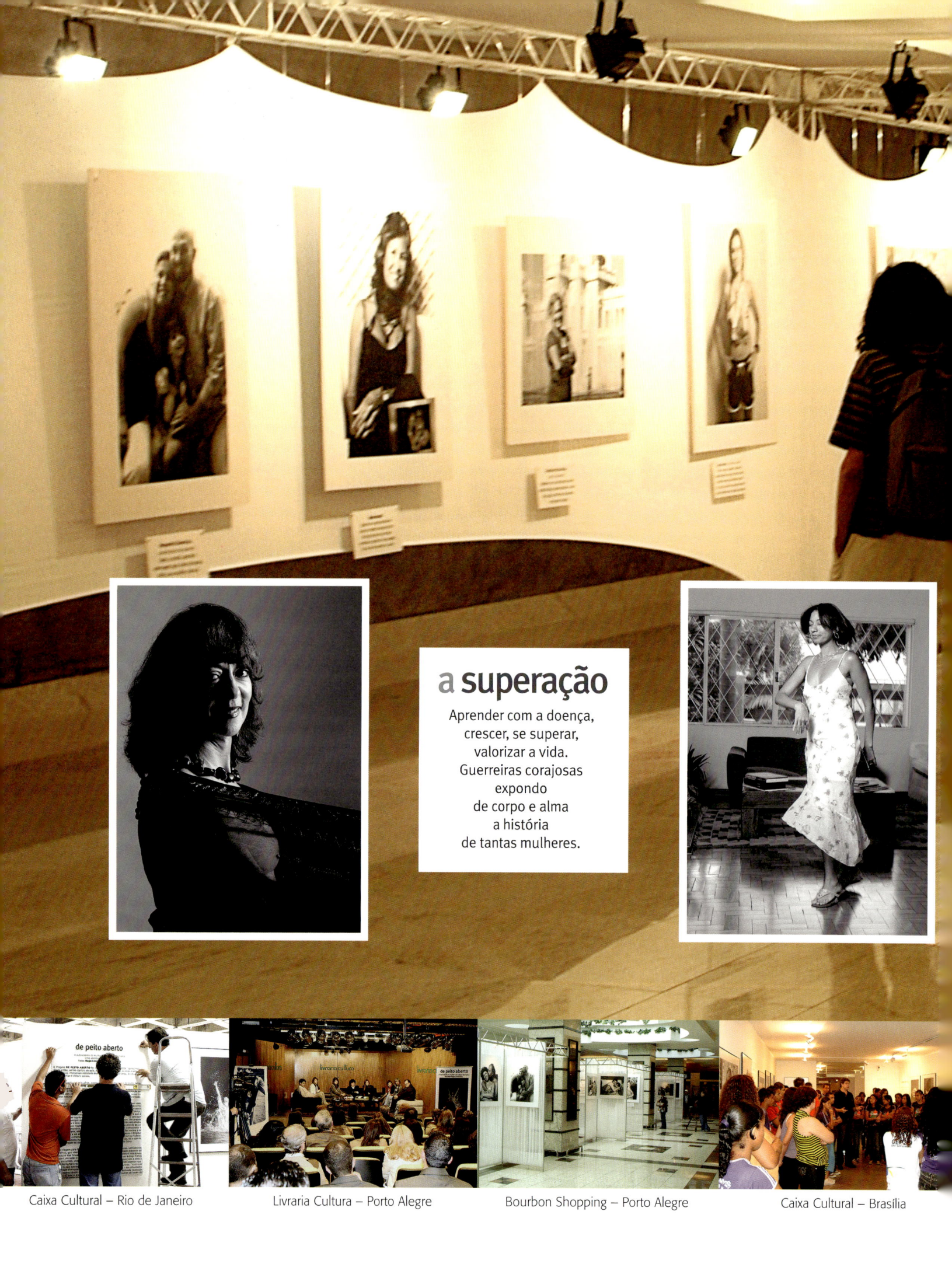

Caixa Cultural – Rio de Janeiro   Livraria Cultura – Porto Alegre   Bourbon Shopping – Porto Alegre   Caixa Cultural – Brasília

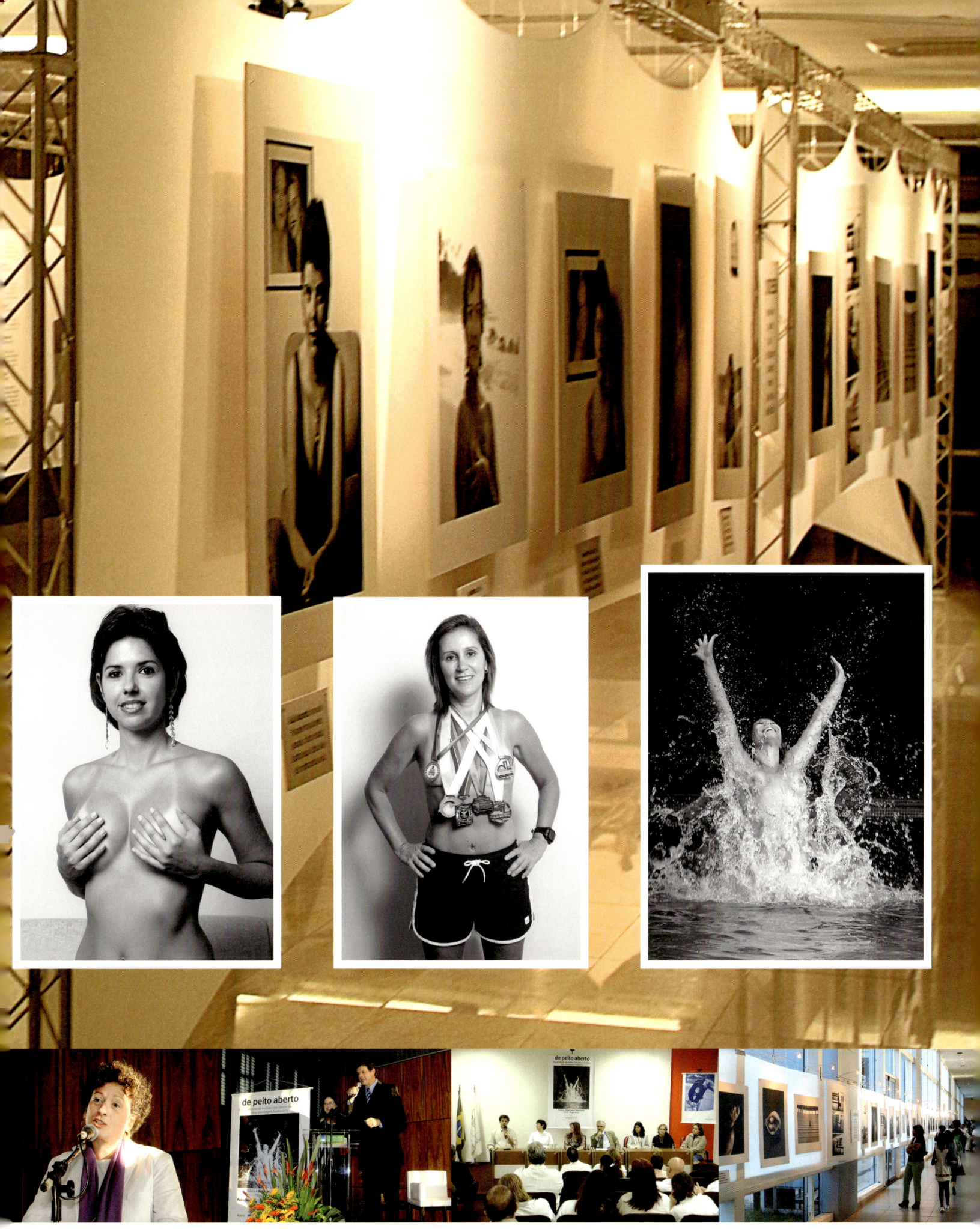

Ministra Nilcéia Freire – Brasília   Conferência Nacional de Mulheres – DF   HC III / INCA – Rio de Janeiro   Hugo Lenzi – Brasília

89

Por onde andamos
O primeiro impacto

Na primeira jornada, o projeto **DE PEITO ABERTO** esteve em seis capitais, com eventos que nos marcaram profundamente.

O lançamento aconteceu em São Paulo, no Museu da Imagem e do Som. Depois, seguiu para o Rio de Janeiro, onde o Conselho Estadual dos Direitos da Mulher (CEDIM), além de ceder suas instalações, emprestou a força de sua rede para que um grande público conhecesse a mostra e participasse dos diálogos. Ali começamos a ampliar o projeto, incluindo novas personagens, com mais fotos e depoimentos a cada nova cidade visitada. Em Porto Alegre, a exposição foi montada nos corredores centrais do Shopping Bourbon e as palestras interativas foram realizadas em uma livraria e no pátio, atraindo e surpreendendo quem passava. Em Belo Horizonte, a Coordenadoria Municipal dos Direitos da Mulher (COMDIM) nos apoiou, ampliando contatos e abrindo portas, entre elas a do Centro Cultural da Universidade Federal de Minas Gerais (UFMG), onde o projeto foi apresentado. Em Brasília, com apoio da Comissão de Direitos Humanos e Minorias, a exposição pôde ser realizada no Espaço Cultural Zumbi dos Palmares, da Câmara dos Deputados. Em Salvador, inauguramos o Espaço Cultural da Câmara dos Vereadores, levando a mostra e as reflexões sobre o tema para o ponto alto da cidade, ao lado do Elevador Lacerda e com vista para a Bahia de Todos os Santos.

Assim, encerrávamos a primeira etapa do projeto, consolidando uma trajetória de sucesso e um movimento que gerou ondas de humanismo e diversos convites, inclusive para que **DE PEITO ABERTO** retornasse a várias dessas cidades.

Agenda cheia

Mês a mês, ano a ano, o alcance do projeto cresceu. (*Conheça algumas dessas experiências no capítulo Em Ondas*).

Revendo as fotos que registraram os vários momentos do projeto (*algumas delas estão na página ao lado*), o carinho e a emoção se destacam. Retratos que revelam a importância do encontro de tantas vidas.

ANO	MÊS	CIDADE	LOCAL / Entidade	DURAÇÃO	APOIO / CONVITE
2006	Março	São Paulo	MIS – Museu da Imagem e do Som	20 dias	Lei Rouanet / Sanofi-aventis
2006	Abril	Rio de Janeiro	Espaço Cultural do CEDIM Conselho dos Direitos da Mulher	30 dias	Lei Rouanet / Sanofi-aventis
2006	Agosto	Rio de Janeiro	INCA – Instituto Nacional do Câncer	10 dias	Hospital do Câncer III – INCA / Sanofi-aventis
2006	Agosto	Porto Alegre	Shopping Bourbon – corredor central	15 dias	Lei Rouanet / Sanofi-aventis Instituto da Mama do Rio G. do Sul – IMAMA
2006	Setembro	São Paulo	Escola Estadual Stefan Zweig – São Paulo	Palestra	Escola Estadual Stefan Zweig – São Paulo
2007	Março	Belo Horizonte	Centro Cultural da UFMG Universidade Federal de Minas Gerais	30 dias	Lei Rouanet / Sanofi-aventis CONDIM – Prefeitura de Belo Horizonte
2007	Maio	Brasília	Espaço Cultural da Câmara dos Deputados / Salão Nobre	20 dias	Lei Rouanet / Sanofi-aventis
2007	Maio	Brasília	AMBr – Associação Médica de Brasília	10 dias	Associação Médica de Brasília
2007	Junho	Brasília	Associação BSGI – Brasília	15 dias	BSGI – Brasília
2007	Agosto	Salvador	Espaço Cultural da Câmara dos Vereadores	20 dias	Lei Rouanet / Sanofi-aventis
2007	Agosto	Brasília	Conferência Nacional de Mulheres Centro de Convenções de Brasília	4 dias	Secretaria Especial de Políticas para as Mulheres da Presidência da República – SPM
2007	Novembro	São Paulo	SESC Vila Mariana	7 dias	Consulado Geral dos Estados Unidos da América em São Paulo
2008	Janeiro	São Paulo	Caixa Cultural SP – Pça. da Sé	30 dias	Presidência da Caixa Econômica
2008	Fev. / Março	Salvador	Caixa Cultural BA – Salvador	30 dias	Presidência da Caixa Econômica
2008	Março	Belo Horizonte	Assembleia Legislativa de Minas Gerais	15 dias	Coordenadoria Especial de Políticas Públicas para Mulheres – CEPAM / MG
2008	Março / Maio	Rio de Janeiro	Caixa Cultural RJ – Teatro Nelson Rodrigues	60 dias	Presidência da Caixa Econômica
2008	Setembro	São Paulo	Hospital Regional Sul	Palestra	Hospital Regional Sul
2008	Out. / Novembro	Brasília	Caixa Cultural Brasília	45 dias	Presidência da Caixa Econômica
2009	Março	Lauro de Freitas – BA	Restaurante Popular – Lauro de Freitas	30 dias	Prefeitura de Lauro de Freitas – BA
2009	Junho	São Paulo / Hotel Hilton	Jornada Nacional de Oncologia	3 dias	Sanofi-aventis
2009	Junho	São Paulo	Escola Estadual Stefan Zweig – São Paulo	Palestra	Escola Estadual Stefan Zweig – São Paulo
2009	Outubro	Perúgia / Itália	Evento Valorização do Feminino	10 dias	Região UMBRIA – Itália
2009	Novembro	Curitiba	Evento Top Innovation	5 dias	Sistema FIEP / SESI PR

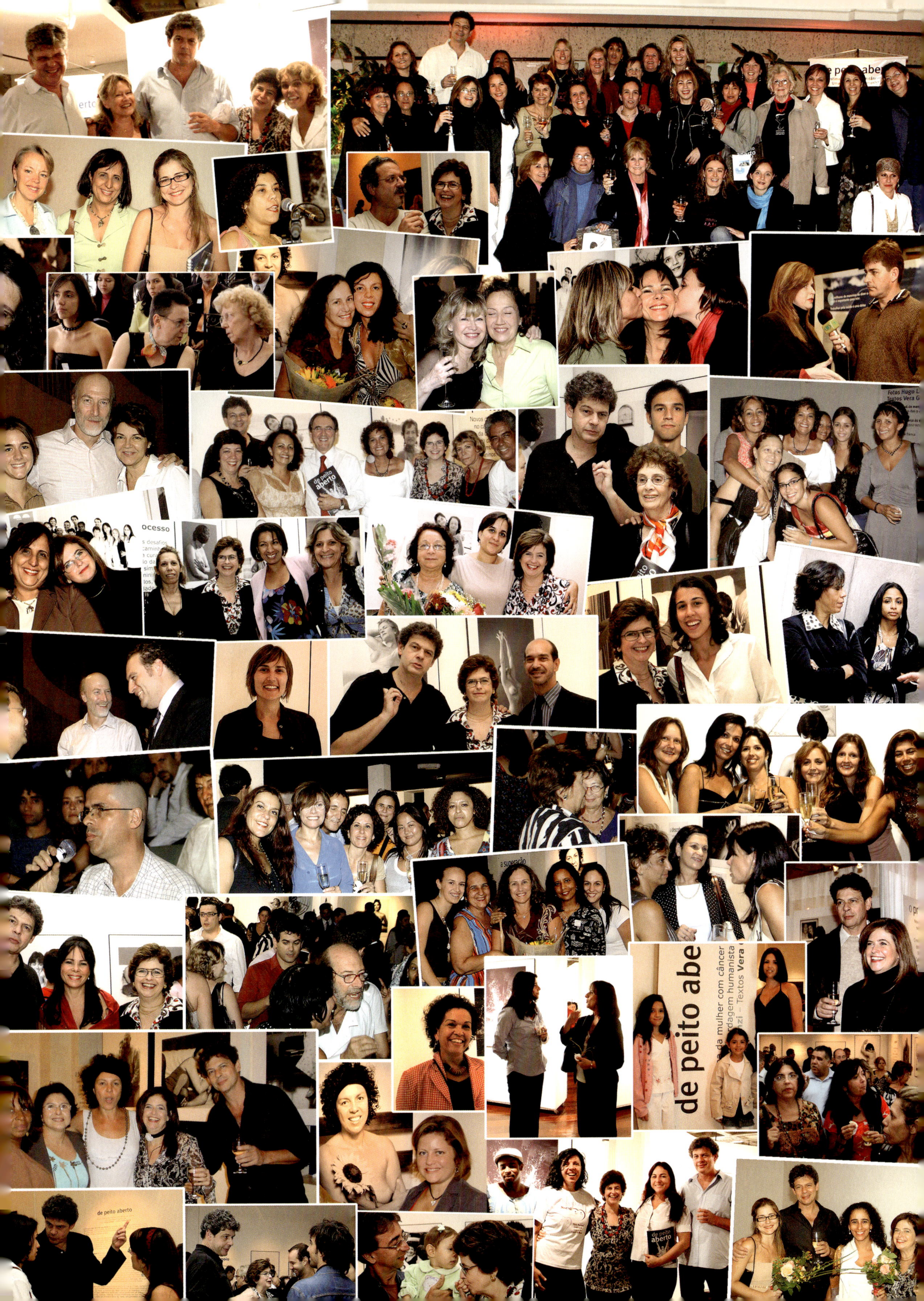
de peito aberto
ocesso
de peito abe
da mulher com câncer
dagem humanista
Textos Vera
de peito aberto

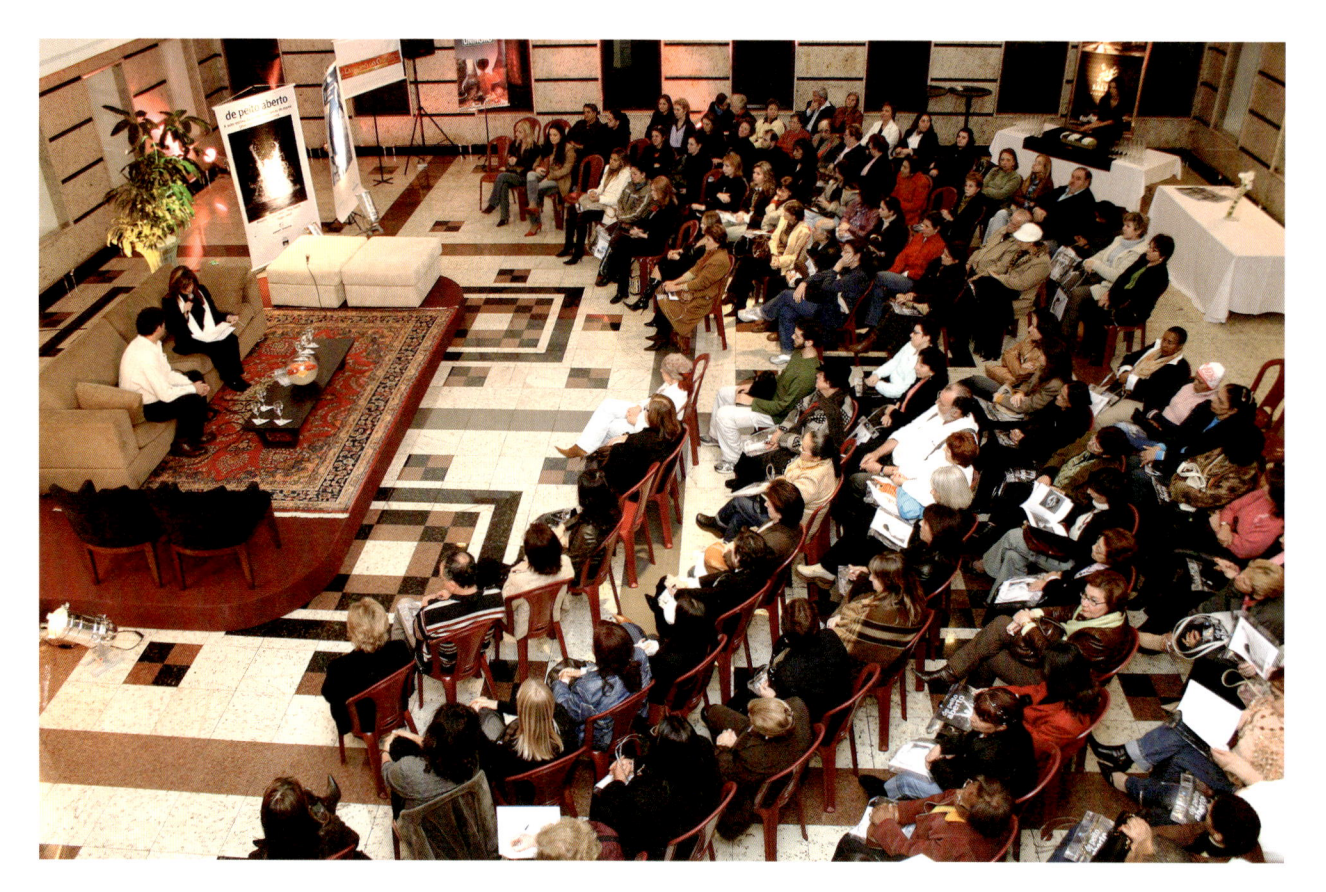

O Diálogo
Base da humanização e da transformação

O século XXI é o século das mulheres. Essa afirmação, de grandes pensadores da atualidade, traduz a importância de este século ter como base os valores femininos, como o compartilhar, o cuidar, o compreender, o trocar e, principalmente, o dialogar.

O projeto DE PEITO ABERTO, visto por esse ângulo, é completa e intensamente feminino. Tem como um de seus principais diferenciais justamente as diversas formas de diálogo desenvolvidas e ainda promovidas entre os gêneros — masculino e feminino —, entre os seres humanos. Iniciando pelo diálogo catarse que as fotos provocaram nas pessoas fotografadas. Desde mulheres retratadas pelas lentes de um homem até os depoimentos revelados a um homem e uma mulher. Na vontade de falar mais e mais, que nossas protagonistas tiveram durante e depois dessa experiência. O diálogo perfeitamente conectado entre imagem e conteúdo, na dinâmica das publicações e certamente entre os visitantes da exposição. Sempre, a oportunidade que diferentes atrizes e atores desse processo, dos mais evidentes aos invisíveis, tiveram — e ainda têm — de ser ouvidos e de expressar seus sentimentos em tantos momentos — nas entrevistas, nos bate-papos, em particular ou em público.

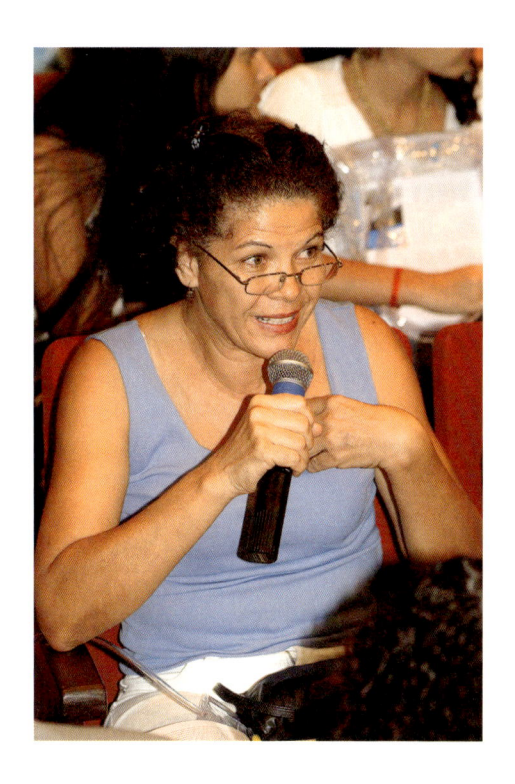

As palestras interativas — um espaço diferenciado

Um dos mecanismos principais que acompanhou todas as apresentações do projeto foi a palestra interativa, ou o que preferimos chamar de sessões de diálogo. Formando um conjunto harmônico, **DE PEITO ABERTO** reuniu a exposição fotográfica com esses momentos especiais e únicos de rico diálogo. Eventos que se diferenciam das palestras tradicionais, em que, normalmente, há um apresentador de um determinado tema e uma audiência passiva, que assiste à palestra e, eventualmente, absorve algo, que aplaude ou ignora.

Respeitando a característica de cada local, esses eventos proporcionaram experiências únicas, múltiplas e, certamente, transformadoras. Para todos nós. Tiveram voz médicos, pacientes, cuidadores e, principalmente, o público. Assim, o grupo, em vez de apenas alternar momentos entre assistir ou palestrar, pôde exercitar a interação. Todos, se sentindo à vontade e acolhidos, puderam participar, expor suas visões, perguntar, desabafar ou simplesmente ouvir e refletir em silêncio.

Mesmo os mais experientes palestrantes se viram diante de uma dinâmica nova, estimulante, que os fez pensar sobre novos ângulos, revelar sentimentos, muitas vezes, escondidos, inclusive deles mesmos. Nossos encontros, organizados de maneira simples, se pareciam com uma boa peça de teatro, em que o tema é recorrente, mas os atores e a plateia se modificavam a cada sessão, abrindo estradas totalmente desconhecidas, com movimentos próprios e, por isso, originais, criativos, atraentes e desafiadores.

Sem receita, sem contraindicação

A montagem dos espaços — em geral, em formato de "sala de visitas" — foi um recurso utilizado que ajudou a criar o clima informal, próprio para um diálogo solto e prazeroso. A mediação — minha e do Hugo — tinha a função de estimular a participação dos vários atores e da plateia na dose certa. É importante reforçar que não há uma "receita" para que esse tipo de evento funcione ou para que a conversa flua e dê frutos. No caminho construído passo a passo, com muito cuidado e carinho, exercitamos a coordenação com gentileza para dar espaço para as pessoas falarem e termos a sabedoria de interromper quando fosse necessário. Para que muitos pudessem se expressar, nos predispusemos a ouvir com atenção opiniões diferentes das nossas. Aprendemos a continuar a aprender. Sempre.

Não há fórmulas. Apenas a certeza de que dá para fazer, guiados pela imensa vontade e disposição de dialogar. Abrir os ouvidos e a alma para escutar o que é dito sem pré-julgamentos e, ao mesmo tempo, saber se colocar, respeitando visões diversas, conseguindo transmitir pontos importantes para a reflexão de todos. Conduzindo a conversa para o objetivo inicial: estimular as relações humanas. Não há como ensinar a fazer igual. Nem seria possível, pois o que se passou em cada encontro foi movido por sensibilidade e emoção, e não se deveu simplesmente a uma fórmula ou a um modelo. Um movimento de aprendizagem, um exercício contínuo. Um processo de "produção de conhecimento", como bem definiu o doutor Luiz Antonio Santini, diretor-geral do Instituto Nacional do Câncer (*veja o depoimento na página 96*). Uma oportunidade para que várias posições, diversos pensamentos e experiências se encontrassem, e que por meio dessa troca todos pudessem sair pessoas melhores.

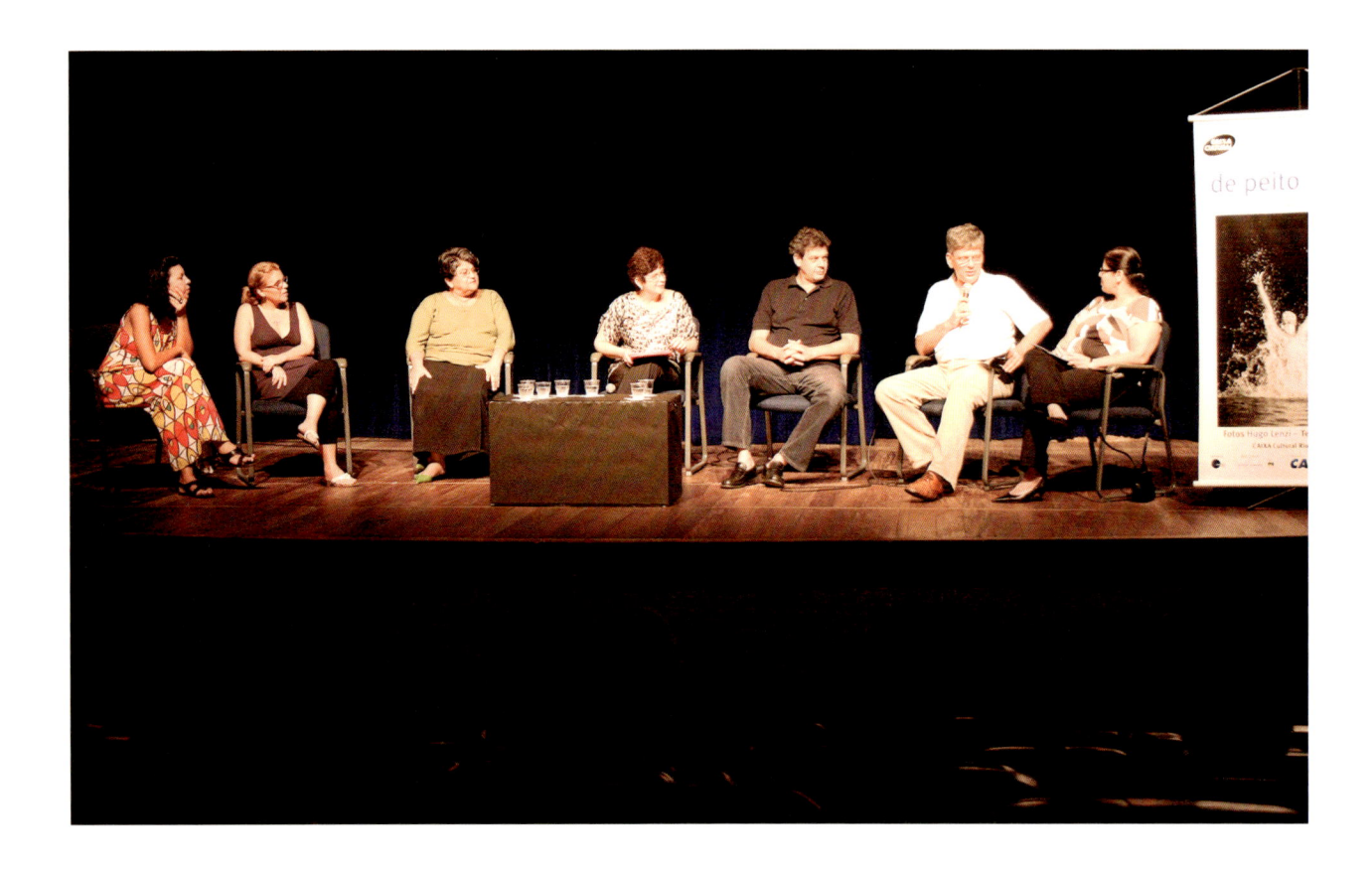

Coragem para mudar de rumo

Crescemos muito com esse processo. Ainda estamos crescendo. Algumas vezes, nos surpreendemos, mudamos de rumo e até a forma de abordagem. Como quando deixamos de reduzir a relação de pacientes e familiares com os médicos a simplesmente um encontro de "mocinhos com vilões". Sim, nossas experiências e as de muitas pessoas que saíram feridas emocionalmente ao lidar com posturas médicas em que a sensibilidade e o tato deixaram a desejar justificavam essa posição. Mas essa não era a única forma pela qual aconteciam esses encontros. Após entrevistar muitas mulheres e ouvir outros tantos médicos, ampliamos a visão reduzida da dicotomia entre bem e mal e mudamos nossa percepção.

Sem perder o senso crítico, pudemos notar que nem sempre as coisas são o que parecem. Um bom exemplo é o caso de Flávia Boabaid, a enfermeira gaúcha que nos contou sobre sua reação dura com os médicos. Ela deixa bem claro essa oscilação na forma de ouvir e sentir as coisas quando diz: "Na segunda consulta, que fiz com outro médico, percebi que ele dizia as mesmas coisas que tanto tinham me chocado da primeira vez. Mas eu estava em outro momento, ouvindo de forma diferente. Não havia mais o choque do diagnóstico, a certeza de que ia morrer. Estava mais aberta, com vontade de batalhar pela minha vida." Não havia bandidos e mocinhos. Existia, sim, a enorme diversidade de percepções que cada momento da vida oferece. Para todos os lados.

Palácio de cristal, encontros preciosos

O projeto nos deu grandes oportunidades de valorizar o impacto de expor emoções. Isso aconteceu quando o levamos para o Hospital do Câncer III (HC-III), no INCA (Instituto Nacional do Câncer), em Vila Isabel, na zona norte do Rio de Janeiro. É uma unidade especializada em câncer de mama que realiza mais de 600 atendimentos por dia. Foi uma vivência maravilhosa, impactante. Montamos a exposição fotográfica em um espaço que eles chamam, com toda razão, de Palácio de Cristal. Um verdadeiro oásis em meio às salas de consulta em que mulheres e seus parentes esperam para serem atendidos. Todo o peso daqueles corredores estreitos, sufocados pela angústia de diagnósticos duros e tratamentos difíceis, de repente, se transforma. Respiram em um jardim iluminado pela luz natural que vem do teto de vidro. Ali ficaram expostas as imagens da mostra DE PEITO ABERTO. Um local para espairecer, refletir, se identificar, se emocionar, ganhar novas forças, esperança e coragem. A assistente social Lúcia Brigagão nos emocionou ao relatar como a exposição ajudou a mudar sentimentos: "Um dia, um casal jovem veio a minha sala pedindo ajuda. Estavam inconformados com o diagnóstico de câncer que a moça tinha acabado de receber. O marido chorava muito, mais do que ela. Usei todos os recursos e todas as técnicas que aprendi na profissão e no dia a dia para acalmá-los, mas não obtive sucesso. Até que cansei e disse: 'Venham comigo'. Fui com eles até o Palácio de Cristal e, sem falar nada, deixei que vissem as fotos, lessem as legendas e percebessem os momentos pelos quais aquelas mulheres tinham passado, parecidos com os que viviam e ainda iriam viver. Fiquei observando a mudança de fisionomia e de postura acontecendo ali, bem na minha frente, quadro a quadro. Foi incrível! No fim, o rapaz, já refeito, virou para mim e disse: 'Entendi. Estou mais calmo. Sei que há uma luz no fim do túnel!'"

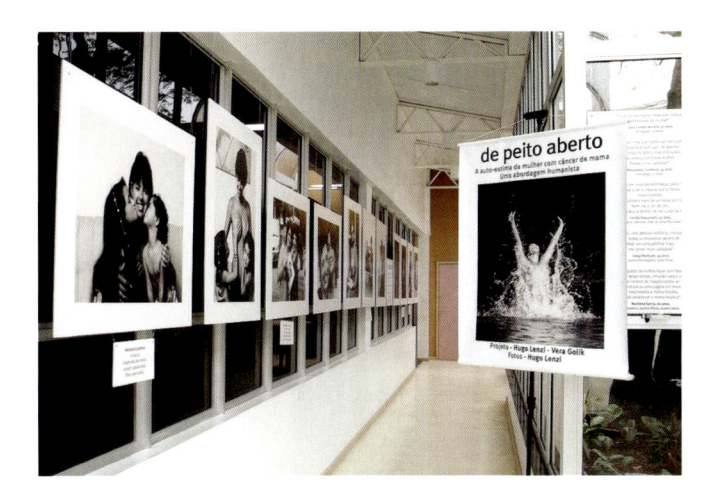

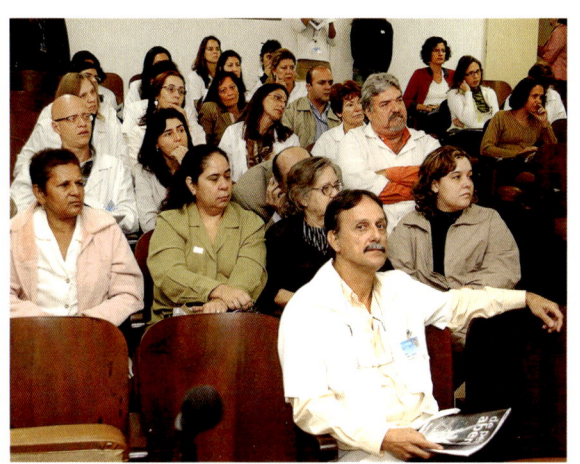

As histórias de vidas repercutiam e criavam eco. Era uma forma de diálogo silencioso, extremamente poderoso.

Ainda no INCA, outra experiência traduziu bem o que as sessões de diálogo representam nesse projeto. Duas palestras foram agendadas durante o período em que a exposição esteve lá. Os eventos aconteceram no auditório do prédio. Um local formal, projetado para aulas. No palco, um púlpito e uma mesa para os palestrantes de frente para as poltronas da plateia. Um ambiente diferente do que planejamos para o projeto, mas como os móveis eram fixos precisávamos dar um jeito e fazer tudo acontecer ali mesmo. O conteúdo do projeto falaria mais alto. Eu e o Hugo nos sentamos ao centro da mesa e convidamos os médicos e duas pacientes para compor essa mesa. O público era de médicos, enfermeiras, auxiliares, fisioterapeutas, voluntárias, mais pacientes e familiares. Um grupo uniformizado responsável pela faxina do hospital sentou na primeira fila. Casa cheia. Mérito do empenho da diretoria do HC-III, liderada pelo doutor César Augusto Lasmar, e de sua equipe, que viram no projeto mais uma forma de tentar sensibilizar a todos sobre o tema "humanização". Houve uma grande divulgação, pois aquela era uma oportunidade rara de abordar o assunto de maneira diferente. A ideia era gerar mudanças significativas naquela instituição gigante, muitas vezes, engessada pela dureza do dia a dia. E foi o que aconteceu. Choramos todos. Ficamos emocionados com os depoimentos das pacientes e de agentes invisíveis, como os auxiliares que tiravam sangue dessas pacientes e nunca foram ouvidos. Relatos surpreendentes de médicos, que com 40, 50 anos de profissão, pela primeira vez, encontraram espaço para compartilhar sentimentos escondidos. De repente, esses profissionais de peso estavam ali, se abrindo, derramando lágrimas em público. Puderam falar de como era difícil ter de encarar uma paciente que concentra no "doutor" as últimas esperanças e dizer a ela que o tratamento não estava dando o resultado esperado, isso depois de meses, anos de batalha. Um peso enorme. A solidão, maior ainda. Assim, cada um foi ouvindo, falando, desabafando e compreendendo melhor o papel do outro. Parecia nascer uma nova chance para que os relacionamentos se tornassem menos duros, menos mecânicos, mais humanos. Uma forma para que histórias de vidas fantásticas, anônimas e esquecidas, que aconteciam em cada cantinho daquele hospital, com uma realidade tão sofrida, viessem à tona. Com suas dificuldades, mas também com tantas vitórias. Uma das faxineiras pediu a palavra para dizer: "Quantas vezes a gente encontra uma paciente chorando no banheiro... Só a gente sabe como elas agradecem pelo ombro ou pelo abraço que ninguém vê." Ela representou um grupo que a maioria nem nota que existe e naquele momento percebeu o valor de sua presença. Experiência inesquecível. Um "palácio de cristal" em nossas memórias. Amigos para sempre em nossos corações.

Uma declaração de afeto

Para nossa surpresa, sem que nada tivesse sido planejado, o doutor **Luiz Antonio Santini, diretor-geral do Instituto Nacional do Câncer**, nos presenteou com sua presença e sua visão do projeto **DE PEITO ABERTO**. Um depoimento sincero e emocionante, que abriu um dos diálogos que fizemos em Salvador. O doutor Santini, que já tinha visto a exposição e participado dos encontros no Rio de Janeiro, meses antes, no CEDIM e no INCA, quando soube que a exposição estava no espaço cultural da Câmara dos Vereadores, na capital baiana, gentilmente, conciliou os compromissos de sua agenda lotada e encontrou um tempo para estar conosco. Algumas de suas palavras:

"A Vera e o Hugo são pessoas que eu talvez tenha visto umas três ou quatro vezes na vida, mas por quem tenho um profundo carinho e respeito. Uma amizade muito grande. Eu tenho saudades deles. Coisas que acontecem na vida, que criam uma relação, um laço de amizade e que não têm explicação. Acontecem e pronto!

Quando fui participar de um workshop como esse, no Rio de Janeiro, fiquei muito sensibilizado. **Era uma abordagem que eu nunca tinha visto em todos os meus anos como médico, cirurgião, que tem lidado com a questão do câncer de mama das mais diversas maneiras.** Desde o olhar como cirurgião até o de diretor do Instituto do Câncer, responsável pela construção de uma política nacional para cuidar do problema, eu sempre tive de pensar em formas de a paciente enfrentar o diagnóstico, o tratamento e a situação posterior. **No entanto, minha abordagem da vida toda sobre isso foi inteiramente modificada por esse encontro. Conheci uma perspectiva completamente diferente. Ver o problema como um problema da vida.**

A abordagem desse projeto permite que venham à tona e sejam expostos os sentimentos, como a culpa e outros mecanismos psicológicos, que, muitas vezes, afetam o paciente com câncer e interferem no tratamento, nas relações familiares e nas amizades. Como esses sentimentos vêm carregados dos conceitos ou preconceitos que temos a seu respeito, muitas vezes, não adiantam explicações lógicas ou científicas — necessárias, porém completamente insuficientes.

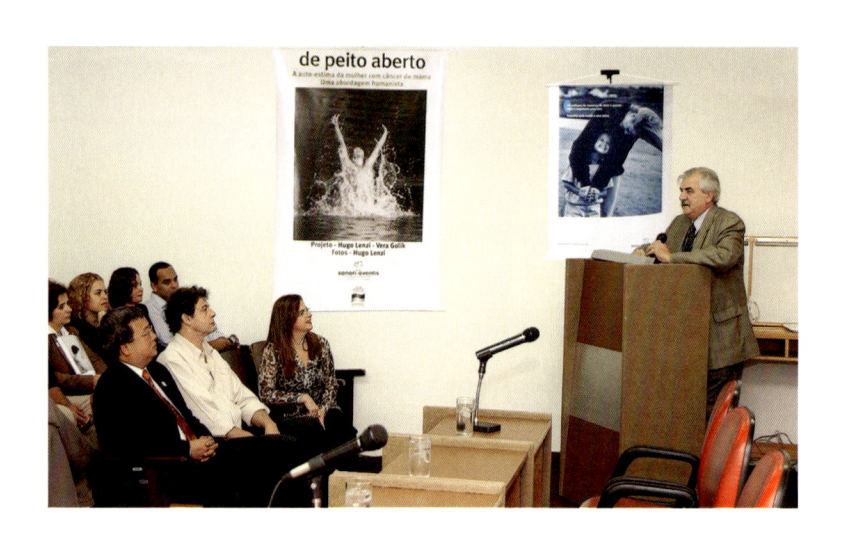

Infelizmente, a medicina não tem uma resposta definitiva para a questão do câncer de mama. Sim, ela já oferece muitas possibilidades: de tratamento, de viver com dignidade, de ter uma sobrevida digna e até mesmo de cura, se houver a detecção precoce. **Mas diálogos acompanhados de sensibilidade artística, como o que vemos aqui, permitem que se vá além e se toque também no processo interior, em assuntos delicados, ajudando a encontrar saídas — tanto as práticas como as emocionais, não só para quem está doente, mas para toda a sociedade.**

O que vocês fazem produz um conhecimento diferente. Normalmente, a ideia que se tem de conhecimento é de algo que se aprende com o outro, com alguém que saiba mais do que a gente. Na verdade, aqui o **processo é de construção de conhecimento**. Eu tenho certeza de que a Vera e o Hugo, a cada vez que realizam uma nova experiência dessas, acabam conhecendo e aprendendo fatos ou pontos de vista que nem sequer imaginavam que existissem. Isso acontece com todos que participam do projeto.

É uma iniciativa tão importante para a abordagem do problema do câncer de uma maneira geral e, em particular, do câncer de mama que eu considero que é preciso ter continuidade. Precisamos apoiar e pensar no que mais é possível fazer para disseminar e multiplicar grupos que façam esse tipo de trabalho e que tenham esse tipo de abordagem. Vocês hoje podem estar certos de que ninguém vai sair daqui da mesma forma. Disso eu tenho certeza. Assim como tenho certeza de que **todos nós vamos sair daqui não só diferentes, mas muito melhores do que chegamos.**"

Quebra de paradigmas — inclusão de agentes invisíveis

As palavras do doutor Santini nos emocionaram e estimularam porque resumem o que desejamos e vivemos com o projeto. Um dos pontos fortes dessa "produção de conhecimento", como ele diz, propiciada pelo diálogo, foi a inclusão de alguns agentes invisíveis, pessoas que, em geral, não tinham com quem compartilhar suas emoções e por isso mesmo acabavam sem saída.

De novo, não demos receitas, não fizemos consultas. Não era e não é o nosso papel. Mas, ao abrir e estimular essa conversa franca sobre o tema, o projeto criou um movimento especial. A força do diálogo é mágica, imensamente poderosa. Assim, ouvimos e vimos as próprias pessoas encontrarem eco para seus sentimentos abafados ou confusos. Para desabafarem e colocarem as ideias no lugar. Até para, depois, sair dali e procurar ajuda profissional, de um médico ou terapeuta, conforme fosse o caso.

Ampliamos as redes, oferecemos caminhos. Já que, além dos depoimentos das personagens entrevistadas e fotografadas, sempre estiveram conosco especialistas e profissionais de saúde capacitados que deram suporte, responderam às demandas e esclareceram o público. Um encontro rico, sem fim.

Meninos não choram — homens, sim

Certos momentos propiciaram depoimentos originais. Ao tocarmos no ponto delicado de alguns maridos que abandonaram as mulheres quando souberam da doença da esposa, a reflexão e a mobilização geradas durante o diálogo foram além da indignação. Certamente, foi possível perceber, pelas falas das mulheres, que alguns companheiros demonstraram problemas de caráter naquela situação de crise. A falta de sensibilidade, compaixão, companheirismo ficou exposta, e, no fim, uma relação já frágil acabou ruindo. Mas, em outros casos, aspectos diferentes vieram à tona. Pudemos perceber, durante os diálogos, como alguns parceiros estavam sofrendo sem se dar conta da situação. Em geral, eles não eram ouvidos, tinham dificuldade de lidar com a mulher fragilizada, com a doença. Seus sentimentos de rejeição não eram considerados, e eles acabavam não encontrando mais espaço para convivência durante o processo. Alguns não abandonavam a mulher; apenas, sem receber apoio, fugiam da dor. Ouvimos isso em alto e bom tom durante nossos encontros, realizados em locais abertos ao público, em que os homens — amigos, irmãos, filhos e maridos — puderam falar de suas dificuldades, angústias e dúvidas e até compartilhar vitórias. Às vezes, falaram com a voz embargada ou mesmo choraram em público, revelando atos de coragem. Momento de transformação.

Outro bom efeito dessa conversa foi o de levar as próprias mulheres a refletir e abrir um pouco a guarda. Os grupos de apoio — sem dúvida, muito importantes para a recuperação emocional das mulheres com câncer de mama —, em geral, são fechados e restritos a elas, mulheres. Ou específicos para familiares. É difícil encontrar situações em que homens e mulheres se juntem e compartilhem as emoções desse processo. O mais comum é deixar os homens de fora. Um exemplo aconteceu quando fomos registrar um desses grupos. Com o apoio da psicóloga que liderava o grupo, elas tiveram de discutir se deixariam ou não o Hugo entrar para fotografar apenas pelo fato de ele ser homem. A maioria quis participar, mas houve quem se recusou e saiu, discordando da decisão.

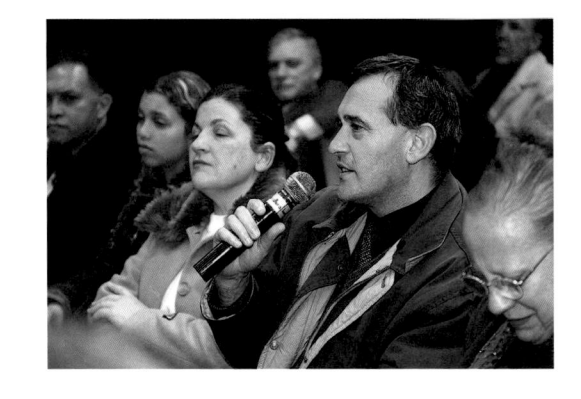

A doença — e a cura — é de todos

A família e os amigos também se manifestaram em vários dos nossos diálogos. Certa vez, uma moça, cuja tia estava com o diagnóstico de câncer de mama, pediu a palavra em uma sessão de diálogos: "Que bom que estamos aqui conversando. Eu quero ajudar minha tia, mas não sei bem o que ou quando falar, nem o que fazer. Fiquei na dúvida se deveria ou não trazê-la aqui. Mas vi que fiz bem. Hoje, era eu quem precisava vir, falar e ouvir todos esses depoimentos. Foi muito importante desabafar. Junto com vocês me senti mais forte e segura. No próximo diálogo, trarei minha tia querida. Sei que vai fazer muito bem a ela também. Obrigada!".

Em outra ocasião, quase no início do bate-papo no átrio do Shopping Center Bourbon, em Porto Alegre, chegou uma família. O marido e as filhas apoiavam a mulher entre eles. Os rostos eram de desespero. A mulher segurava forte a mão do homem e de uma das moças. Sentaram-se na primeira fila, mas bem perto da saída, prontos para escapar se não conseguissem segurar a barra. Aos poucos, conforme as pessoas foram falando, expondo os sentimentos, e a conversa amigável e o alto-astral foram tomando conta, ficou nítida a transformação da fisionomia, da postura deles. As mãos se soltaram e até sorrisos apareceram. A mulher, que havia tido o diagnóstico de câncer fazia pouco tempo, veio falar comigo depois. "Foi fundamental eu ter participado hoje. Estava desesperada e pedi para o meu marido e as minhas filhas virem comigo. Não sabia como ia ser. Não queria falar da doença. Tinha — e tenho — medo de morrer. Quero ver minhas netas crescerem. Mas depois de hoje, vendo que é possível falar do assunto, ouvindo tantas pessoas, me sinto mais segura, pronta para lutar. Já não estou tão apavorada. Foi importante eles estarem aqui comigo. Agora podemos seguir juntos, conversando sem medo."

Impressões que ficam — registros que marcam

Mais uma surpresa surgiu nos livros de assinaturas. Um recurso tão simples, comum em exposições, mas que teve um papel especial no projeto DE PEITO ABERTO. É interessante como esses "seres inanimados" ganharam vida. Em vez de servirem apenas como registro de presenças, passaram a ser mais uma forma de as pessoas se manifestarem. E como usaram esse espaço!

Verdade. Quem não falou escreveu. Registros que nos marcaram profundamente. Houve quem fez questão de deixar suas impressões, mesmo tendo participado dos diálogos. Mas, na maioria dos casos, aquelas páginas se tornaram um palco para manifestações silenciosas. Depois do impacto de passar pela mostra, de vivenciar os sentimentos junto das guerreiras, as pessoas se sentiram à vontade para deixar registrado ali, com suas próprias palavras, o que estavam sentindo.

Hoje, colecionamos com todo carinho uma pilha desses livros. Choro toda vez que releio os depoimentos e as mensagens. Palavras sinceras de quem viu e se emocionou com as histórias dessas mulheres guerreiras.

É curioso como, em vez de utilizarem uma única linha para preencher nome, cidade de origem e algum comentário, as pessoas se sentiram livres e escreveram longos trechos, às vezes, a página toda, duas folhas ou mais. Novamente comprovamos como é fundamental proporcionar espaços para as manifestações espontâneas. Quem viu e foi tocado de alguma forma pelo projeto precisa se colocar de alguma maneira. E os livros estavam ali, à disposição, durante todo o tempo em que a mostra ficava em determinado local. Livros que hoje, sozinhos, poderiam compor um novo livro.

Seguem alguns exemplos desses registros:

"Vi um filme em minha cabeça. Todo o sofrimento que passei junto com meu pai e meu irmão no tratamento de minha mãe. Infelizmente, ela veio a falecer há mais de dez dias, mas, para essas pessoas que estão na luta, eu digo que não desistam! Lutem até o fim e tenham sempre a força para vencer essa batalha contra o câncer."

Artur Santos Coelho, filho de Nilma Maria Santos Coelho (29-1-1952 / 18-2-2008)

"Coragem, ousadia, força é o que passam as imagens desta linda exposição. Fica a mensagem de que cada dia, não importa o que o acompanhe, é sempre um novo dia e sempre há escolhas possíveis!"

Inez Rebouças, 1º de março de 2008

"Muito emocionante poder conhecer outro lado de uma realidade tão triste. Nos faz pensar no valor da vida."

Américo Silva, 11 de maio de 2007

"Achei a exposição maravilhosa! Ela está dando muito ânimo para as mulheres que passaram por esse processo, como eu passei. Hoje, tenho certeza de que estou curada, tenho o apoio de minha família, não me sinto rejeitada por não ter mais uma parte do meu corpo. Agradeço a Deus e ao INCA."

Rosângela Rodrigues Pereira, agosto, 2006

"Incrível a iniciativa de expor de forma tão linda, tão humana, a vida de guerreiras, de lutadoras e, acima de tudo, de vencedoras! Lindo! Lindo! Lindo! Exemplos de vida que devem ser seguidos, sem dúvida! Parabéns!"

Cândida Serafin Teixeira, 8 de agosto de 2006

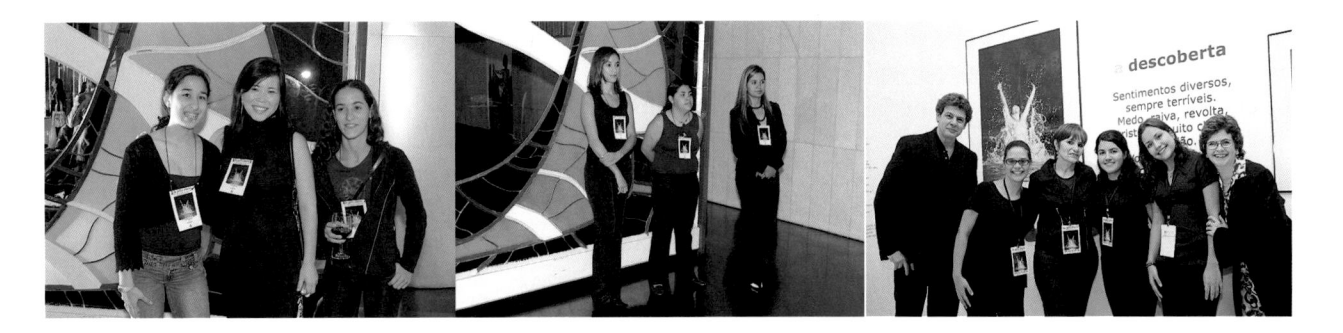

Mais do que monitoras — companheiras de luta

Um apoio que enriqueceu ainda mais a exposição e os diálogos foi a participação de uma monitoria muito especial. Em geral, a mostra fotográfica ficava dez, quinze dias ou mais em cada cidade. Como não estávamos lá durante todo esse período para acompanhar os visitantes, precisávamos de pessoas que compreendessem o projeto, que fossem sensíveis e treinadas para o trabalho de monitoria.

Tivemos a ideia de recrutar jovens que fossem membros da organização humanista, baseada na filosofia budista à qual pertencemos, a BSGI (Brasil Soka Gakkai Internacional — Soka Gakkai significa sociedade criadora de valores humanos). O caminho foi melhor do que imaginávamos. Encontramos realmente as pessoas certas para esse trabalho. Como a organização está presente em todo o país, pudemos nos conectar a esses jovens — em geral, moças, mas também rapazes — que estavam naturalmente mobilizados para a causa do "cuidar", do respeito ao outro e às suas emoções. Em cada cidade, fizemos contato com eles, que, pela disponibilidade de tempo, ficaram felizes por participar.

Desde a primeira experiência, no Rio de Janeiro — depois multiplicada por todo o país —, confirmamos que a decisão foi acertada. Treinado por nós, o grupo de monitores e monitoras sabia detalhes do projeto, seus objetivos, e se sentia à vontade para contar as histórias de cada guerreira para os visitantes. Eles não só acompanhavam quem passava pela exposição, mas principalmente ofereciam o apoio, o calor humano que muitas pessoas acabavam solicitando. Serviram como um ombro amigo, um abraço, um andar ao lado, um olhar solidário. Observando o perfil de cada pessoa, tinham a sensibilidade de deixar à vontade quem queria percorrer a exposição sozinho. Estavam por perto sem interferir, quando percebiam o desejo de cada um de parar por mais tempo em frente a uma foto ou de derramar lágrimas discretamente. Levavam as pessoas até o livro de assinaturas, que se tornou o grande retrato dessas emoções vividas.

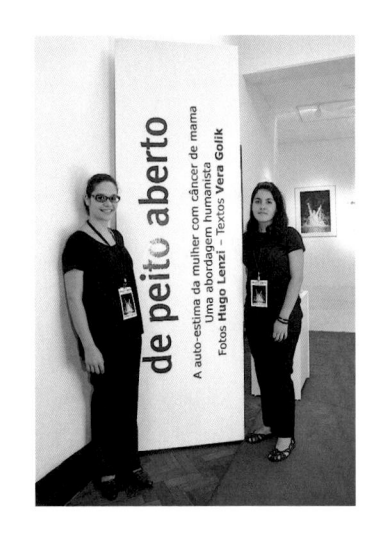

No fim, esse grupo de pessoas sensíveis nos representava, era nossos olhos e nossos abraços quando não estávamos presentes. Eles passaram a fazer parte do projeto e ajudaram a fazer com que ele fosse ainda melhor. Para muitas dessas pessoas também foi um momento importante participar do projeto, como refletem depoimentos emocionados, inesquecíveis para nós, como este:

"Quero parabenizar à Vera e ao Hugo pelo maravilhoso projeto. Como monitora, deixo aqui um pouco da emoção e da felicidade de participar deste belíssimo, tocante e surpreendente evento, no qual tive a oportunidade de compartilhar e sentir, junto com os visitantes, os mais diversos tipos de emoções e reação. Quero deixar claro que me sinto renovada, mesmo participando pela segunda vez, e ainda mais sensibilizada com o aprendizado que levo a cada brilho no olhar das pessoas, a cada lágrima que corre em suas faces. É sempre bom aprender e ampliar o nosso conhecimento. Agradeço a oportunidade e espero que vocês tenham força e cada vez mais coragem para continuar com esse belo trabalho. Espero que voltem sempre à nossa querida Bahia e tragam este trabalho para as pessoas que ainda não tiveram a oportunidade de vê-lo. Contem sempre comigo! Parabéns e boa sorte!"

Susana Gomes, monitora DE PEITO ABERTO, Salvador, 16-3-2008

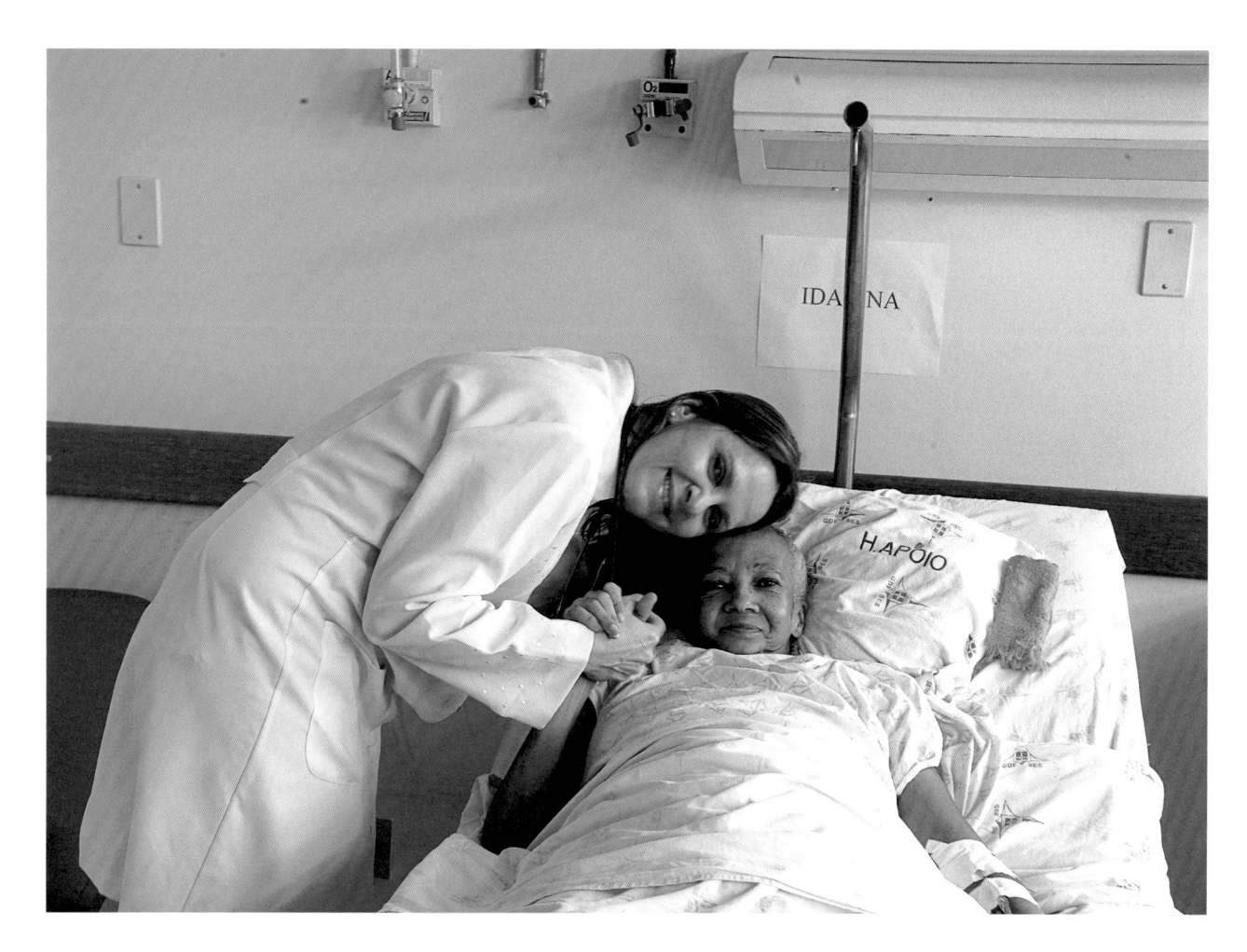

O Cuidar
O humanismo na prática

Razão e sensibilidade

O trabalho dos profissionais de saúde com consciência e postura humanista poderia ser resumido nestas duas palavras: razão e sensibilidade. A extrema acuidade científica convivendo em perfeita harmonia com o cuidado com o outro, no mais amplo sentido da palavra "cuidar".

É verdade: a essência da arte do cuidar — caloroso e acolhedor — não se ensina nos cursos formais de saúde. Apenas aprende quem está disposto a se doar, a querer olhar e sentir o outro, o que acontece, na maioria das vezes, na escola das experiências vividas. O saber cuidar também é próprio de quem tem isso entre seus valores básicos de vida. Sim, há os autodidatas na matéria, que parecem ter nascido para isso, mas infelizmente esse número de pessoas é restrito. Afinal, esse "cuidar cuidadoso", elevado, é necessário para todos os seres humanos em algum momento da vida. Tanto cuidando do outro como se deixando cuidar.

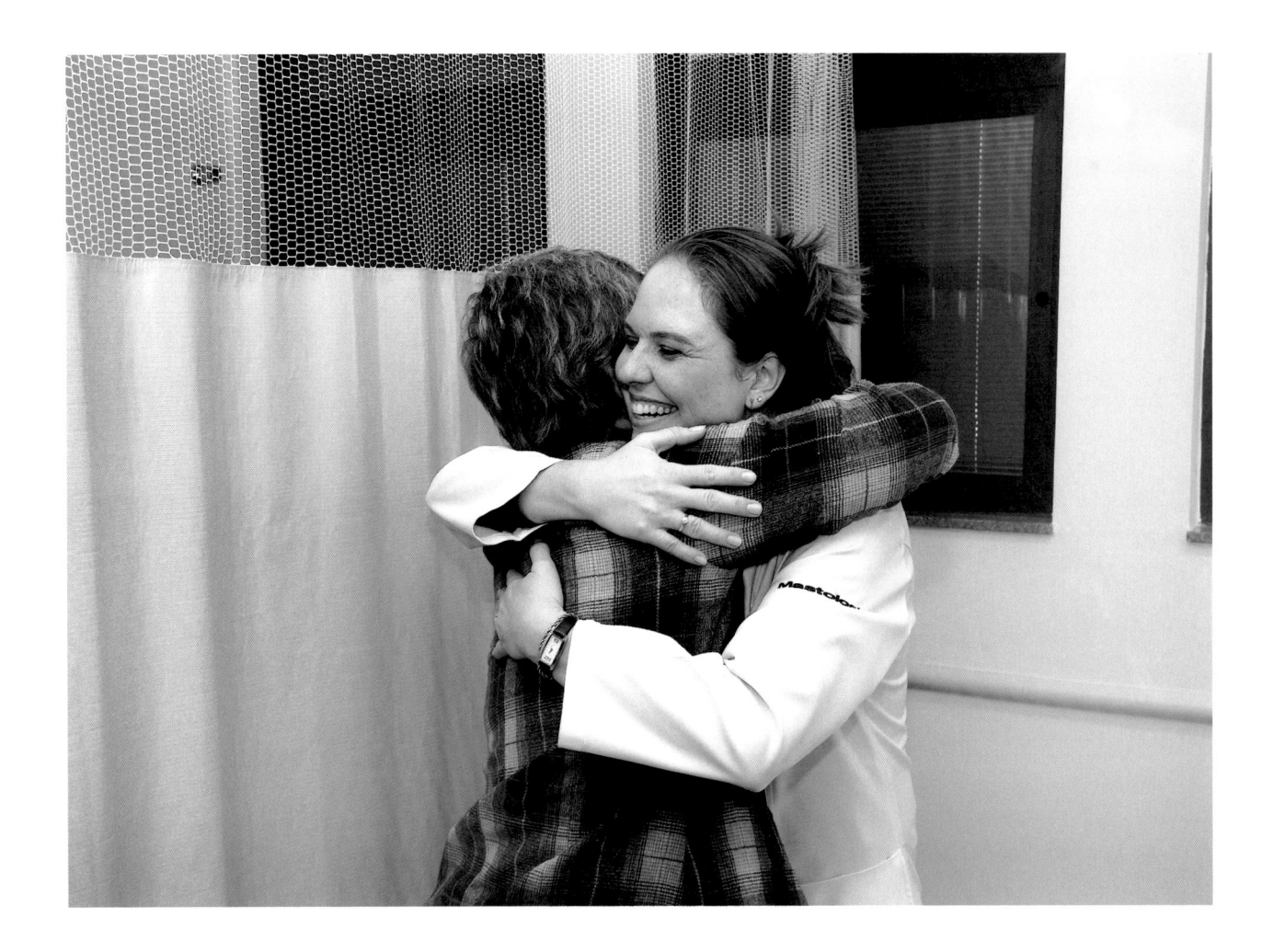

No caso específico de nossa experiência com o câncer de mama, essa maneira diferenciada de cuidar tem um papel tão importante, tão vital, que pudemos por diversas vezes comprovar seu poder transformador. A saúde a que nos referimos aqui não é a que representa apenas ausência de doença, mas, sim, a que significa uma "forma criativa de lidar com a vida", como diz o filósofo japonês Daisaku Ikeda.

Por isso, dedicamos, de peito aberto, um capítulo especial à arte do cuidar. Uma reflexão que se faz necessária não apenas para demonstrar, do ponto de vista prático e por meio de exemplos de profissionais de saúde que trazem o "DNA" do cuidado correndo nas veias, que é possível exercer a medicina assim, mas também sobre o exercício do cuidar que podemos e devemos ter com todos que nos cercam.

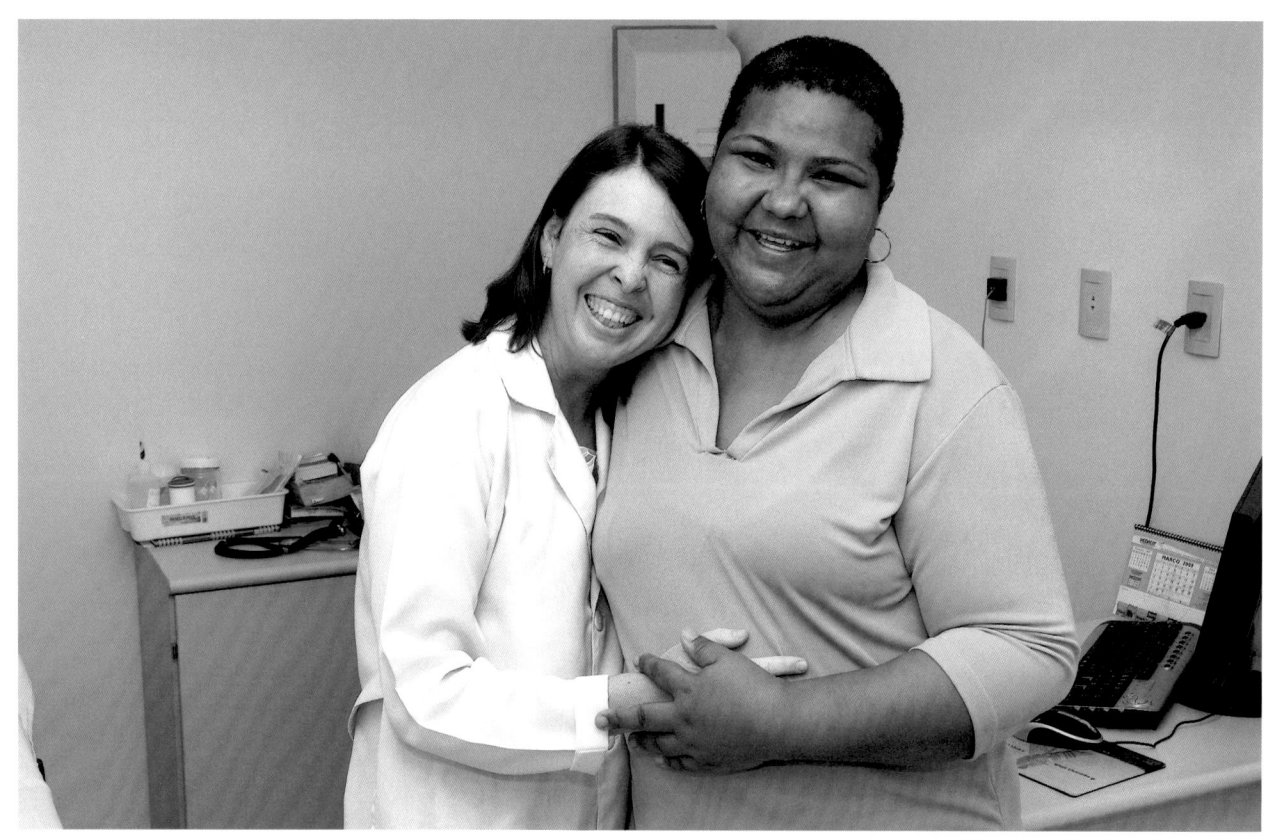

A oncologista Virginia Freitas de Sá Oliveira abraça a paciente Dulcinéia, no Hospital Aristides Maltez, na Bahia.

O olhar de quem entende

Saindo do campo da pura observação — aquele que nos compete, aliás —, buscamos reproduzir aqui algumas reflexões de especialistas no assunto para defender a tese de que o cuidar, mais humano e mais próximo das pessoas, não se contrapõe ao exercício da profissão de médico e à máxima competência que ele demanda. E mostramos que é possível, sim, aprimorar essa prática. Assim como todos nós, amigos e familiares, podemos nos empenhar e aprender a sermos verdadeiros seres cuidadores.

Comecemos com as perguntas: Afinal, o que se quer de um médico? O que se espera de um profissional de saúde, especialmente quando o caso é de vida ou morte ou quando cabe a ele dar um diagnóstico assustador como o de câncer de mama? Sem dúvida, a tranquilidade de estar recebendo o tratamento do melhor especialista, com amplo conhecimento sobre o tema e toda a técnica necessária. Mas, cada vez mais, essa excelência técnico-científica e todo arsenal de saberes pragmáticos não são suficientes na hora da escolha do médico.

Como vimos em nossa jornada pessoal e conversando com cada uma das mulheres guerreiras que entrevistamos, esse "modelo biomédico mecanicista" que negligencia as necessidades afetivas e emocionais dos pacientes não é mais aceitável.

Grandes doutores, mestres, que podem ser profundos conhecedores da doença, se não souberem lidar com o ser humano, se não forem também PHDs na arte de cuidar do outro ser humano, acabam sendo preteridos. Fracassam inclusive por não obter dos pacientes a adesão necessária ao tratamento, pois esses pacientes estão convivendo com um drama muito maior do que a busca pelo acerto no diagnóstico ou na formulação da medicação.

Sem dúvida, o objetivo é a cura. Mas que cura é essa? A que preço?

A médica Dóris Lieth Nunes Peçanha, doutora em psicologia clínica pela USP e pela Universidade de Sorbonne, na França, e professora da Universidade Federal de São Carlos (SP), faz algumas reflexões importantes sobre o tema em seu livro *Cuidando da vida – Olhar integrativo sobre o ambiente e o ser humano* (Editora Edufscar, 2009), que escreveu com a psicóloga Luciana Stoppa dos Santos. Livro esse que aborda o tema "cuidar" com extrema acuidade, sensibilidade e clareza, como no trecho em que diz: "Definir cuidado implica também uma mudança de crenças e atitudes... Muito mais que conhecimento, concentração e técnica, aquele que cuida precisa estar plenamente envolvido com o ser cuidado."

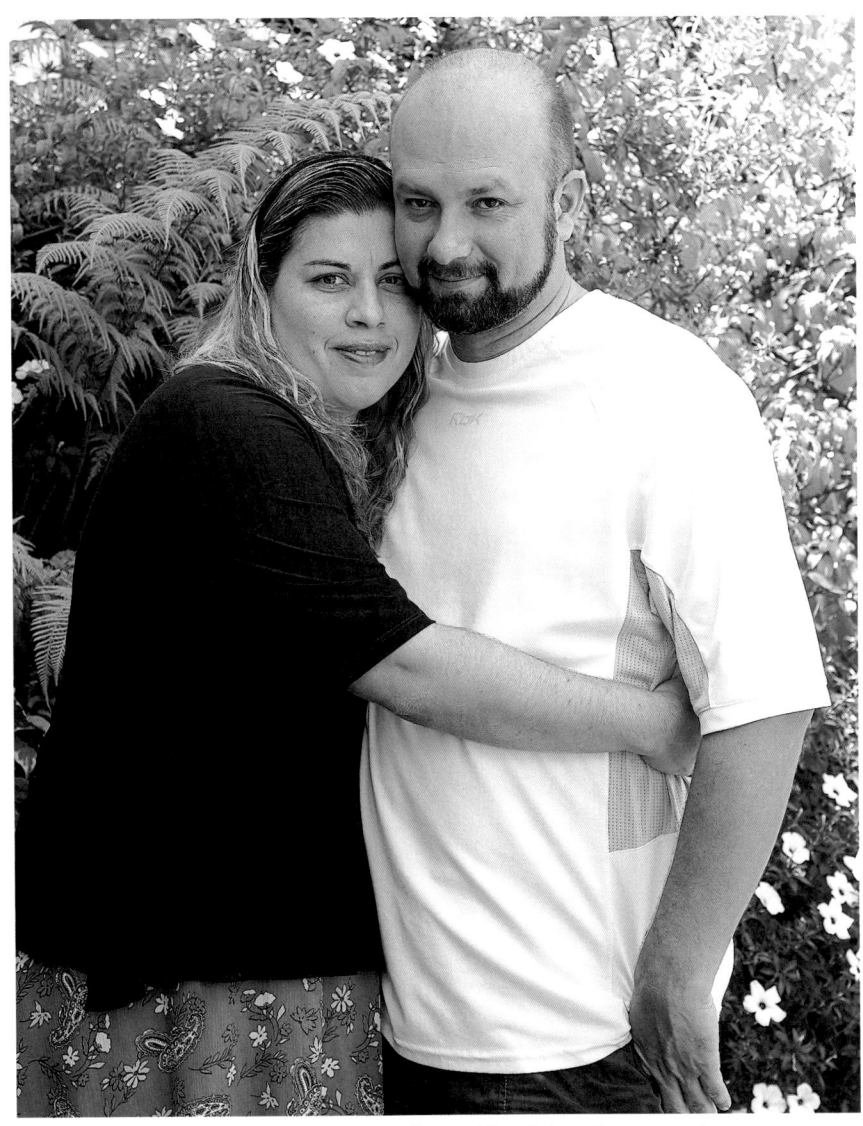

Alessandra recebeu o apoio constante do marido, Cleber, durante todo o tratamento.

Em um primeiro momento, essa afirmação pode parecer um tanto absurda para aqueles que pregam que o bom médico, para exercer sua função corretamente, não deve se envolver com seus pacientes. Personagens que, aliás, como o nome já diz, nesses casos, são mesmo apenas *pacientes*. Pessoas que esperam passivamente por diagnósticos e condutas que talvez, se tudo der certo, as levem a uma melhora.

O que se discute aqui é um rol de atitudes bem diversas. Em vez de mero paciente, quem apresenta uma doença é a pessoa a ser cuidada, que também participa se cuidando, se deixa cuidar e está perfeitamente ciente e ativa durante esse processo.

Na luta pela vida, entra em jogo a importância da relação médico–paciente e do carinho da família e dos amigos. O médico que trata a pessoa — não a doença — e sabe acolher é ouvido, e o tratamento é mais bem aceito. Pais, irmãos, companheiros, filhos e amigos que aprendem a lidar com a situação crescem, se aproximam, se transformam, ganham muito.

Muitas vezes, o diagnóstico informado friamente, com palavras ásperas ou inadequadas, tem um impacto negativo na própria aceitação da doença e pode até prejudicar o resultado do tratamento. O médico que sabe acolher tem mais adesão aos procedimentos que propõe. Para a oncologista Clarissa Mathias, diretora do Núcleo de Oncologia da Bahia, é fundamental que o especialista esteja aberto para ouvir, sem preconceitos, e que entenda os medos e anseios e os respeite.

Para o ginecologista Eliezer Berenstein, de São Paulo, sem um apoio psicológico e social — vindo da família, do companheiro, dos amigos e dos grupos de apoio — a luta contra o câncer de mama se torna um caminho mais solitário e árduo. "Curar é curar a vida e não apenas a lesão", acredita o médico.

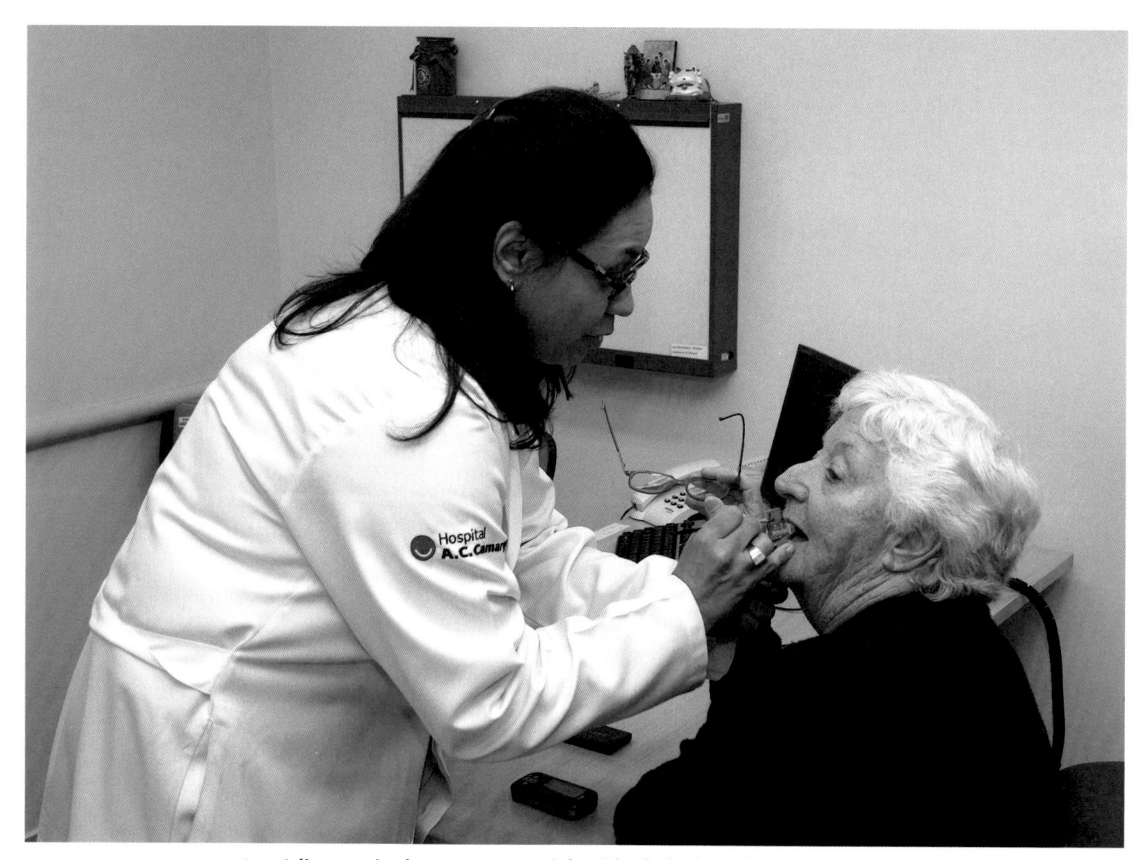

A médica Maria do Socorro Maciel cuida da beleza de uma paciente
durante consulta no Hospital do Câncer A. C. Camargo, em São Paulo.

O cuidado é parte da natureza humana

Somos um microcosmo inserido no macrocosmo, como avalia o filósofo Ikeda: "Nada existe isolado. Nem na natureza nem no mundo dos humanos. Todas as coisas estão relacionadas e dependem umas das outras. Juntas, elas formam o maravilhoso cosmo." Leonardo Boff relembra: "Sem cuidado, deixamos de ser humanos. O cuidado emerge quando o outro se torna alguém importante, uma pessoa com quem se estabelece uma relação de compaixão, de compartilhar sofrimentos, sonhos e alegrias; alguém cuja existência não torne o tempo dedicado ao cuidar um fardo, e sim um tempo de (re)significação, de construção conjunta de novos sentidos."

"É importante que se diferencie cuidar de curar. Apesar de a palavra 'cuidar' ser derivada do latim 'cura', ela é uma atitude que deve nortear a vida de todos os homens e mulheres na construção de sua humanização. Cuidar é manifestar carinho, preocupar-se, sensibilizar-se consigo e com o outro; cuidar sempre é possível; curar, no nível físico, muitas vezes, não." — afirmam Dóris Peçanha e Luciana Santos. Segundo elas, o cuidador "deve portar-se de maneira a amenizar ao máximo o sofrimento pelo qual passa um indivíduo. Este precisa de alguém que esteja ao lado incondicionalmente, que demonstre todo seu espírito de doação e sua capacidade de amar em qualquer circunstância". Talvez devesse ser esse o verdadeiro juramento do médico e de todos nós quando nos deparamos com alguém que esteja precisando de cuidados.

Cuidar de si para cuidar do outro

Normalmente, quem cuida está em contato direto com a dor e com o sofrimento do outro e se esquece da própria fragilidade. "Parece que (os cuidadores) só foram educados para cuidar dos outros, esquecendo dos cuidados consigo, com a condição de suas relações que envolvem sua qualidade de vida", lembram os psicólogos J. V. Rodrigues e E. N. Braga, no Programa Cuidando do Cuidador.

É comum observarmos um descuido por parte dos cuidadores no que se refere aos cuidados com seu próprio bem-estar. Como dizem Peçanha e Santos, "os profissionais de saúde, em geral, veem-se despreparados para lidar com situações nas quais o sofrimento dos pacientes traz à tona diversos sentimentos, entre eles o de impotência diante da morte e a sensação de que a situação está esgotando toda a energia disponível. Para tanto é importante um trabalho de cuidado com os cuidadores para que

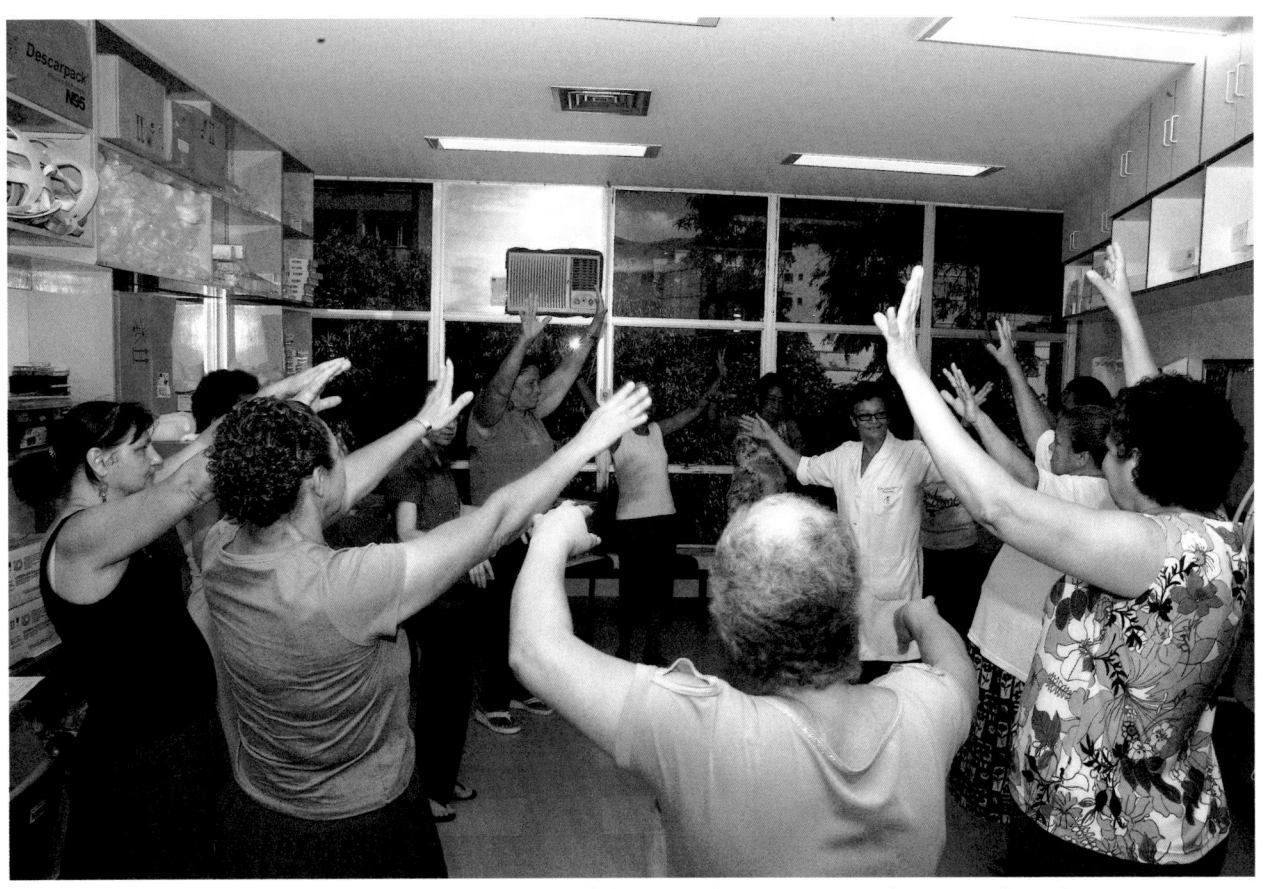

Fisioterapia em grupo no Instituto Nacional do Câncer (RJ): recuperação, interação e incentivo.

eles possam estar fortalecidos nos momentos mais complicados, quando o ser cuidado precisará de forte apoio emocional".

Elas ainda alertam para o que deve ser feito para que haja uma mudança na relação profissional entre cuidador e ser cuidado: "É preciso que ambos realizem uma reavaliação de suas posturas, de algumas ideias preconcebidas, que podem estar impedindo a emergência de uma relação comunicativa e amorosa. É necessário que assumam o risco de se relacionar de formas diferentes, tomando para si autonomia e responsabilidade num processo integrativo."

De uma maneira bem mais simples, em nossos diálogos durante o projeto, costumo dar o exemplo dos avisos de segurança nos aviões, que nos ensinam que, em caso de despressurização da cabine, quando as máscaras de oxigênio caírem automaticamente, antes de colocar a máscara em uma criança ou em alguém que exija cuidados, nós mesmos precisamos colocá-la. Só assim, em plenas condições — no caso, físicas e emocionais —, podemos oferecer nosso melhor para cuidar do outro.

Relação médico–paciente — uma luta pela dignidade humana

A forma como a pessoa é tratada pelos médicos e profissionais de saúde faz toda a diferença desde o início até o fim de qualquer tratamento. Certamente, a pessoa já está fragilizada por sentir-se fisicamente fraca, por carregar o peso de ter sido "pega" pela doença e devido ao estado emocional abalado relacionado a não saber o que vai acontecer com ela e quais são suas reais perspectivas. Como diz o doutor Luiz Antonio Santini, diretor-geral do INCA, "há um mecanismo psicológico difícil de explicar que faz o paciente com câncer sentir 'culpa' por estar doente".

Esse conjunto de coisas faz a maneira como o médico dá a notícia e trata a pessoa ser um aspecto importante no caminho da cura. Um dos médicos que participou do projeto **DE PEITO ABERTO**, o doutor Renato Nogueira-Costa, diretor do Oncocentro de Minas Gerais, concorda: "O câncer de mama pode ser uma experiência traumática tanto pelo diagnóstico — que não deixa de ser estigmatizante e confronta as pacientes com a perspectiva de finitude — quanto pelas sequelas do tratamento, que geralmente envolve cirurgia, muitas vezes mutiladora."

Entre os vários mestres em humanismo que encontramos em nossa jornada com o projeto **DE PEITO ABERTO** está o doutor

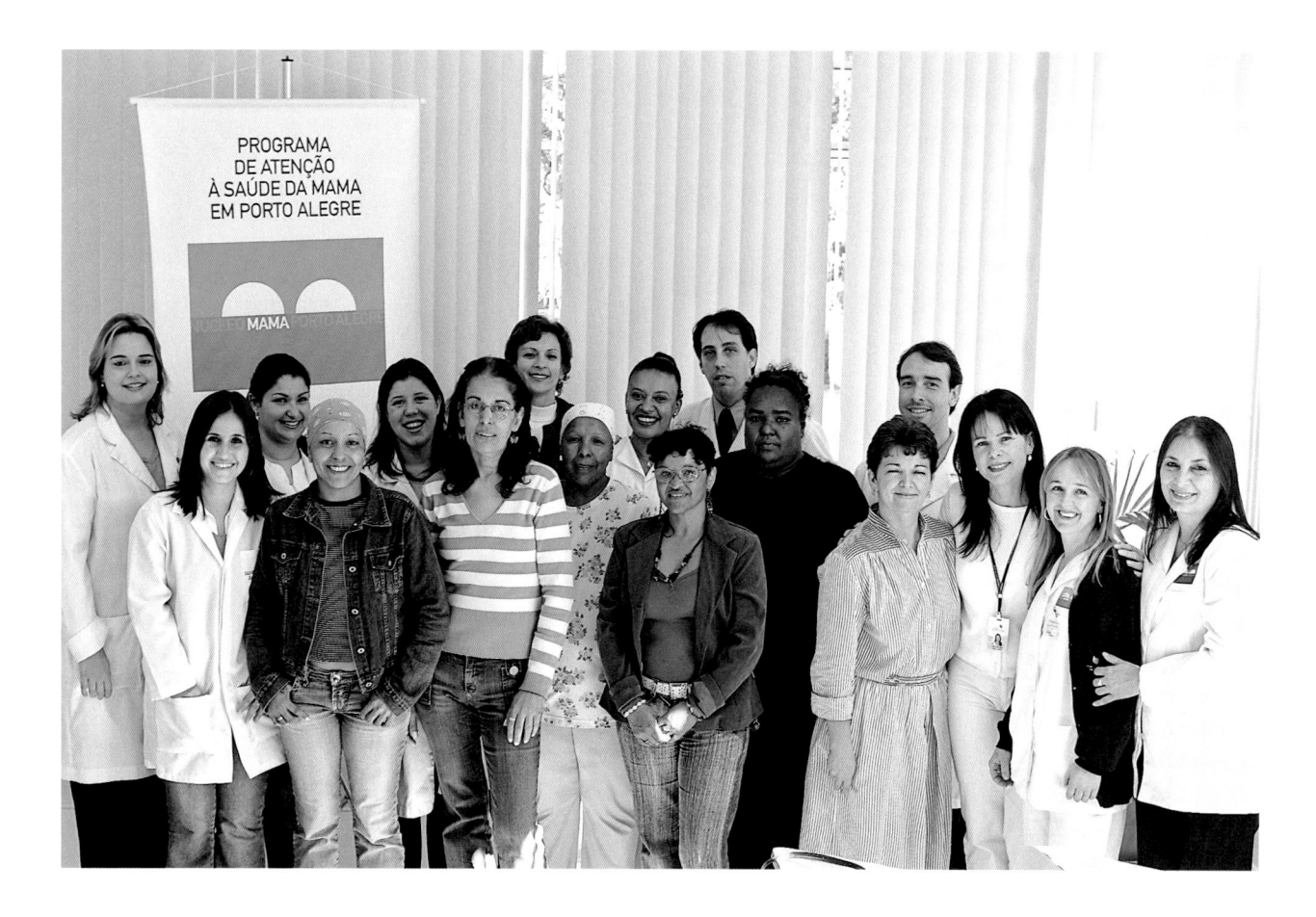

Núcleo da Mama, do Hospital Moinhos de Vento, em Porto Alegre
Enfermeiras, nutricionistas, psicólogas, fisioterapeutas, assistentes sociais, médicos e, no centro, quatro pacientes: um trabalho integrado na periferia da cidade que exerce o "cuidar" com todo cuidado, combatendo a doença e valorizando o ser humano.

Roque Andrade, médico oncologista da Bahia. Sobre essa delicada relação, ele nos lembrou: "O paciente costuma escolher o médico, enquanto o médico raramente escolhe o paciente. Por isso, é preciso ter cuidado e delicadeza com as emoções e os laços que se criam. A pessoa estabelece uma ligação com o médico que vai além do racional e inclui sentimentos como 'você vai me salvar, você é meu parceiro'. Para que essa relação seja construtiva o médico precisa compreender o outro e tentar sentir como ele."

No setor de oncologia do Hospital Moinhos de Vento, em Porto Alegre, no Rio Grande do Sul, todas as pacientes com câncer de mama são incentivadas a aderir ao tratamento psicológico. Quem coordena a área de oncologia em câncer de mama nesse hospital é a médica mastologista Maira Caleffi, que também dirige a organização não governamental Instituto da Mama do Rio Grande do Sul (IMAMA). A ONG foi criada há 14 anos para dar apoio às mulheres que tiveram câncer de mama. Ela diz: "O médico tem a responsabilidade e o ônus de mudar a vida do paciente. Isso acontece também no olhar, porque esse especialista pode mostrar sua emoção, o que ajuda o paciente a vê-lo como um aliado." Aliás, emoção, para ela, é coisa que muitas vezes falta na relação médico–paciente.

Nessa jornada, a relação entre o médico e o paciente demanda sensibilidade e uma boa dose de compreensão. Características que a advogada Juliana Fincatti não encontrou no primeiro renomado especialista que consultou. Como ela conta em seu relato (no Capítulo 3 — As Guerreiras), após o diagnóstico de câncer de mama, ela se deparou com a inquietação entre a cura da doença e a perda da capacidade de engravidar. Aos 26 anos, com casamento marcado, o médico não a apoiou. Ela só recebeu críticas às suas dores emocionais e ainda ouviu que não teria tempo para pensar nisso. Inclusive, o doutor fez piadas de mau gosto. Mostrando um retrato de sua família, disse que, se ela queria tanto um filho, podia escolher e levar um dos dele. Uma postura que a chocou e a fez procurar outro tipo de atendimento.

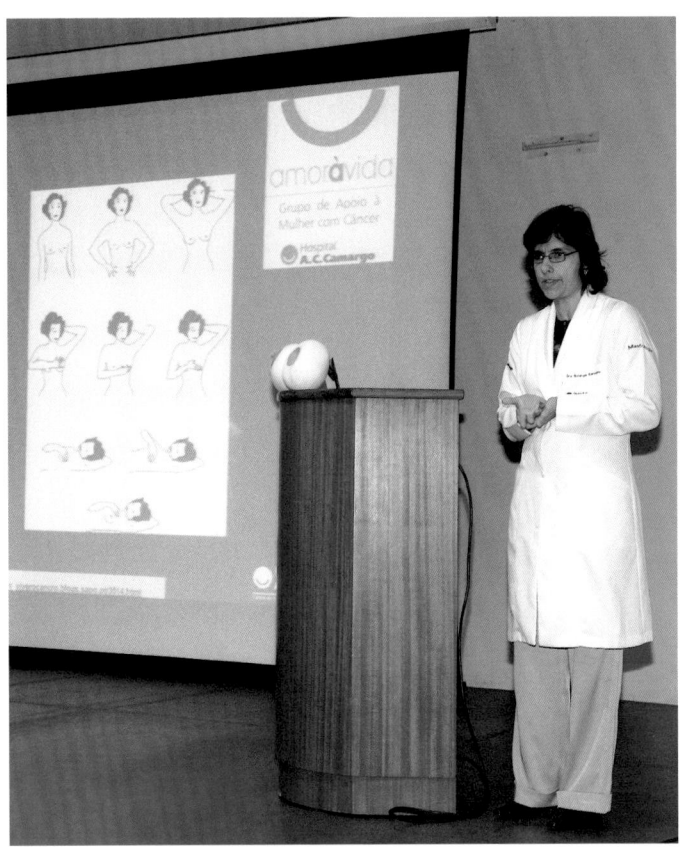

Médicos dedicam seu tempo e sua experiência em palestras sobre prevenção e detecção precoce.

Nossa proposta é justamente a de procurar refletir sobre outra forma de relação com os pacientes. Um convite para que médicos e cuidadores embarquem nessa viagem e acrescentem a ela uma boa dose de emoção. Como demonstram os médicos sensíveis que nos deram seus depoimentos. Um investimento que não dói, não custa nada e não tem contraindicação. Ao contrário, na dose certa, só tem bons efeitos colaterais e acelera o caminho da cura, no mais amplo significado que esse termo carrega.

Cuidar é para quem pode... dar e receber

Outra obra que ajuda muito a aprofundar a discussão e a reflexão sobre esse tema é o livro *Ser humano — A essência da ética, da medicina e da espiritualidade* (editoras Brasil Seikyo e Eduel, 2007), escrito em forma de diálogo entre o filósofo japonês e líder budista Daisaku Ikeda e os médicos canadenses René Simard e Guy Bourgeault. O livro trata de questões como ética e humanismo, além das várias formas de cuidar e de nos tornarmos agentes de nossa própria saúde. Em um trecho, Ikeda afirma: "Envolver-se de coração e espírito no cuidar de outros, arder de amor apaixonado pela humanidade é o que o budismo chama de 'caminho do bodhisattva'. Acredito que este estilo de vida correto constitui uma excelente condição de saúde e a verdadeira longevidade."

A doutora Dóris Peçanha concorda, quando diz: "O cuidado é uma atitude de amor, na medida em que o ente cuidado se sente integrado na relação, digno daquele gesto de carinho e dedicação. Normalmente, uma pessoa cuidada precisa sentir-se querida, aceita; do contrário, tudo o que receber será visto apenas como o cumprimento de uma simples obrigação... A necessidade de cuidado acompanha o ser humano durante toda sua existência: pode mudar o tipo de cuidado, mas não a essência."

Foi o que vimos e ouvimos. Mesmo de mulheres que tinham uma grande bagagem emocional ou estrutura aparentemente capaz de suportar situações difíceis. Mônica Galvão, psicóloga de Brasília, outra guerreira que enfrentou o câncer e nos deu seu depoimento, falou sobre como se sentiu protagonista de uma história de dor; e, sem ideia de como seria o final dela, se tornou frágil e vulnerável. Ela, que sempre cuidou e orientou outras pessoas, teve muita dificuldade em se ver na posição de quem precisava de cuidados. Um bom exemplo de como aprender a pedir ajuda pode ser a própria ajuda. "Primeiro, senti uma reação dos pacientes que me assustou. A maioria não dava conta de ver o terapeuta se fragilizando. Na verdade, eu também percebi como meus sentimentos eram confusos em relação a me deixar ser cuidada. Associava receber com ficar devendo, com dependência, controle. Aprendi a confiar: nas pessoas e na vida."

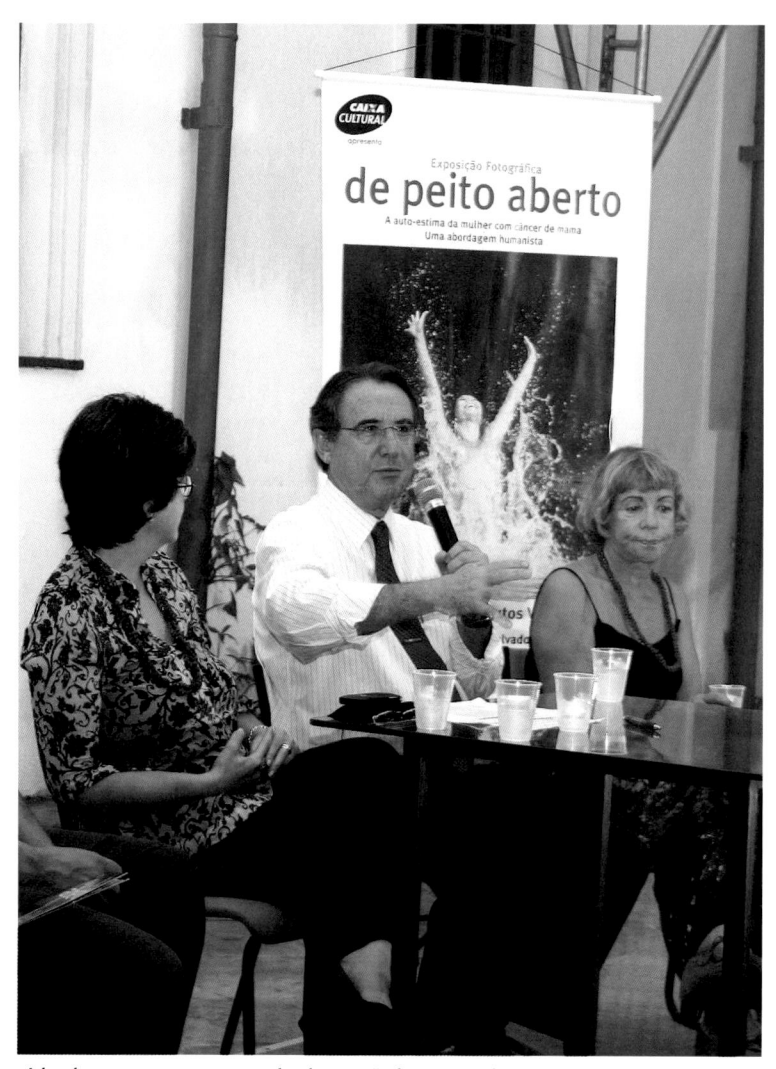

"Eu cuido de pessoas e não só da doença", diz o oncologista Roque Andrade, da Bahia.

Envolvimento não dói nem prejudica

Uma pergunta frequente que fizemos aos médicos que participaram do projeto, justamente para que essa questão do cuidar humanizado viesse à tona, foi como lidar com a lição presente em algumas escolas de medicina que afirma que para o profissional conseguir manter a razão e o discernimento ele "não deve" ou, na verdade, "não pode" se envolver com o paciente. Mas que envolvimento é esse? Que medida é essa que pode levar a atitudes frias e nada acolhedoras?

Ao longo de nossa jornada com o projeto **DE PEITO ABERTO** tivemos a oportunidade de conhecer verdadeiros seres humanos, que "por acaso" também eram excelentes médicos e que tiravam de letra essa questão. O doutor Roque Andrade, oncologista da Bahia, é um deles. Em vários momentos, ele nos brindou com depoimentos que elucidaram esse aspecto. Ao visitarmos sua clínica, ficamos encantados não apenas com a estrutura impecável, arrumada com cuidado, de maneira que o momento da temível quimioterapia parecesse o menos terrível possível. Porém, mais do que o belo espaço físico, o que testemunhamos ali foi a presença de pessoas recebendo calorosamente outras pessoas. Ele nos falou sobre a aflição — entre várias outras coisas — dos pacientes em relação à questão financeira. Muitos se intimidam ao ver sua clínica tão bem montada. Ficam assustados e se questionam se poderão arcar com as despesas. Aí vem a pergunta: "Aqui o senhor atende convênio?". Prontamente, ele responde: "Não. Aqui a gente atende pessoas." Ele e toda sua equipe têm essa prioridade. Preocupam-se e levam em conta a situação socioeconômica e cultural de cada paciente. Na ala de oncologia infantil, as crianças carentes recebem roupa, higiene e brinquedos antes de iniciar o tratamento. Nessa área, o doutor Roque confessou: "Aqui é muito difícil para mim. Nem sempre dou conta da emoção. Tenho pessoas na equipe mais preparadas para atender as crianças do que eu." Enfim, ele se envolve, sim. E não tem medo disso.

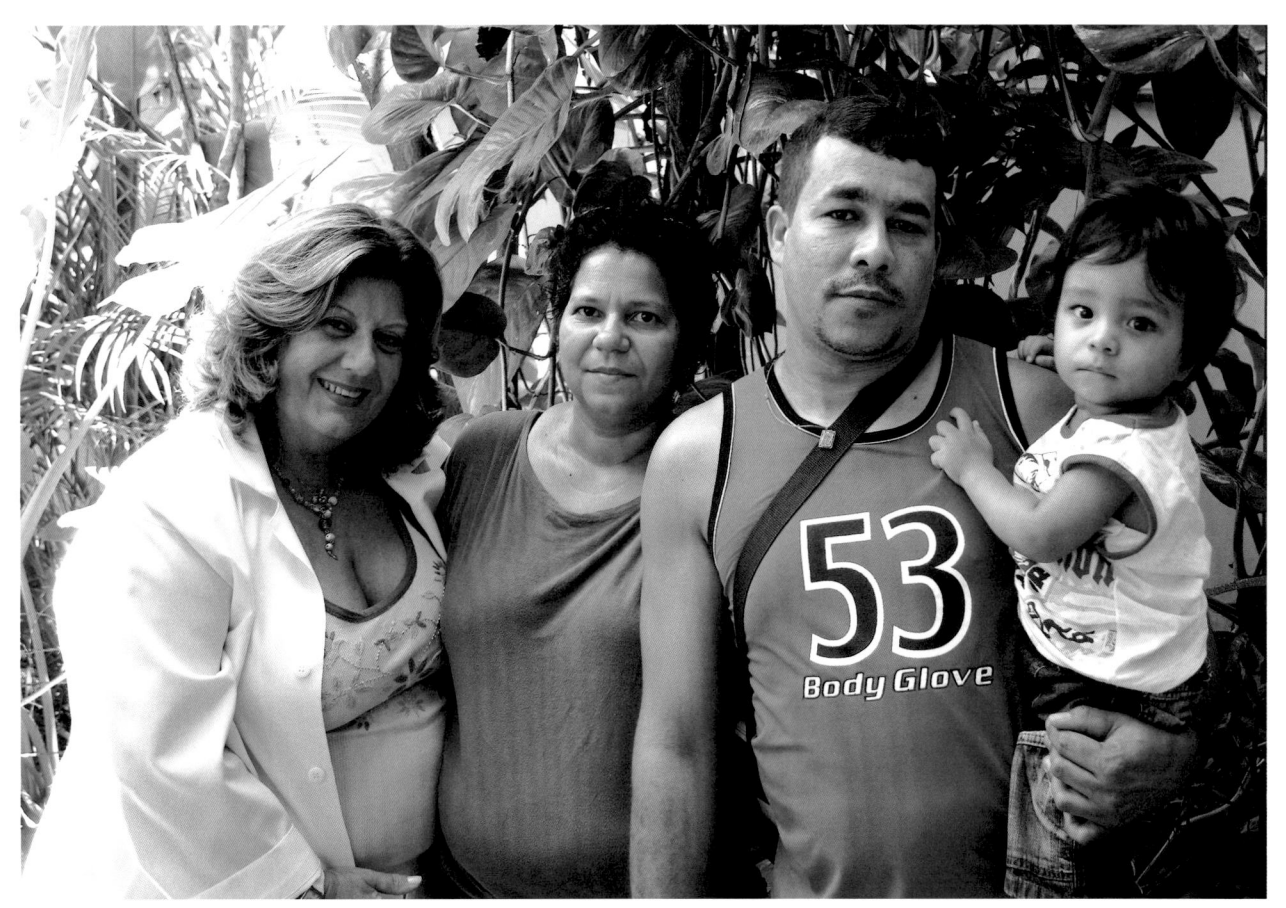

A assistência social desempenha um papel essencial para pacientes e familiares.

Dar força é diferente de ter pena

É importante para o cuidador — seja ele médico, profissional de saúde, amigo, familiar ou um completo estranho — diferenciar e não confundir o cuidado dedicado com pena ou piedade. Como dizem Dóris e Luciana: "No que tange à compaixão, devemos distingui-la da piedade ou da pena. Essa última avilta o outro à medida que esse é julgado como incapaz ou desprovido de atributos, habilidades ou condições para superar situações também julgadas nocivas ou indesejáveis. Enfim, no sentimento e na atitude de pena, o outro é objeto de identificações desqualificadas."

Compartilhamos totalmente desse pensamento. Temos consciência de que o projeto **DE PEITO ABERTO** tem como uma de suas qualidades o trabalho constante em observar o espaço de cada um dos envolvidos, com suas potencialidades únicas, com valores inestimáveis e potencial ilimitado, a despeito de qualquer limitação física ou emocional relacionada a uma determinada fase da vida. Ter pena de alguém por uma situação que julgamos difícil (a partir de um ponto de vista unilateral e parcial) nos coloca sempre numa posição de superioridade, como se estivéssemos e fôssemos melhores do que o outro. Por mais que a doença seja um período complicado e literalmente delicado, aquele ser é completo e está demonstrando, no próprio enfrentamento da situação, uma força inimaginável, digna de respeito. Cuidador e ser cuidado apenas estão, naquele momento específico, em situações diferentes, e não em posições que denotem superioridade ou inferioridade. Na hora em que agradecemos pela oportunidade que o outro nos oferece, tendo a coragem (consciente ou não) de manifestar e vivenciar a doença, nossa função de cuidador se estabelece de forma totalmente diversa. Cada um assumindo o seu papel em nossas relações de vidas.

"Na atitude de compaixão, o outro é respeitado em sua alteridade, é visto como alguém digno e capaz de autodesenvolvimento. A compaixão é um sentimento ativo que, como o próprio nome diz, significa compartilhar paixão, repartir, dividir com o outro o amor pela vida, bem como partilhar seus sonhos, desejos e sofrimentos", dizem Peçanha e Santos. "De nada adianta dizer-se compadecido do sofrimento do outro se não se tem a coragem necessária para vivenciar esse sentimento, além da vontade de realizar algo em benefício dele, promovendo sua autonomia e dignidade", complementam.

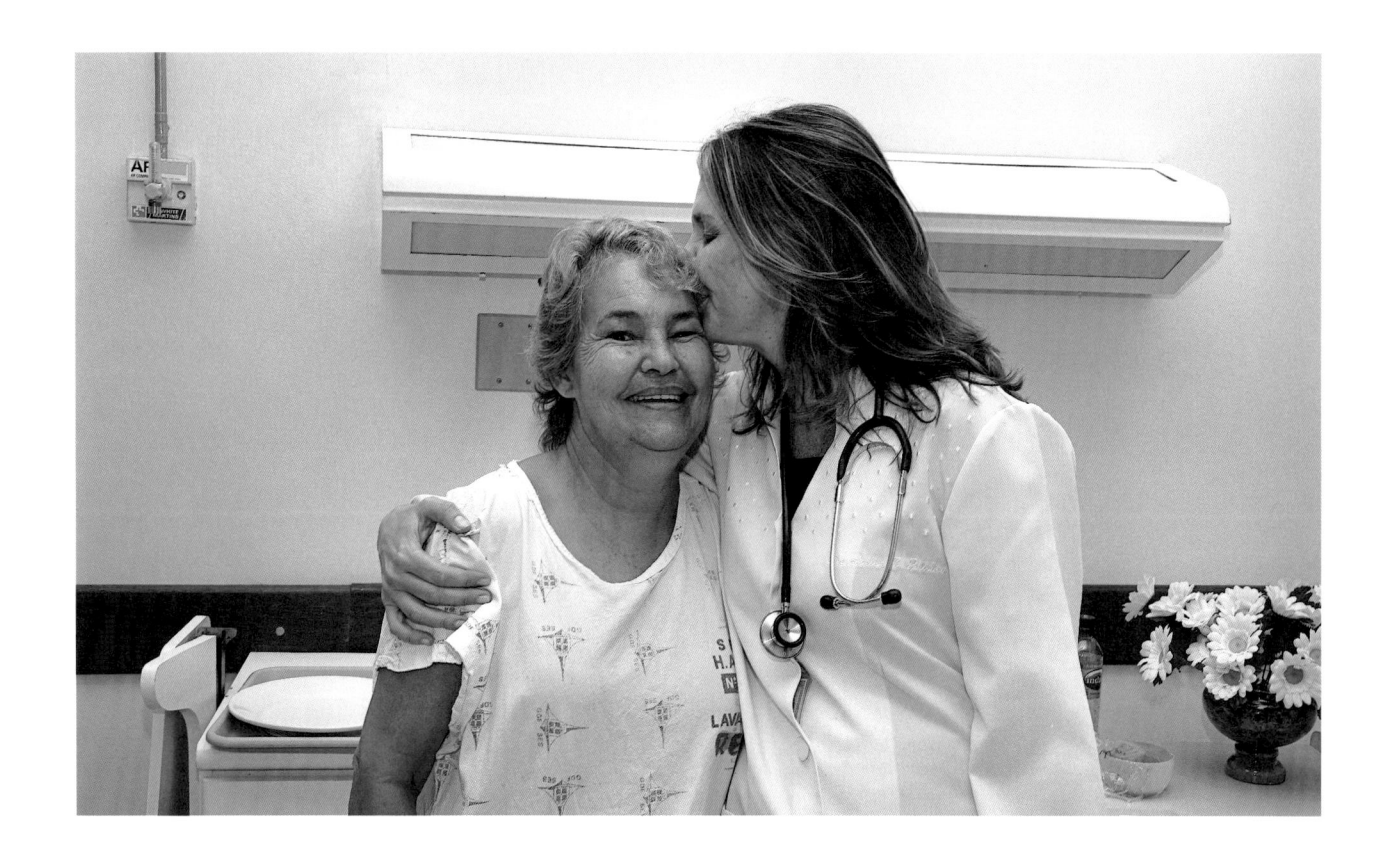

Um sorriso, um abraço, um aperto de mão

A proximidade e o contato com o outro são fundamentais no aprendizado do cuidar. "Existe algo de curioso no ser humano e em muitos animais, que é a sensação de sermos gregários. O contato físico do toque, da massagem, do bem-querer, do se aninhar, faz toda a diferença", diz a oncologista Nise Yamaguchi, de São Paulo. "Podemos hoje traçar um mapa de endorfinas e até mostrar o lugar em que atuam no cérebro, dando a sensação de prazer. Esses mesmos centros podem ser ativados só com a lembrança do toque ou da massagem ou mesmo quando o indivíduo ouve uma boa música e tem a visão de uma bela paisagem", completa a médica, que se destaca por sua postura humana, calorosa e acolhedora.

Atitudes simples como um abraço, um aperto de mão mais demorado ou um simples sorriso ajudam muito nesses momentos, diz a oncopsicóloga Maria Carolina Brando, que se especializou no tratamento e no apoio a pacientes com câncer, depois de ela mesma ter enfrentado o câncer de mama. "Eu queria fazer algo para descobrir que estava viva", conta. Um de seus estudos foi, inclusive, sobre a terapia do abraço. Quem está passando por um momento desses quer, afinal, colo.

As doutoras Maira Caleffi e Nise Yamagushi participaram de vários diálogos do projeto.

Tocar, abraçar e usar o sentido do tato para perceber o outro revelam-se atitudes fundamentais no ato de cuidar.

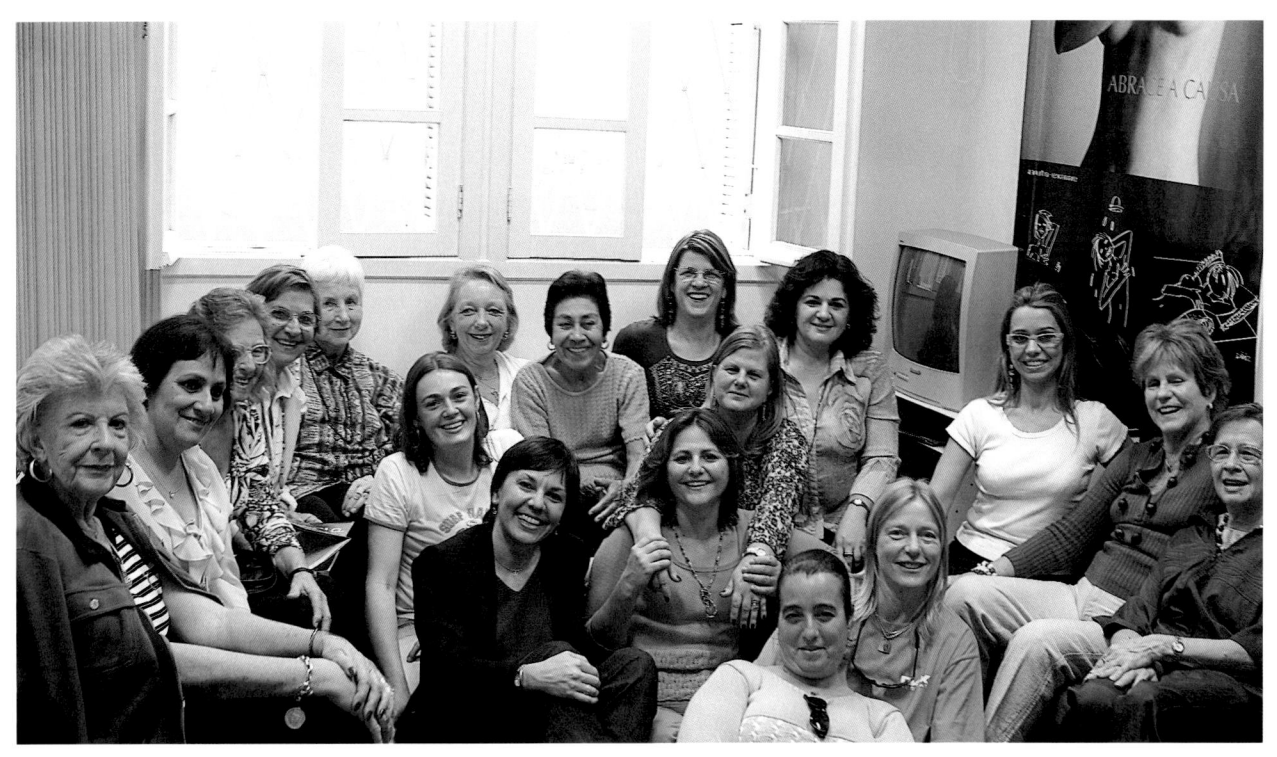

Mulheres que vivem ou viveram o câncer de mama compartilham experiências e recebem carinho do Grupo de Apoio do Instituto da Mama (IMAMA), em Porto Alegre.

O que vimos e ouvimos em muitos relatos foi como o médico que usa o "tato com tato", que demonstra carinho na dose e na hora certas, pode realmente quebrar barreiras, aproximar e dar esperança ao ser cuidado. Infelizmente, também presenciamos e registramos outros casos em que algumas pessoas não conseguiam (ou não se permitiam) sequer olhar para o ser que precisava de cuidados, muito menos ousavam tocá-lo. É interessante perceber que as pessoas que sabem tocar, sem exagerar, não têm medo da rejeição e sabem os limites de cada pessoa nesses movimentos de troca — uma verdadeira dança, uma aula de humanismo. Por isso mesmo, movimentos forçados, que não brotam de sentimentos verdadeiros e sinceros, acabam ficando fora de ritmo e, muitas vezes, afastam, em vez de cumprir o papel de apoiar. Novamente, não há regras, fórmulas ou receitas para esse "tocar que toca". Há, certamente, profissionais treinados nessa área. Porém, fora a técnica utilizada, o que vale aqui é a força dos sentimentos empregados. Sem dúvida, o grau desse "tocar" vai variar conforme as diferenças culturais, a abertura, as características e o temperamento de cada personagem envolvido na história. Mas, com certeza, um simples aperto de mão pode ser crucial e determinante, se vier de alguém que respeita a dignidade da vida e compreende o momento pelo qual todos estão passando, seja como cuidador ou ser cuidado.

Saber pedir ajuda

A médica americana Alice Domar lembra que esse apoio não vem de presente. "É importante desenvolver a capacidade de buscar apoio social nos períodos difíceis da doença. Encorajo minhas pacientes a tecer essa trama de apoio em seu dia a dia, incluindo parceiro, família, amigos e companheiras de viagem — outras mulheres portadoras de câncer de mama."

"Muitas vezes, os amigos precisam de uma oportunidade para oferecer ajuda, expressar carinho e fazer algo em relação à angústia que eles próprios sentem pelo envolvimento com o problema. Mas eles não são adivinhos. O marido, os filhos, pais e amigos precisam saber o que a pessoa quer. Quando existe uma boa comunicação, há menos ruídos e os espaços para o diálogo se abrem. Esse pode até ser o caminho para resolver questões que iam além do câncer", diz Domar.

A doutora Nise Yamagushi concorda e relata sua experiência: "Eu tenho observado que a atitude e a reação daquelas mulheres que encaram a doença, que têm mais suporte familiar, que melhoram a sua autoestima a despeito das adversidades e que buscam mais ativamente o diagnóstico e os cuidados têm um impacto positivo no resultado do tratamento."

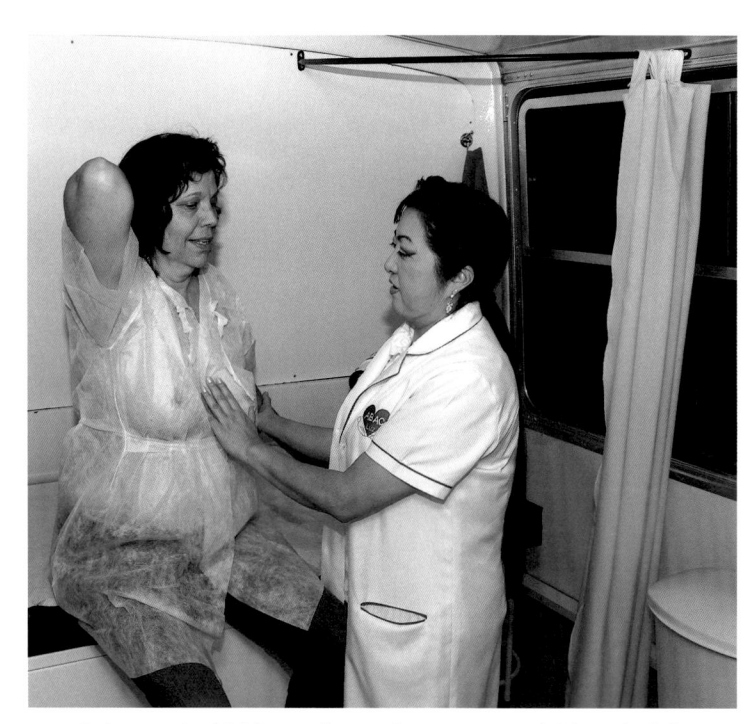

A doutora Luci Ishii examina paciente no consultório móvel da
Associação Brasiliense de Apoio ao Paciente com Câncer (ABAC LUZ).

Grupos que apoiam a vida

A rede formada por um grupo específico de apoio também tem uma função fundamental e, muitas vezes, é o mais puro exemplo de um cuidar pleno e constante. Os efeitos benéficos de participar de grupos de apoio são comprovados cientificamente. Um estudo da epidemiologista canadense Elisabeth Maunsell, publicado na revista médica *Câncer*, comprovou que, quanto mais as pessoas confiavam e compartilhavam suas dores, suas dificuldades e vitórias com outros, melhores eram os resultados.

Quando as mulheres se sentem à vontade para relatar suas experiências, elas deixam de se sentir sozinhas. Perdem vários medos ao ouvirem depoimentos de quem já passou pela etapa que elas podem estar vivendo, além de encontrarem pessoas de todas as idades, origens e classes sociais, com as mais diversas histórias de vida. Muitas vezes, ainda sentem que toda aquela dor vivenciada tem um propósito, está sendo útil, pois os relatos delas também ajudam outras pessoas.

Assim acontece no Instituto da Mama, em Porto Alegre, e em outras ONGs e grupos especiais em hospitais que mantêm esse tipo de trabalho. Em geral, os grupos são coordenados por uma equipe multidisciplinar com orientação psicológica. Esses espaços também costumam oferecer ou direcionar a cursos e caminhos práticos para cada momento que a pessoa vivencia durante o tratamento de câncer de mama e também para seus familiares.

Podem ser locais que oferecem uma programação constante ou eventos pensados e organizados por voluntários e médicos. Presenciamos mais de um desses grupos em ação. No Hospital do Câncer A. C. Camargo, em São Paulo, médicos essencialmente humanistas se dispõem a abrir espaço em suas agendas superlotadas para se dedicar a esse trabalho de contato vida a vida com tantas mulheres. Eles promovem seminários e palestras com informações sobre prevenção e as várias etapas dos tratamentos. O mesmo acontece na Associação Brasiliense de Apoio ao Paciente com Câncer, ABAC LUZ, criada pela oncologista Luci Ishii. Ela cuida com grande carinho de seus pacientes e é exemplo de atendimento humanizado. "A dor emocional do paciente com câncer pode ser tão grande quanto a do sofrimento físico", diz a médica. Pensando no paciente carente, a entidade disponibiliza psicoterapia gratuita individual ou em grupo. Psicólogos voluntários atendem pacientes, ex-pacientes e também seus familiares.

Alguns desses espaços oferecem opções de perucas, turbantes, roupas íntimas, próteses externas, chapéus, lenços. "Fazemos questão de manter o ambiente sempre com flores, bonito, para que elas se sintam à vontade por aqui", afirma Ângela Haidar Chede, diretora do voluntariado do Hospital Sírio Libanês.

Os médicos e mesmo outras pacientes podem indicar grupos de apoio, assim como uma lista dessas instituições em todo o Brasil.

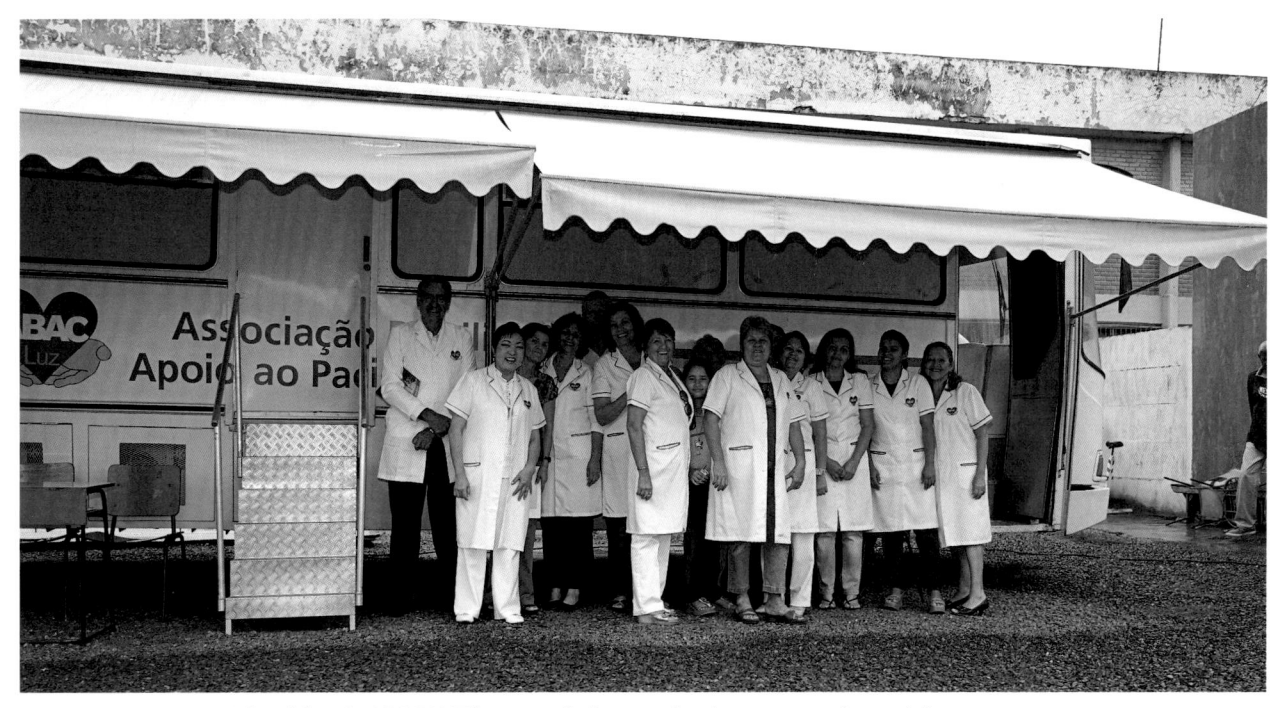

Voluntários da ABAC LUZ junto ao ônibus equipado para consultas médicas e exames, prontos para atender a população carente da periferia de Brasília.

Presenças insubstituíveis

DE PEITO ABERTO proporcionou inúmeras oportunidades de troca, de "construção de conhecimento", de elaboração e reflexão de sentimentos sobre os quais nem mesmo alguns protagonistas das histórias tinham consciência. Isso se deu durante as sessões de fotos, nas entrevistas e também nas sessões de diálogos.

Comprovamos com isso, mais de uma vez, que nada substitui o calor humano. O cuidar e o papel dos cuidadores novamente ressaltam a importância do encontro. Durante uma consulta, quando a doente está de frente para o médico, surge uma ocasião única para que essa ligação criativa se dê. Muitas vezes, por alguma infelicidade na comunicação, na disposição ou na postura, esse momento pode ser desperdiçado ou até se reverter contra o processo.

Algumas vezes, a tecnologia é criticada pelo fato de que muitos de nós passamos a viver em função dela. Não se trata, porém, de abolir ou rejeitar os avanços tecnológicos. A questão, bem colocada por Peçanha e Santos, é de "uma reformulação na relação do homem com a máquina; algo que não ignore seus benefícios, mas que preserve o espírito de convivialidade, respeito, cordialidade e afetividade". Que não se deixe de lado o valor das relações humanas.

No diálogo entre o filósofo Ikeda e o médico Simard há um capítulo cujo título é uma pergunta — "Invasores anônimos ou máquinas da esperança?" — que se relaciona justamente a esse tema. Simard afirma: "Quando digo invasores, estou me referindo aos aparelhos, aos instrumentos, aos equipamentos e à bateria de testes cada vez maior. Atualmente, antes de ver o rosto do médico, os pacientes veem uma grande quantidade de máquinas. É claro que todos esses testes são muito importantes — fornecem ao médico os dados necessários para obter o diagnóstico. Porém, a atitude de se satisfazer apenas com eles impede a aproximação necessária entre médico e paciente para criar laços de confiança. Essas máquinas ameaçam o contato humano mais próximo e especial e extremamente vital entre o médico e o paciente. Exatamente pelo fato de que essa ligação se tornou tão frágil é que devemos redobrar nossos esforços para não nos permitir lidar com o lado humano de maneira negligente durante o tratamento." Em resposta, Ikeda pondera: "Conforme a medicina avança, devemos nos esforçar para assegurar que ela não se torne mais mecânica e menos humana. Afinal, a medicina existe pelo bem da humanidade." Simard diz ainda: "Os médicos precisam recorrer às tecnologias avançadas. Contudo, aparelhos, máquinas e instrumentos não devem, de forma alguma, interferir a ponto de excluir o fator humano. O relacionamento médico–paciente deve ser totalmente revisto e reestruturado." E Ikeda conclui: "Sim, devemos restaurar os laços humanos."

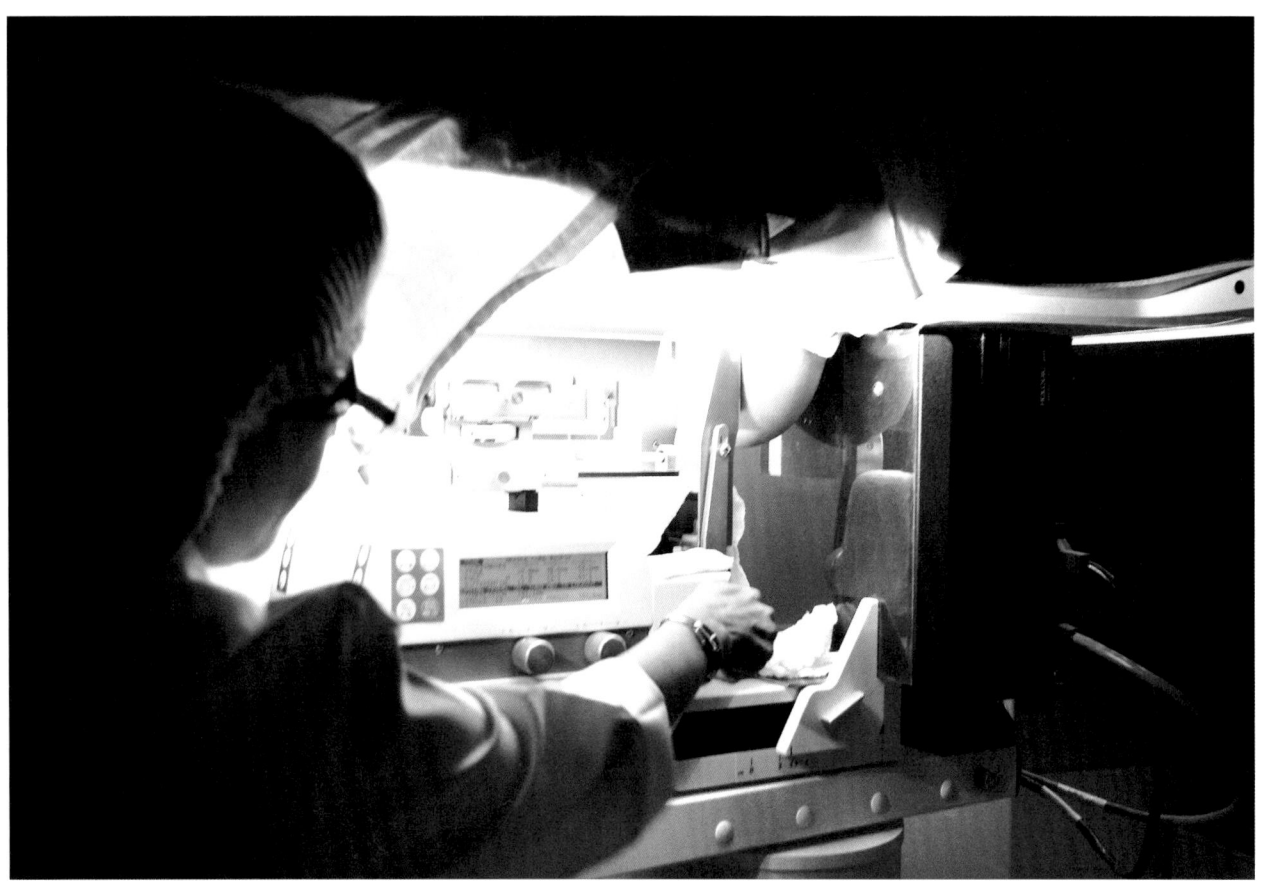

No INCA, equipamentos de ponta, como o mamógrafo digital, somam-se ao calor humano da equipe.

Tocando em temas delicados e cruciais

A maneira certa de tocar em determinados assuntos pode mudar toda a progressão do tratamento. Vários médicos que participaram do projeto **DE PEITO ABERTO** falam sobre como é importante abordar de forma carinhosa mesmo os temas mais difíceis.

Sabendo que a quimioterapia traz efeitos colaterais indesejados, algumas mulheres nos contaram como "o seu médico" foi sábio ao segurar em suas mãos para descrever os detalhes do que ia acontecer com elas. Elas descrevem como o seu/sua cuidador ou cuidadora foi sensível ao indicar, por exemplo, um especialista em perucas para melhorar sua autoestima quando os cabelos caíssem. "Uma das coisas que elas mais temem é a queda do cabelo", confirma a oncologista clínica Maria de Fátima Gaui, do Rio de Janeiro. "É preciso estar ao lado delas nesse momento."

Sentir como esse furacão atinge a vida das mulheres e tentar ajudá-las é uma das atitudes que se espera do cuidador humanista. Para o oncologista Renato Nogueira-Costa, de Minas Gerais, é fundamental o apoio de um grupo de profissionais, como o oncologista, o mastologista, o radioterapeuta, o psicólogo, a enfermeira oncológica, a assistente social. Além do apoio dos familiares e do parceiro da paciente. "A mama é símbolo de muitas coisas, sua perda ou desfiguração pode interferir na identidade feminina e corporal", diz ele.

Médicos que se preocupam em encontrar alternativas saudáveis para as relações íntimas prejudicadas pelo tratamento também se destacam. "A cura do câncer de mama acontece, e a vida pessoal dessas mulheres — inclusive a sexual — tem que seguir em frente", diz o mastologista Silvio Bromberg. "O preconceito ainda é grande, e é preciso desmitificar isso. A mulher pode ter redução da libido porque está focada na sua recuperação", conta a mastologista Maira Caleffi. A oncologista Fátima Gaui lembra que, durante o tratamento, muitas mulheres param de ter relações sexuais ou ficam de camiseta porque passam a ter dificuldade para aceitar sua imagem corporal. "O câncer de mama se torna para as mulheres um acúmulo de perdas. E o médico tem de se despir dos seus preconceitos para entrar na realidade do outro, perceber o impacto daquilo no indivíduo, pensar e se sentir como o paciente. Só assim é possível ajudá-lo a superar o medo", acredita Gaui.

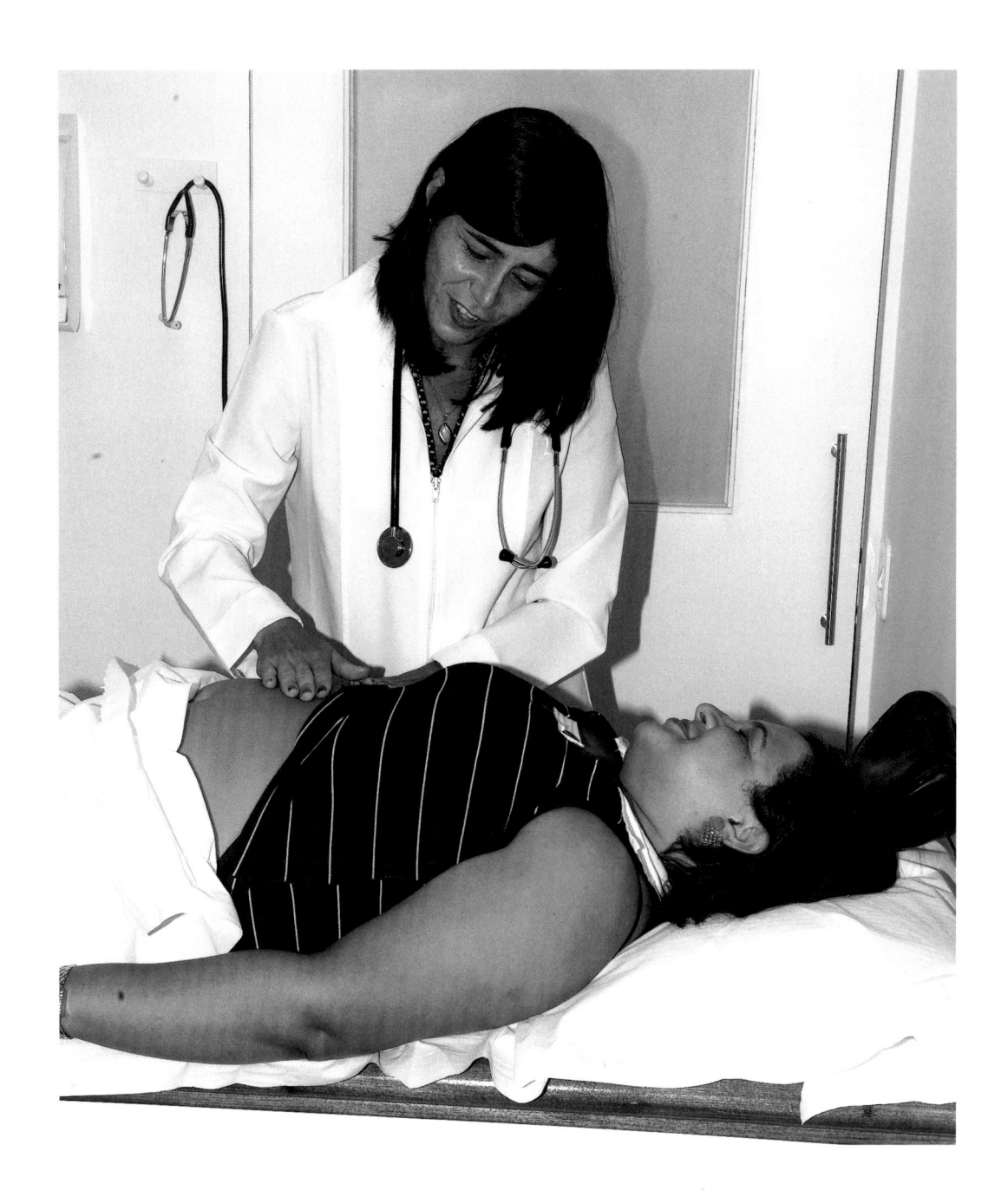

"De um quarto a um terço dos casais afirmam ter enfrentado dificuldades no casamento ou separações após o diagnóstico da doença", revela a oncologista clínica Clarissa Mathias, que se especializou na Universidade da Pensilvânia, nos Estados Unidos, e acabou de defender tese de doutorado em sexualidade pós-tratamento para câncer de mama na Universidade Federal da Bahia. De acordo com a especialista, somente 15% das pacientes abordam o assunto da sexualidade com seu médico. "Infelizmente, esse é um tabu que atrapalha o casamento e a autoestima da mulher. No entanto, casais bem-estruturados conseguem atravessar bem o período da doença e saem fortalecidos desse processo", diz ela.

Todo esse apoio pode ser dado sem deixar de seguir com o tratamento, de aplicar os medicamentos, mas sempre acompanhando as pacientes durante a longa jornada.

A doutora Fátima Gaui dá muita importância ao bem-estar físico e emocional de seus pacientes. Participou desde o início e sempre deu grande apoio ao projeto DE PEITO ABERTO.

O momento certo de revelar o diagnóstico

Ter o privilégio de ouvir, entrevistar, fotografar, enfim, de ter contato com pessoas de diferentes classes sociais e níveis de educação e cultura foi um dos grandes presentes desse projeto. Assistimos a reações diversas sobre saber ou não da doença. Certa vez, uma ex-paciente que participou de um dos diálogos nos contou que apesar de toda a formação curricular que ela tinha, de sua grande habilidade e familiaridade em pesquisar todo tipo de assunto pela internet, quando ficou a par de sua condição de saúde, ela preferiu não saber de detalhes. Pediu ao médico que não explicasse muito. Queria concentrar seus esforços em sair da doença, e não em aprofundar-se no tema. O médico a respeitou. Ao mesmo tempo, vendo que ela precisava de apoio, lhe ofereceu a revista do projeto **DE PEITO ABERTO**. Naquele momento, ela nos agradeceu em público e nos emocionou muito contando como o trabalho a acompanhou durante todo seu tratamento, levando força e esperança para que ela continuasse lutando, junto com o marido e a filha, que estiveram ao lado dela todo o tempo, inclusive nesse dia.

Ikeda e Simard tratam da delicada hora do diagnóstico. Ikeda pondera: "Os médicos deveriam revelar ao doente seu diagnóstico de câncer? Uma vez que o tipo de tratamento depende, em parte, de o médico revelar ou não esse diagnóstico ao doente, essa é uma decisão extremamente importante. Os sofrimentos causados pelo câncer são classificados em três categorias principais. A primeira é a dor física. A segunda é a angústia e o medo associados ao rompimento ou à quebra do convívio social e pessoal em relação à família, ao trabalho e à posição social. A terceira é a aflição em relação ao medo da morte em si. A questão da dúvida de que o doente conseguirá ou não superar esses sofrimentos é o foco dos debates sobre a decisão de lhe revelar — e de que maneira — seu diagnóstico de câncer." Já o médico René Simard pondera: "As pessoas têm o direito de saber tudo sobre o seu estado de saúde. Além disso, quando são informadas de maneira satisfatória, elas geralmente cooperam e aceitam com mais facilidade os tratamentos. Por razões pessoais, alguns pacientes não desejam saber a verdade sobre o seu estado de saúde. Eles tendem a fugir dos questionamentos sobre o diagnóstico, e os médicos devem respeitar seus sentimentos. Mas sua resistência inicial enfraquece, e eles acabam pedindo para saber a verdade."

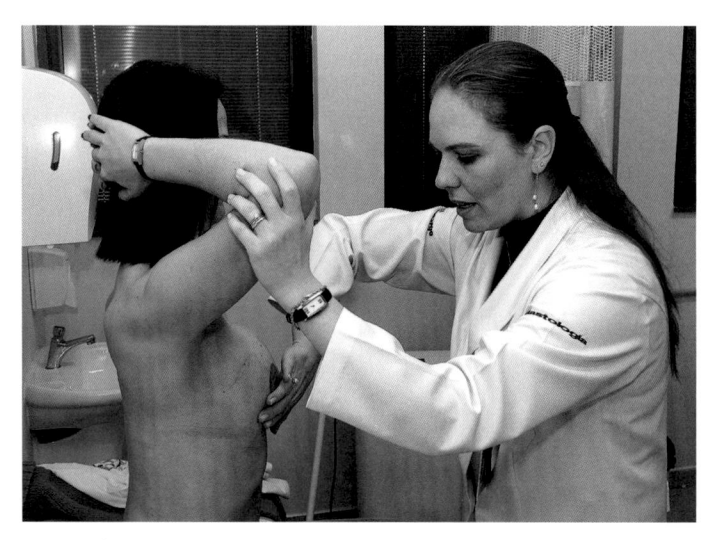

A mastologista Fabiana Baroni Alves Makdissi, do Hospital A. C. Camargo, se preocupa com a melhor forma de apresentar o diagnóstico e dá muito carinho a suas pacientes.

Na sequência, Ikeda salienta: "Saber da verdade sobre a própria doença pode tornar as pessoas mais receptivas ao tratamento e provavelmente fortalecer os laços de médico e paciente. Outra vantagem é que essas pessoas podem ser encorajadas a concluir pendências e realizar coisas que, se não fosse isso, levariam uma existência."

Em nossa vivência durante o projeto, constatamos diferentes reações ao momento sempre difícil de receber o diagnóstico. Algumas pessoas queriam toda a verdade, mas depois elas passaram a odiar o portador da notícia ruim. Ao menos por um tempo. Outras pediram várias opiniões não apenas porque estavam em seu direito de escolher o melhor médico e tratamento, mas principalmente por dois motivos: primeiro, para aceitarem que realmente estavam se defrontando com uma situação tão ameaçadora e com a perspectiva da morte e, segundo, para encontrar um médico que tivesse a postura de um verdadeiro cuidador, que pudesse estar ao lado dela para enfrentar o que viria, tanto física quanto emocionalmente. As que conseguiram isso são eternamente gratas aos seus médicos, que tiveram não apenas a capacidade técnica de tratá-las, mas que, com toda sensibilidade, perceberam os vários momentos pelos quais cada uma delas passou nessa jornada, na maioria das vezes, longa e incerta. "Eu gosto de conversar com a paciente e com seu marido e contar tudo, inclusive sobre os difíceis efeitos colaterais da quimioterapia. Acho que a informação reduz o medo de ambas as partes", diz a mastologista Maira Caleffi.

No *Capítulo 3 — As Guerreiras —* muitos relatos descrevem situações que ilustram essa hora crucial.

Sinais de alerta *versus* posturas desejadas

Alguns estudos chamam de "disfuncionalidades no cuidado" a tênue linha que separa o cuidado sadio daquele que ultrapassa limites ou do que deixa a desejar.

Durante o projeto **DE PEITO ABERTO**, pudemos presenciar ou ouvir relatos de quem trabalha fragmentando suas emoções, seus personagens, seus momentos (hora de trabalhar *versus* hora de interagir) e tem dificuldade de adotar atitudes integrais. Essas pessoas geralmente manifestam as disfunções do cuidar e consequentemente fazem a pessoa cuidada sofrer com isso. "Pessoas descuidadas perderam a medida certa, ou seja, o equilíbrio entre trabalho e cuidado. É tarefa do ser humano buscar o equilíbrio entre a carência e o excesso de cuidado, evitando frustração e descontrole para si mesmo", diz Leonardo Boff.

O caso de Sueli Cabral ilustra bem essa questão. Como ela nos contou: "Achei a reação dele 'humana demais'. Eu me espantei em vê-lo revoltado e chorando. Naquela hora, precisava de um profissional que me desse segurança, e não do amigo indignado, que desmoronou comigo." Sueli chegou a procurar outro médico. Depois, os dois se refizeram e retomaram tanto a relação médico–paciente quanto a de amizade.

O tema cuidar é tão amplo e vasto quanto a própria história da humanidade. Portanto, não é nossa intenção aqui realizar um tratado sobre o tema nem tentar esgotar o assunto. Nossa ideia, com este capítulo, é de que possamos refletir para nos tornarmos "cuidadores mais cuidadosos" ou exigir isso de quem nos cuida. Se tivermos mais subsídios, poderemos adotar atitudes de cuidado com a vida cada vez mais apuradas, mais dignas da nossa condição de ser humano.

Mas para buscar esse aperfeiçoamento é preciso estar atento a alguns sinais de alerta. Algumas atitudes podem levar mesmo o mais bem intencionado dos cuidadores a se descuidar. E obter efeitos contrários do que pretendia.

Os especialistas no tema enumeram e exemplificam certas posturas profissionais no contexto da saúde que denunciam essas disfuncionalidades e as diferenciam das maneiras desejadas de lidar com o outro. O médico Valdemar Augusto Angerami descreve as posturas de calosidade profissional, de distanciamento crítico, de empatia genuína e de profissionalismo afetivo.

Calosidade profissional

Essa atitude demonstra uma total indiferença do profissional em relação ao paciente. O cuidador que adota essa postura não se envolve nem com a doença nem com a dor da pessoa tratada. É uma forma de defesa contra o sofrimento trazido pela doença do outro. O profissional concentrado apenas nos resultados dos procedimentos pode deixar de perceber o que o paciente está demonstrando ou sentindo.

A calosidade profissional também pode ser incentivada pela cultura das organizações. Médicos que participaram do projeto **DE PEITO ABERTO** atestaram que certas linhas conceituadas de medicina encorajam e até preconizam essa atitude distante e fria no mundo inteiro, para evitar propositalmente o envolvimento com o paciente. O oncologista Marcelo Aisen, de São Paulo, nos contou que procurou extrair e absorver a qualidade técnica da escola americana, mas descartou esse tipo de postura.

Outro incentivo para uma postura inadequada está em ambientes de trabalho desumanos. Isso acontece em hospitais, clínicas e outras entidades de saúde em que os relacionamentos entre os próprios médicos e seus superiores não são saudáveis, como os que aviltam seus direitos, não reconhecem seu valor profissional ou os colocam em jornadas de trabalho desgastantes. O profissional que não tem estrutura ou não consegue exercitar a empatia para enfrentar essa situação tende a reproduzir esse tipo de comportamento na relação com seus pacientes.

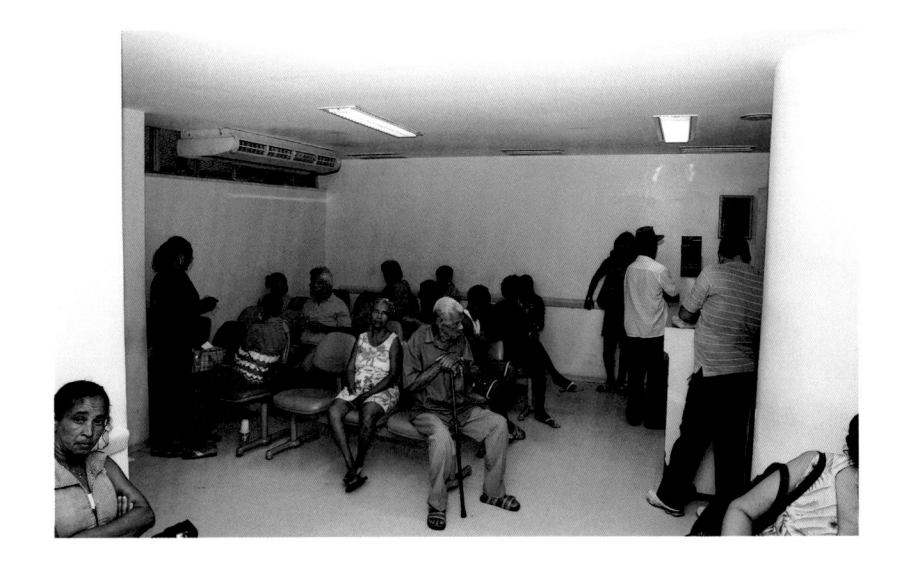

Distanciamento crítico

A frieza e a calosidade não se encaixam nesse tipo de postura, em que o profissional/cuidador evita um envolvimento emocional com os problemas enfrentados pelos pacientes para poder manter sua objetividade, enfim, para melhor compreender e ajudar a encontrar soluções para aquele ser.

Os profissionais são treinados para se distanciar não apenas do problema do outro, mas, de alguma forma, de seus julgamentos e de suas reações pessoais sobre determinados temas, para que não projetem suas opiniões com base em sentimentos distorcidos, como pena, onipotência, entre outros.

Esse "perceber o outro" deve ser a grande busca do cuidador, como diz a doutora Nise Yamagushi: "Qual é o melhor tratamento para o câncer de mama? É o que cura. O que é dado com competência e carinho por equipes multiprofissionais. Sem esquecer que muito se pode fazer no acompanhamento do paciente nas suas angústias psicológicas, na sua interação familiar e no alívio dos sintomas de acordo com as necessidades medicamentosas adequadas. O conhecimento da medicina pode trazer o necessário alívio aos sintomas, e devemos reconhecer que o organismo humano está além das estatísticas. Cada indivíduo é único, e o seu tratamento deve ser o mais individualizado possível."

De toda forma, os cuidadores devem ficar em estado de alerta, pois essa postura também pode trazer armadilhas, como lembra Angerami: "O distanciamento crítico, se não for devidamente balizado, pode tornar-se algo tão distante e meramente uma calosidade profissional." Esse é um aviso para que o profissional não se convença de que está tendo um distanciamento crítico enquanto sua postura, na verdade, é de indiferença. E — deixando de lado sua intuição — torne-se duro e não se permita demonstrar sentimentos ou apreço pela pessoa cuidada.

Estudo realizado na Universidade Federal de São Carlos (SP) mostra como o suporte da família, dos amigos e de toda a rede de apoio formada pela vizinhança, por organizações religiosas, sistema de saúde e escola pode melhorar os resultados dos tratamentos. O cuidador sofre menos desgaste quando aposta no apoio e no envolvimento da família do doente com câncer.

Empatia

Essa postura é fundamental para quem se dedica ao cuidar. Carl Rogers, em seu livro *Tornar-se pessoa*, define a empatia como "a capacidade do ser humano de se colocar integralmente no lugar do outro, de compreender e sentir o que o outro pensa e sente, comunicando-lhe e assumindo como sua tal compreensão".

Aceitar a forma como o outro reage e tentar sentir como ele são atitudes que nos aproximam e quebram barreiras, facilitando a comunicação. É aceitar o outro na sua diferença, sem julgamentos e de forma aberta e confiante. Ao adotarmos a empatia como postura de cuidador, respeitamos o outro e abrimos oportunidades para que o ser cuidado se torne agente de sua saúde. Parceiro que também se cuida. Assim, juntos, podemos encontrar saídas para um momento desafiador. Sem dúvida, essa não é uma tarefa fácil. Requer paciência em seu aprendizado, pois "fomos educados para resultados, e não para vivência de processos, com idas e vindas, avanços e recaídas, saúde e doença, alegrias e infortúnios", como dizem Peçanha e Santos.

O filósofo Daisaku Ikeda sempre incentiva as pessoas para que sejam vitoriosas. E vencer aqui é jamais desistir, não se sentir derrotado. Pois, se estamos em pleno processo — de cuidar ou de cuidar-se —, já somos vencedores. A coragem impulsiona, enquanto o medo paralisa. O respeito — ou a empatia — é a verdadeira atitude de bodhisatva, do ser que se dedica pela felicidade do outro e que consequentemente amplia sua missão e seu valor no mundo.

Quando falamos especificamente da relação entre médico — ou qualquer profissional de saúde — e paciente, essa empatia ou aceitação é essencial para o estabelecimento de um vínculo afetivo capaz de torná-los cúmplices, parceiros, no processo de cura. Como acontece nas outras posturas tratadas anteriormente, o bom senso e o equilíbrio das relações determinam se o envolvimento ou a empatia está acontecendo na medida certa, sem se deixar levar, por exemplo, por sentimentos exacerbados ou distorcidos do paciente.

Ao exercitar a empatia, é como se o profissional de saúde se tornasse um espelho para que o paciente possa se enxergar com mais nitidez. Se por um lado ele fica feliz por estar sendo compreendido, muitas vezes, poderá observar

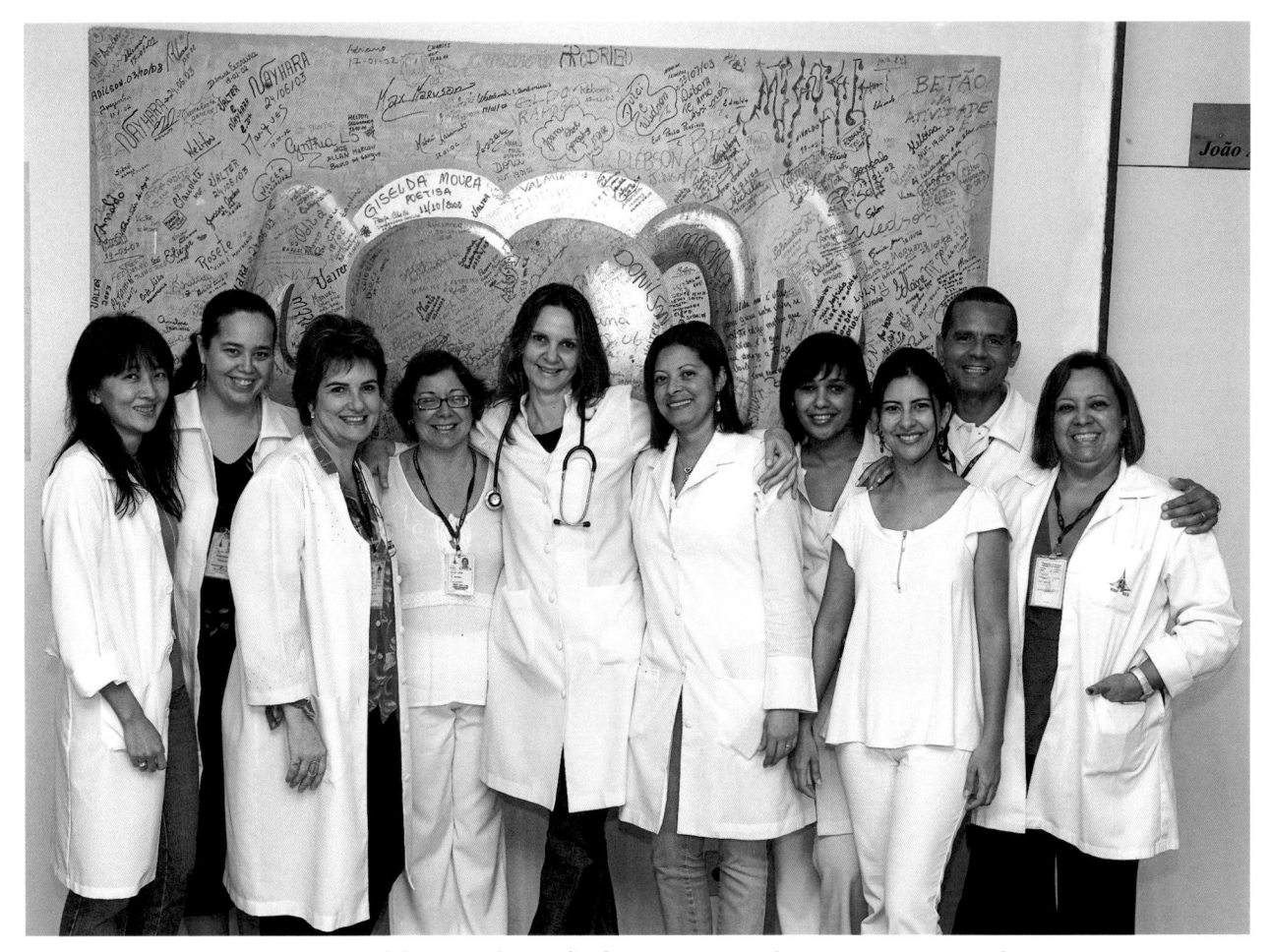

A equipe do Hospital de Apoio de Brasília demonstra na prática como tanto a empatia quanto o profissionalismo afetivo fazem a diferença no acompanhamento de pacientes em estado grave.

aspectos que não tinham sido notados, talvez com os quais seja difícil se lidar. Nessa hora, o profissional bem treinado saberá oferecer o apoio necessário e entrar com a objetividade e o conhecimento técnico, para que o paciente siga e enfrente os próximos passos. Continue querendo se tratar e se cuidar.

Enfim, é um processo dinâmico, que pressupõe transparência de sentimentos e capacidade para lidar com eles.

Profissionalismo afetivo

Há ainda uma forma de agir que pressupõe distanciamento, mas com respeito pela condição fragilizada do paciente. Essa postura é adotada quando se quer fazer e desenvolver um trabalho sistematizado sem um envolvimento emocional que escape do controle do profissional de saúde, mas que mesmo assim não faça com que o paciente se sinta desrespeitado na delicadeza de seu sofrimento.

Esse pode ser um recurso muito útil ao cuidador, mesclando uma atitude acolhedora e, ao mesmo tempo, tendo controle do processo de intervenção a ser utilizado. É o tipo de postura que várias de nossas guerreiras descreveram ao falarem sobre seus médicos. Para o médico Silvio Bromberg, da equipe de oncologia do Hospital Israelita Albert Einstein, de São Paulo, "as mulheres com câncer de mama chegam ao consultório carregadas de culpa e medos. O médico representa nessas horas muito mais do que um especialista, ele precisa ser também um guia para ajudá-la a sair dessa tempestade emocional". Bromberg se especializou na Itália, aprendendo por lá a importância de um olhar mais terno durante o tratamento, levando em conta que as cicatrizes físicas podem produzir marcas profundas. "A abordagem mais humana e os bons resultados estéticos são fundamentais", diz ele. Isso reforça a importância de acompanhar a paciente até que ela se sinta inteira novamente. Segundo o especialista, ela precisa conseguir, por meio da cirurgia reparadora, se olhar no espelho e gostar do resultado final, para não ter medo de se expor.

Vale a pena cuidar do "cuidar"

Como diz Leonardo Boff, cuidar "abrange mais que um momento de atenção, de zelo e de desvelo. Representa uma atitude de ocupação, preocupação, de responsabilização e de envolvimento afetivo com o outro".

Vimos nos relatos e depoimentos de médicos, pacientes, amigos e profissionais de saúde que há muitas formas de cuidar e ser cuidado. Mas, no final, o que vale mesmo é dedicar-se ao cuidar humanizado, é investir na humanização desse cuidado.

Mesmo os mais graduados profissionais podem não passar no teste do contato humano. E esse contato é essencial para lidar com a saúde, para o enfrentamento da doença. O que pudemos comprovar nesse tempo em que o projeto **DE PEITO ABERTO** circulou pelo Brasil é que sempre vale a pena ter uma atitude mais humana em todas as relações, principalmente no que diz respeito ao cuidar.

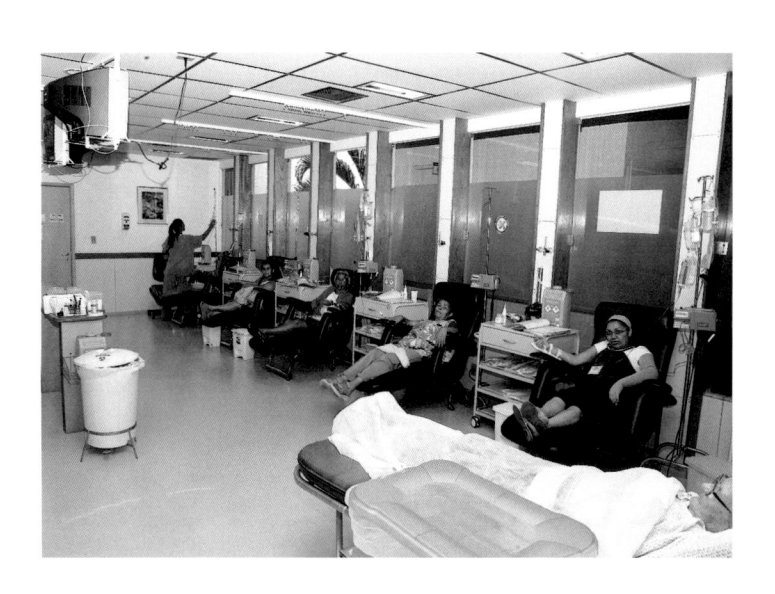

Como nos disse o doutor Luiz Santini, "é preciso apostar no trabalho da humanização da medicina". "Para os agentes de saúde que ainda não experimentaram desempenhar uma postura mais humanizada, mais coerente com a situação fragilizada do doente, diríamos que vale a pena experimentar o risco da mudança, ainda que essa implique ansiedade e esforço por envolver atitudes e crenças que podem estar muito arraigadas", estimulam Peçanha e Santos. "É fundamental para a reinvenção de um novo modelo de saúde que os profissionais não se enrijeçam e não se apeguem a situações confortáveis, pois, dessa maneira, só estarão indo ao encontro da dor e do sofrimento que tanto queriam evitar."

Como aprendemos com nossos "PHDs em cuidado", vale a pena manter a postura do eterno aprendiz, como se definiu o médico baiano Roque Andrade. Em um de nossos diálogos, em Salvador, quando perguntamos como gostaria de ser apresentado, ele disse: "Aprendiz de médico". Apesar de seu vasto currículo profissional.

Dóris e Luciana ajudam a concluir este capítulo com um aviso: "Os profissionais que atuam nessa área precisam desenvolver mais capacidade crítica e coragem para avançar nos limites do que é preestabelecido, devem se permitir experimentar novas situações e criar alternativas para enfrentar desafios que surgem durante essa caminhada."

Nós — familiares, amigos e pacientes — também precisamos aprender — e muito! Precisamos aprender a cuidar e a deixar que cuidem de nós. Enfim, nos dedicarmos a cuidar das várias formas do cuidar é uma lição de vida valiosa e insubstituível.

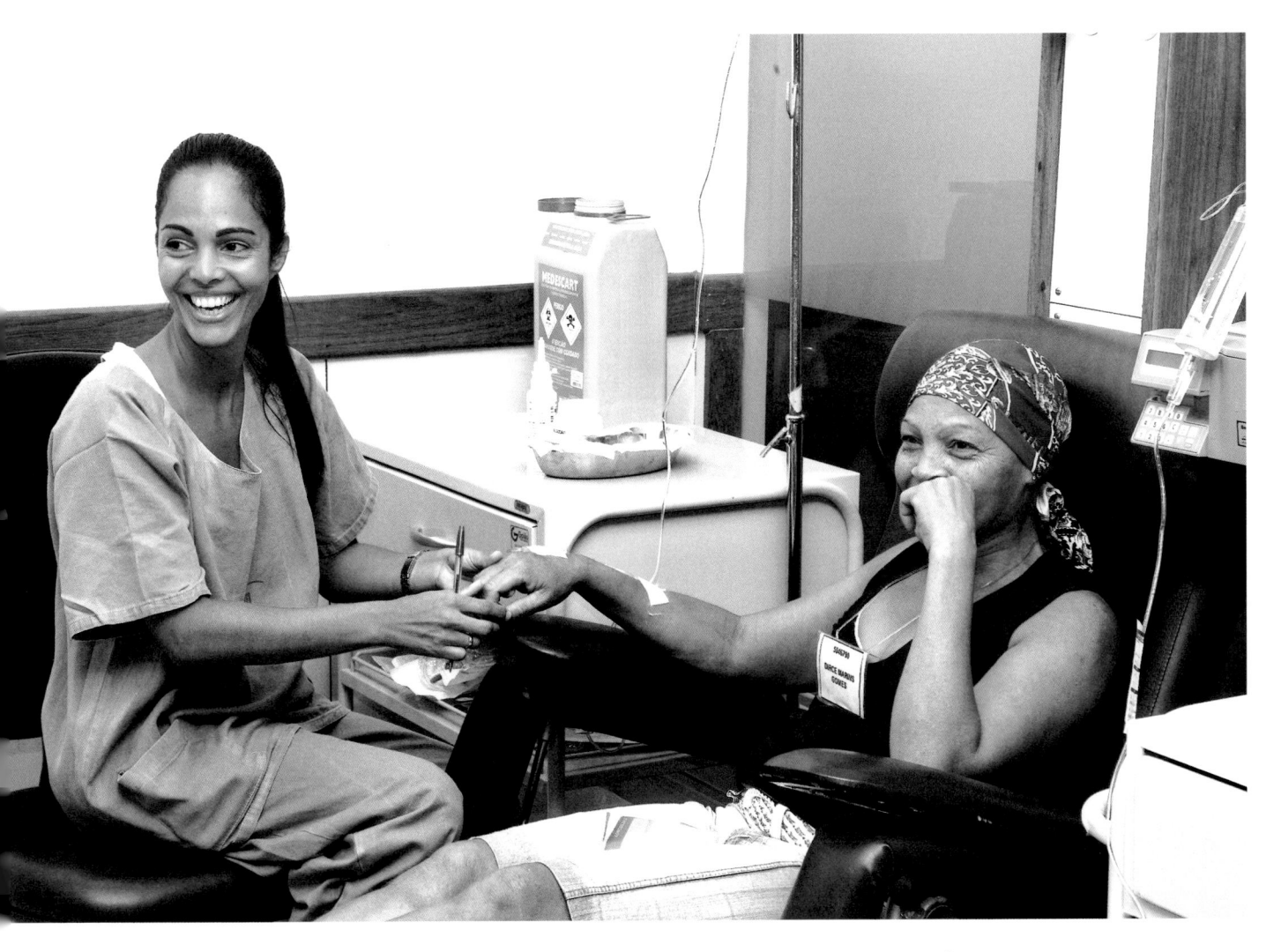

Com seu maravilhoso sorriso, a enfermeira, enquanto aplica os tratamentos, faz manicure, conversa, distrai e eleva o astral das pacientes durante as longas e desgastantes sessões de quimioterapia.

(Ala de quimioterapia no Hospital do Câncer III, INCA, em Vila Isabel, no Rio de Janeiro)

Em Ondas
A força da mensagem se multiplica

Com a força de sua mensagem de humanização, o projeto DE PEITO ABERTO causou impacto por onde passou, mobilizando instâncias públicas, privadas e da sociedade civil.

Recebemos um intenso apoio da imprensa, gerando mídia espontânea em jornais, revistas, sites e programas de rádio e TV, tanto locais quanto nacionais. Matérias emocionantes proporcionaram uma grande divulgação do projeto, atraindo ainda mais pessoas para ver a exposição e participar dos diálogos.

Os convites continuam, em ondas, se desdobrando em várias ações.

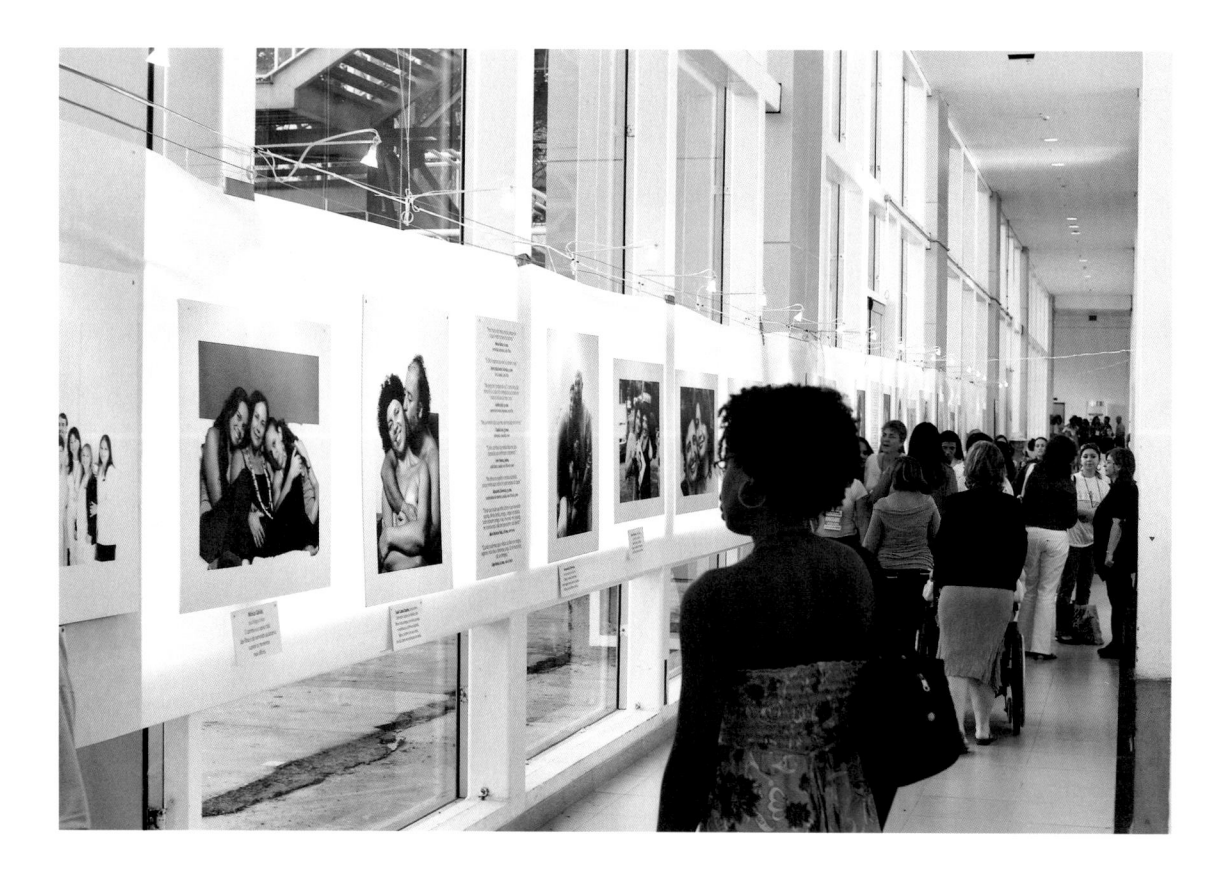

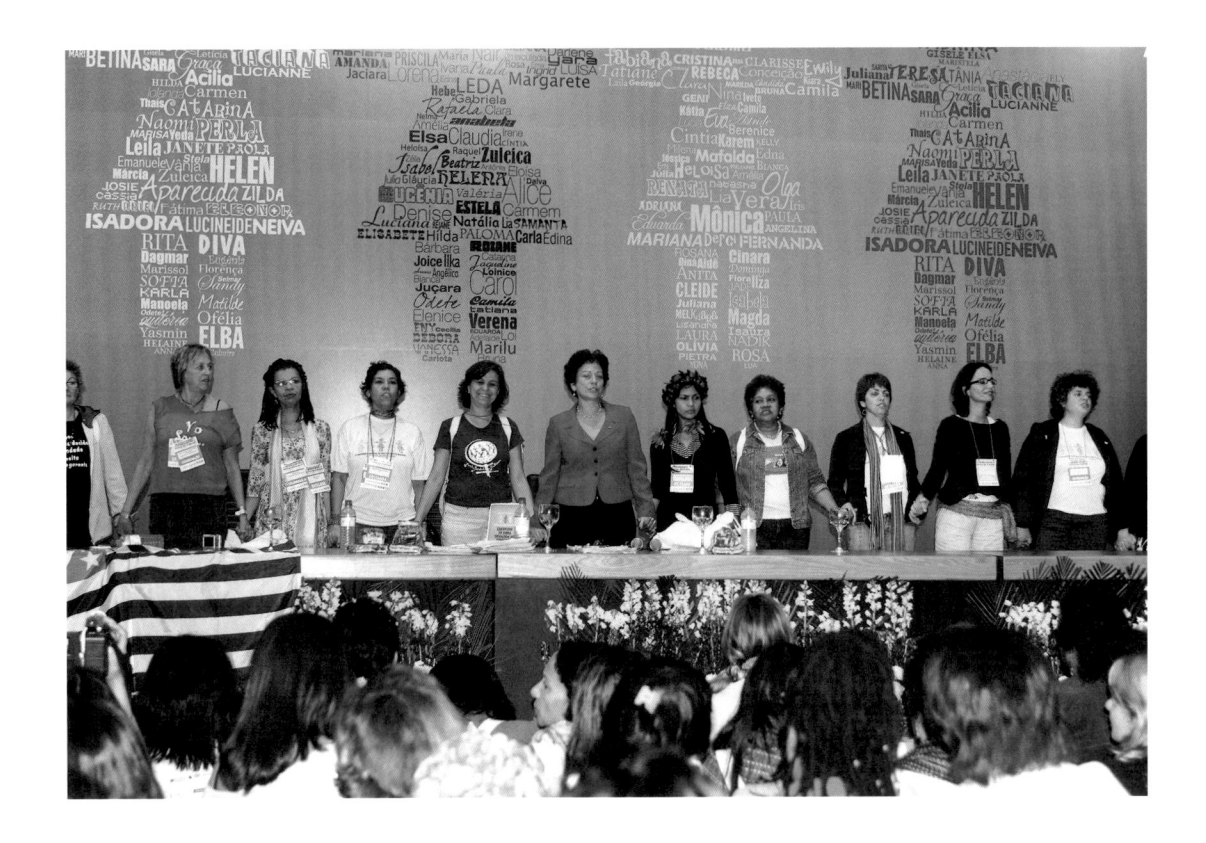

Na capital federal, coração do Brasil

A ministra Nilcéia Freire, da Secretaria Especial de Políticas para as Mulheres da Presidência da República (SPM), apoiou o projeto, participou do diálogo na Câmara e, mais tarde, nos convidou para apresentarmos a exposição na Conferência Nacional de Políticas para Mulheres, também em Brasília. Mais de 3 mil representantes de movimentos femininos de todo o Brasil visitaram esse evento. Todos se emocionaram com a mostra.

A repercussão só aumentava. A presidente da Caixa Econômica Federal, Maria Fernanda Ramos Coelho, reviveu momentos de sua própria experiência ao ver **DE PEITO ABERTO** na Câmara dos Deputados. Na Conferência de Mulheres, procurou-nos e formalizou o convite para uma nova turnê pelo país. Dessa vez, o projeto viajaria pelos vários espaços da Caixa Cultural — São Paulo, Salvador, Rio de Janeiro e Brasília — em um ano de apresentações, ampliando ainda mais o seu alcance.

Novas oportunidades iam surgindo, sempre fortes e inesquecíveis.

A embaixatriz dos Estados Unidos no Brasil, Beatriz Sobel, entusiasta do projeto, esteve na exposição na Caixa Cultural, em Brasília. Emocionada com a proposta, que coincidia com um movimento de conscientização sobre o tema que ela havia abraçado, fez questão de organizar uma visita especial à mostra, seguida de um diálogo entre nós e os convidados do corpo diplomático de inúmeros países.

Entre as riquezas de Minas Gerais

Em Belo Horizonte, o apoio do COMDIM, da Prefeitura e de suas Secretarias ligadas à área social, e também da Coordenadoria Especial de Promoção e Defesa da Mulher do Estado de Minas Gerais, deu frutos. No ano seguinte à mostra no Centro Cultural da UFMG, o Governo do Estado de Minas Gerais nos convidou para realizar a exposição no saguão da Assembleia Legislativa.

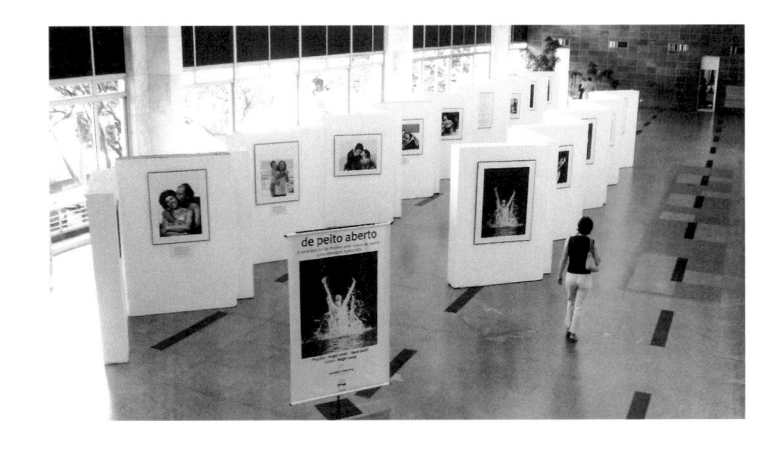

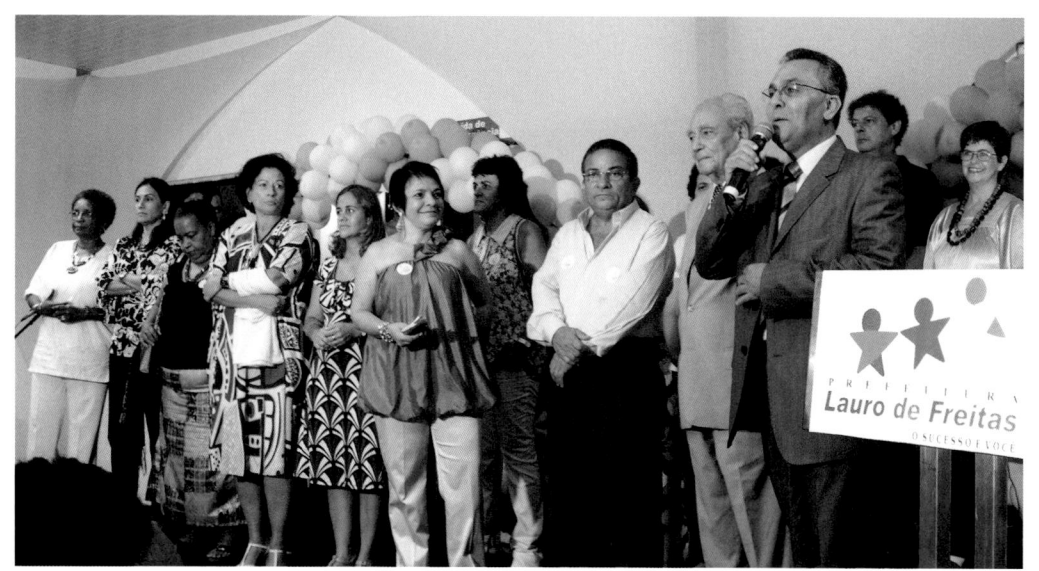

A prefeita Moema Gramacho, a ministra Nilcéia Freire e outras autoridades e personalidades abrem a campanha em Lauro de Freitas.

Bahia, terra de muitas felicidades

A Bahia também nos recebeu de braços abertos. Mais de uma vez. Após os períodos de sucesso que marcaram o projeto tanto no Espaço Cultural da Câmara dos Vereadores quanto na temporada na Caixa Cultural de Salvador, fomos para Lauro de Freitas, cidade vizinha à capital baiana. Foi uma oportunidade de coroar com êxito a epopeia da prefeita da cidade, Moema Gramacho, uma das guerreiras que compartilhou conosco seu relato. Ela nos contou como o projeto **DE PEITO ABERTO** foi fundamental para ajudá-la a cumprir sua missão junto às mulheres do município:

"Depois de tudo que vivi, desejava um Dia Internacional da Mulher diferente para nossa cidade. Pensei num grande movimento. A amiga e ministra Nilcéia Freire, que conhecia toda minha luta, me entregou a revista do projeto **DE PEITO ABERTO**. Fiquei encantada. Vocês estavam tocando justamente no ponto, ajudando a conscientizar, aliando arte, informação e criatividade. Então, pensei: "é isso que eu quero aqui". Com o apoio da Secretaria Especial de Políticas para as Mulheres, o projeto viria para Lauro de Freitas. Mas tinha uma questão prática: onde colocar a exposição? No Restaurante Popular, é claro! Passam 3 mil pessoas todos os dias por lá. Acertamos. Até hoje o pessoal lembra e fala das fotos, da beleza, da sutileza com que o tema foi abordado. Ainda conseguimos uma ação coordenada. Trouxemos o caminhão da Ivete Sangalo, carinhosamente chamado de Ivetão, e, com apoio do SESI, atendemos e orientamos as mulheres no local. Assim elas puderam fazer ali mesmo a prevenção e a detecção precoce. Resultado: mais de 60 mil pessoas visitaram a exposição em um mês. No ônibus, foram feitas 600 mamografias, e já estamos entregando os laudos. As mulheres tiveram apoio psicoterapêutico, e as que realizaram o exame foram atendidas por mastologistas e tiveram seu tratamento garantido, quando necessário. As suspeitas detectadas precocemente foram encaminhadas para tratamento no serviço público. O município ainda ganhou um mamógrafo da embaixatriz dos Estados Unidos. O pingente com o símbolo da campanha, um beija-flor, é distribuído até hoje. Vários esforços estão sendo feitos para garantir a reconstituição da mama, quando orientada pelo médico, no SUS.

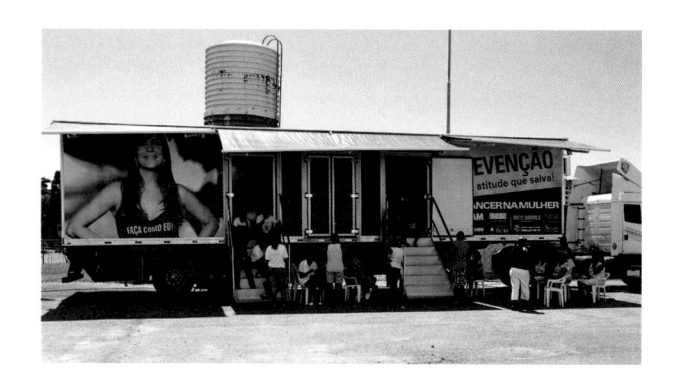

Foi muito lindo levar o projeto para Lauro de Freitas! Acredito que um dos fatores que mais contribui para a cura é fortalecer a autoestima, principalmente de quem sofreu com a mutilação. As mulheres enfrentam melhor a doença quando têm suas mamas recompostas. Elas se encaram melhor no espelho e perante seu companheiro, o que ajuda a recuperação. Assim, mais mulheres têm a chance de saírem vencedoras, como eu fui."

Para nós foi um prazer e um privilégio poder ajudar e estar ao lado de Moema nessa celebração da vida.

Entre suas concretas e nada discretas esquinas

Em São Paulo, onde tudo começou, também tivemos vários momentos marcantes. A convite do Departamento de Cultura do Consulado dos Estados Unidos, em São Paulo, montamos a exposição no SESC Vila Mariana. A mostra ilustrou a assinatura de importantes convênios, entre instituições que são referência no tratamento do câncer de mama, como os hospitais brasileiros Albert Einstein, A. C. Camargo e Sírio Libanês, e o americano Johns Hopkins, com apoio da Fundação Susan Komen, também dos Estados Unidos.

Ao mesmo tempo, outras iniciativas nos levavam à periferia dessa metrópole gigante. Pudemos falar com pacientes, funcionários e médicos que atendem na rede pública paulistana, no Hospital Regional Sul, em Santo Amaro. Fizemos uma apresentação de slides mostrando as imagens da exposição e relatando as histórias de nossas guerreiras vencedoras num diálogo que tocou e emocionou a todos. O mesmo hospital tem feito novos convites para que o projeto volte e seja apresentado para mais pessoas.

Na zona leste da cidade, participamos de uma experiência marcante. A professora Fátima Martinazzo esteve no lançamento da exposição, no Museu da Imagem e do Som (MIS). Lá ela teve a ideia de propor que o tema fosse tratado também na escola em que lecionava química, a Escola Estadual Stefan Zweig. A professora criou e coordenou um projeto pensando em envolver não apenas os alunos do ensino médio, mas também professores, pais e a comunidade local. "Na verdade, a ideia surgiu quando os alunos começaram a estranhar as mudanças nas atitudes da vice-diretora da escola, Maria do Socorro Souza. Eles me perguntavam por que ela estava careca e andava triste. Socorro já estava em tratamento do câncer de mama e nós não sabíamos", conta Fátima.

Com nosso apoio e aplauso, os adolescentes se inspiraram no nome **DE PEITO ABERTO** para criar um logotipo que estampou faixas e camisetas.

Todas as disciplinas da escola foram envolvidas. Professores de cada matéria incentivaram a realização de trabalhos sobre o tema. A professora de biologia, por exemplo, promoveu estudos sobre o desenvolvimento da doença e os possíveis tratamentos. A interdisciplinaridade levou as áreas de física, matemática, geografia, história, português e artes a participarem. Os alunos foram orientados a realizar pesquisas no bairro. Saíram a campo entrevistando a população sobre assistência médica e exames preventivos. Depois, eles montaram gráficos com os resultados. A mobilização foi geral.

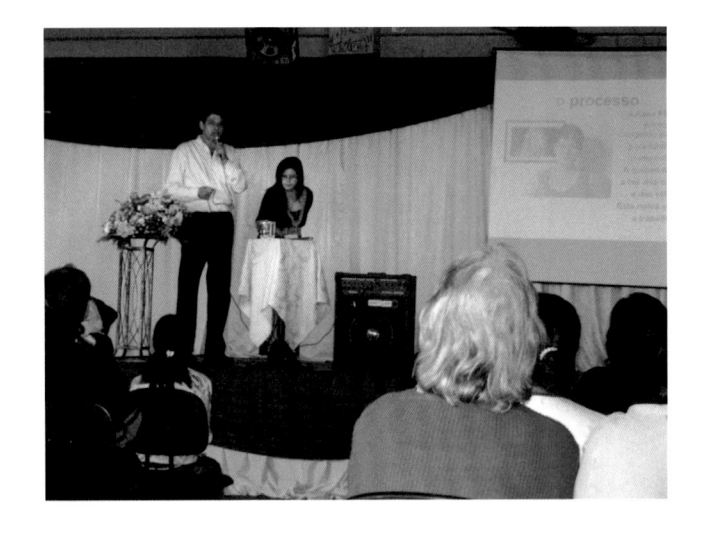

Como fechamento, a escola realizou um evento que incluiu: a exposição dos trabalhos dos alunos; orientação médica sobre a doença e a importância da detecção precoce; e conselhos jurídicos sobre os direitos de pacientes com doenças graves, dados por uma de nossas guerreiras, Cláudia Luna, que é advogada especializada na área. E nós, eu e Hugo, fizemos a palestra do projeto **DE PEITO ABERTO**. No final, uma surpresa. Sensibilizados com a garra e a coragem de Maria do Socorro, a escola lhe prestou uma homenagem. Ela ainda estava careca, fazendo a quimioterapia, e os alunos e professores a convidaram para subir ao palco, onde recebeu o carinho de todos. Foi uma grande emoção.

Hoje, Fátima já não leciona naquela escola e atua como coordenadora pedagógica em outra instituição de ensino, mas a experiência foi tão boa que ela quer levar um projeto parecido para lá. Sempre com a ajuda de Socorro, é claro. "Ela foi fantástica. Soube enfrentar e vencer a doença. Não faltou nenhum dia ao trabalho, a não ser quando passava mal com a quimioterapia. Socorro sempre nos motivou com a certeza que tinha de sua recuperação. Na época, perdemos uma funcionária para o câncer de mama porque ela não queria se tratar. Eu a conhecia há mais de 30 anos, e foi muito triste vê-la ser derrotada pela doença e deixar um filho de 10 anos. Por outro lado, com o projeto, uma vizinha da escola descobriu o câncer a tempo, fez o tratamento e hoje está curada. Vendo tudo isso, Maria do Socorro criou um movimento de conscientização. Ela diz que esse é um trabalho que não deve parar", completa Fátima.

Três anos depois, em 2009, fomos convidados para repetir a dose e estivemos no II Encontro das Mulheres de Peito Aberto, da Escola Stefan Zweig, levando novamente a palestra **DE PEITO ABERTO** para outro grupo de alunos e professores.

Sem Fim

Nós desejamos que **DE PEITO ABERTO** seja um movimento, que siga em frente, que gere novas ideias. Que o compartilhar das dores e vitórias de tantas mulheres ecoe e se torne fonte de inspiração. Que a troca de vivências dos amigos e familiares acumule aprendizados. Que posturas e reflexões de profissionais de saúde dedicados à dignidade da vida se transformem em espelhos para novas gerações. Que esse ciclo rico, produtivo e sem início seja, essencialmente, sem fim.

Certamente, queremos muito que o câncer de mama e outras doenças que provocam tanto sofrimento tenham um fim, encontrem a cura. Mas que a finalidade seja mesmo de transformar momentos difíceis em uma grande oportunidade, geradora de força e coragem. Que no fim das contas essa chance de exercitar o humanismo, ela, sim, se multiplique, cresça exponencial e eternamente. Sem fronteiras, sem limites.

Ritual de passagem

No decorrer desse percurso, vivemos muitos momentos especiais. Um deles nos fez descobrir razões, ficou gravado e nos emociona só de lembrar...

Era fim de tarde, na ponta da praia, no Rio de Janeiro. O dia tinha sido longo, cheio de emoções compartilhadas entre nós, pacientes e médicos.

Eu e o Hugo, sentados de frente para o mar, admirávamos o cenário: o sol se pondo no horizonte, desenhando rastros dourados na imensidão do oceano. Sem palavras, emocionados, vinha e voltava em nossa cabeça o que tínhamos dito e ouvido durante os diálogos.

"Saúde não é uma simples questão de ausência de doença. Saúde significa desafio constante. Constante criatividade. Uma vida rica, fecunda, criativa é aquela que vai adiante, aberta para novos horizontes — essa é uma vida verdadeiramente saudável."

Daisaku Ikeda

(trecho extraído do livro *Buddhism Day by Day — Wisdom for Modern Life*, Editora Middleway Press)

Na lembrança, imagens, palavras, abraços, olhares. Nossos sentimentos se misturavam com os de todos que estiveram conosco em toda essa jornada. Hugo rompeu o silêncio: "É exatamente isso que eu quero fazer na vida!". Enxergando nossas almas em seus olhos, respondi: "Eu também. Se minha vida acabasse hoje aqui, acho que estaria completa." Como sempre, ele me trouxe para a Terra: "Não, senhora, ainda temos muita coisa para fazer!". Concordei. Respiramos fundo, nos abraçamos, chorei. Era muito bom encontrar uma maneira tão real e intensa de trabalhar pelo bem das pessoas. Que antes de tudo, estavam nos fazendo pessoas melhores. Com uma missão. Vidas que não eram mais as mesmas. Ainda bem.

Enfim, em frente

Ao longo dessa jornada, aprendemos a lapidar emoções. Num exercício diário, nos unimos ainda mais. Homem, mulher, razão, sensibilidade, um trabalho conjunto que levou à escolha delicada de imagens e palavras — escritas ou ditas. Que nos levou ao encontro de pessoas. Novos jeitos de conversar — ou de estimular a conversa — que fizeram sentimentos brotar, ser revelados, sem medo. Reunimos nossa arte, nossa criatividade, para nos percebermos mais humanos, mais amigos, mais juntos de outros seres.

Reunimos nestas páginas fragmentos de tudo que vivemos. Por isso, é tão importante para nós que este livro sirva de apoio e inspiração. Um instrumento que ajude a encontrar os resultados positivos durante e depois de desafios tão imensos. Criar, assim, uma atmosfera de carinho e acolhimento mesmo nas situações mais adversas.

Só assim teremos feito tudo isso valer a pena. E continuar valendo.

Numa busca que não termina, vamos seguir procurando o cuidado, aprendendo a cuidar.

Inventar espaços, abrir os braços e abraçar. **DE PEITO ABERTO**, sem fim.

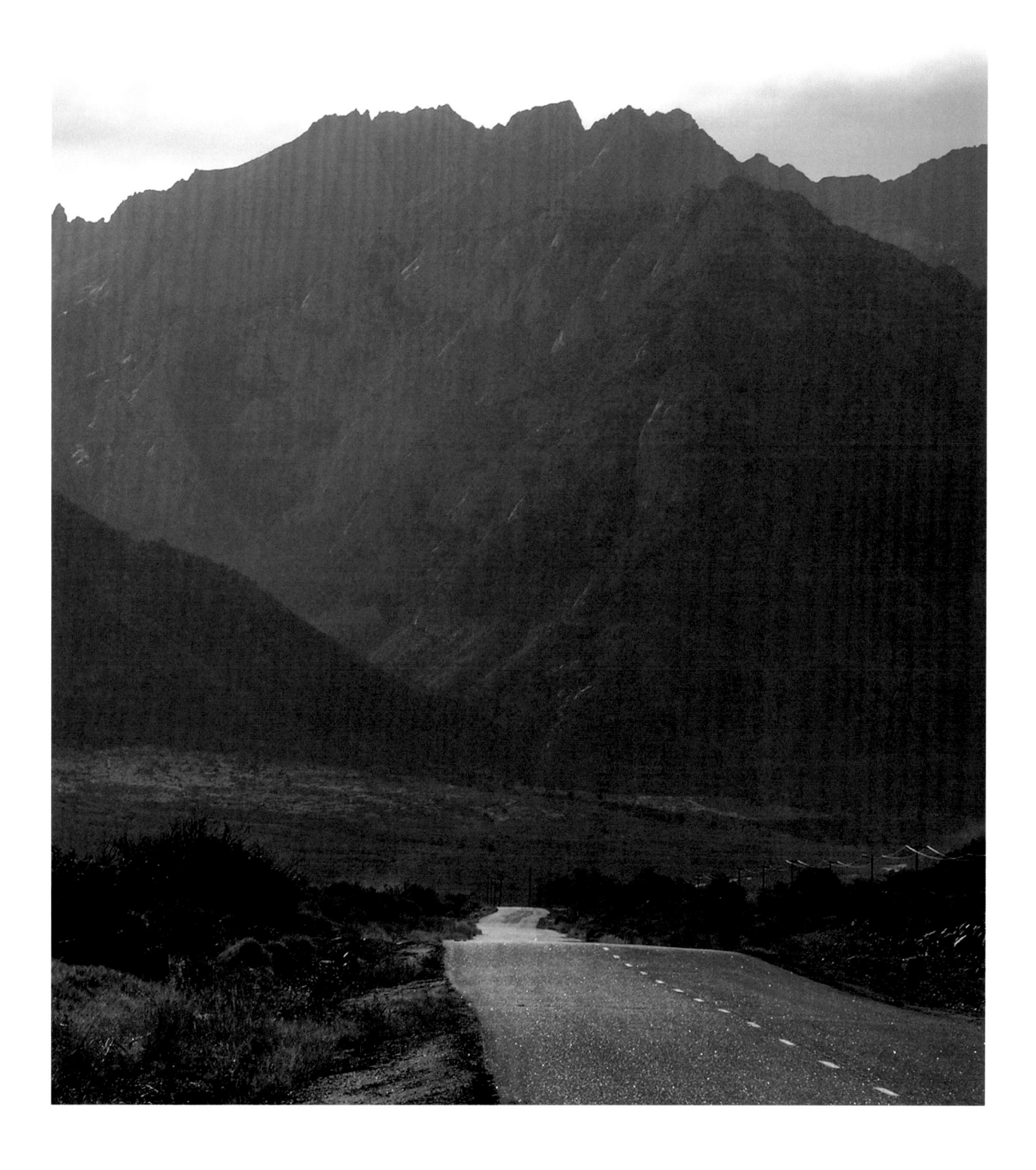

Dados Internacionais de Catalogação na Publicação (CIP)
(Câmara Brasileira do Livro, SP, Brasil)

Golik, Vera
De Peito Aberto : a autoestima da mulher com
câncer de mama, uma experiência humanista / Vera Golik
e Hugo Lenzi. — São Paulo : Alaúde Editorial, 2010.

ISBN 978-85-7881-040-5

1. Câncer de mama - Doentes - Narrativas
pessoais 2. Fotografias 3. Humanismo 4. Mulheres -
Psicologia 5. Projeto de Peito Aberto - História
I. Lenzi, Hugo. II. Título.

10-01944   CDD-362.4048

Índices para catálogo sistemático:

1. Mulheres com câncer de mama :
    Apoio psicológico e emocional : Bem-estar social
    362.4048